JN208531

がん専門相談員のための
学習の手引き
実践に役立つエッセンス

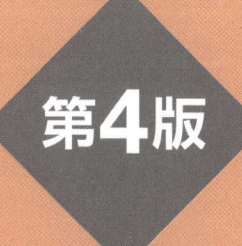

第4版

編・著
国立研究開発法人
国立がん研究センターがん対策研究所

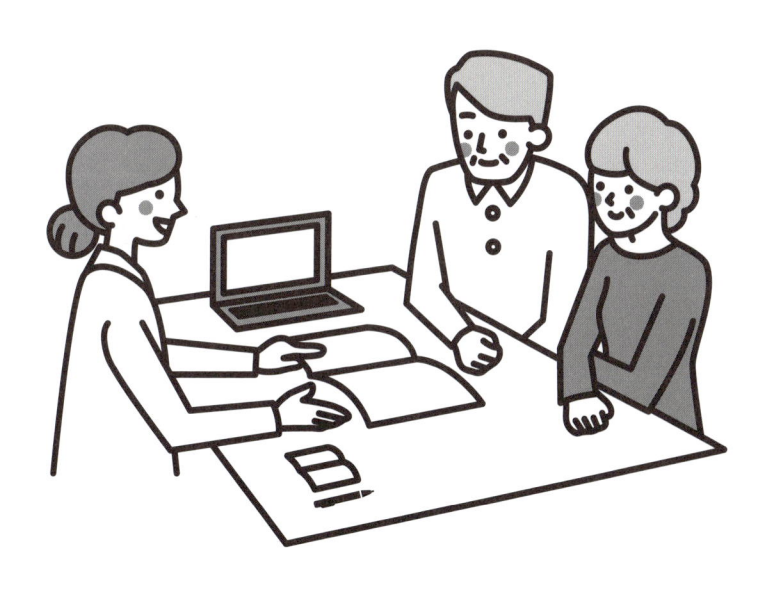

Gakken

第4版に寄せて

　本書は2008年の初版以来16年以上にわたり，多くの読者に支持され全国のがん相談支援センターの体制整備に役立てられてきました．がん研究とがん医療を取り巻く環境は大きく変化しています．がんゲノム医療，光免疫療法等の選択肢が広がり，情報通信や人工知能等の技術革新も目覚ましく進歩しています．わが国では，2023年3月に「第4期がん対策基本計画」が閣議決定され，「誰一人取り残さないがん対策を推進し，すべての国民とがんの克服を目指す」という全体目標が掲げられました．分野別施策の一つである「がんとの共生」分野では，多様化・複雑化する相談支援のニーズに対応できる質の高いかつ持続可能な情報提供・相談支援体制の整備が求められています．

　がん相談支援センターの役割・業務は多岐にわたり，がん相談支援センターへの期待も非常に大きくなっています．2022年に発出された「がん診療連携拠点病院等の整備に関する指針」では，病院をあげて全人的な相談支援を行うこと，外来初診時から治療開始までを目処にがん相談支援センターを訪問することができる体制を整備すること，情報通信技術等を活用しながらオンライン相談や患者サロンの場を設けることなどが，がん相談支援センターに関連する記述として新たに追加されました．

　がん患者とその家族等の心理・社会的な悩みに対応し，誰一人取り残さないがん対策を実現していくためには，がん相談支援センターのみならず，病院および地域全体での取り組みが必要不可欠です．本書はこれ

までがん相談支援センターの相談員を対象とした研修のテキストとして限られた対象（相談員）にのみ提供していました．このたびの改訂では，がん相談支援センターの役割や業務をより多くの方々に知ってもらうため，また，がん相談支援センターの相談員だけでなく，がん患者やその家族に対応している医療従事者にも広く活用いただくことを念頭に，全国どこでもご購入いただける書籍出版という形をとりました．

　本書は3つのキーコンセプトで作成されています．第1にがん相談支援センターの役割を再認識するとともに周知することができること，第2にがん相談支援センターの体制整備にあたり拠り所となること，第3にがん相談支援の実践場面で必要な知識および対応のヒントを紹介すること，です．また，作成にあたり，全国のがん相談支援センターで活躍する大勢の相談員，医療従事者の方々にご協力いただきました．がん相談支援センター，そしてがん専門相談員の役割が拡大しつつある中で，がん相談の根幹となる知識や技術，態度の獲得，がん相談支援センターの更なる体制整備に向けて，本書を活用していただけると幸いです．

2024年12月

国立研究開発法人国立がん研究センター

がん対策研究所がん情報提供部

部長　**松岡 豊**

本書の概要・使い方

この「がん専門相談員のための学習の手引き〜実践に役立つエッセンス〜（第4版）」は，相談支援に必要な基本的かつ専門的知識，がん相談支援センターの整備などについてを記載した，がん専門相談員のための書籍です．本書は，がん相談支援センター相談員基礎研修（1）（2）と併せて活用いただくことを想定し，がん相談支援センターに配属直後の相談員が相談支援の基本的知識を身につけ，日々の対応に生かしていただくことを目指しています．また，経験を重ねた相談員が，相談支援の基本に立ち返って，自身の対応を振り返っていただくこともできます．

本書は，2022年に発出された「がん診療連携拠点病院等の整備に関する指針（整備指針）」と2023年に閣議決定された「第4期がん対策推進基本計画」をうけて，執筆し直しました．とくに，第Ⅲ部【さまざまな状況における相談支援】・第Ⅳ部【がん相談支援センターの整備】に力を入れています．第3版から見せ方を変え，第Ⅲ部ではよくある相談と対応例をQ＆A形式で紹介し，第Ⅳ部ではがん相談支援センターの体制づくりの実例を紹介しました．

第Ⅰ部【我が国のがん医療とがん対策】では，日本のがん対策や医療の現状，がん相談支援センターが設置されるようになった背景，がん患者やその家族，病院や医療者，一般市民ががん相談支援センターに求めることなどを紹介し，がん相談支援センターの在り方や役割・業務を確認できる内容としました．相談員のみならず，がん患者やその家族に関わるすべての医療者に知っておいていただきたい内容です．

第Ⅱ部【がん相談支援センターでのがん相談】は，がん相談支援センターの相談員に求められる姿勢，相談支援のプロセス，他部署・他機関との連携のために大切なことなどを紹介しました．どれも相談支援を行っていくうえでもっとも基本的かつ重要な事項です．相談員のみならず，がん患者やその家族に関わる医療者にも参考になる内容となっています．

　第Ⅲ部は，第4期計画や整備指針で取り上げられた［アピアランスケア］［コミュニケーションに配慮が必要な相談者への対応］など11のテーマのよくある相談に対して，その対応例や相談員が知っておくとよい知識，相談支援のポイントを紹介しました．対応に困ったときにすぐに確認できる実用的な内容になっています．

　第Ⅳ部は，相談員の異動や退職があっても，がん相談支援センターの体制を継続できるよう，がん相談支援センターで取り組むべき質の管理や広報，患者支援団体やピアサポーターとの連携・協働などについてまとめました．幾つかの施設のがん相談支援センターに行ったヒアリング内容など，各病院や各都道府県で情報提供・相談支援体制を整備するためのヒントを紹介しています．

　本書は，関心の高い箇所から読んでいただいても，通読していただいても，どんな使い方でもできます．また，管理者や院内外の他職種にがん相談支援センターや相談員の役割や業務を説明する際の資料として，相談員研修の企画や講義の際の参考資料としても活用できます．本書を，手に取っていただいたすべての方にとって，役立つものとなることを願っています．

目次

第6章　がん予防・検診　　181

第7章　がんゲノム医療　　199

第8章　遺伝性腫瘍　　210

第9章　性生活や妊孕性への影響　　219

第Ⅰ部

我が国の
がん医療とがん対策

第1章 患者・家族を取り巻くがん医療の現状

学習のポイント

● 医療の発展に伴う治療選択肢の増加・生存率の上昇，平均在院日数の短縮化に伴う外来治療への移行といった，患者と家族を取り巻くがん医療の現状と動向を把握する

1 | はじめに

1981 年以降，がんは日本の死因の第一位である．生涯累積罹患リスク（一生のうちにがんと診断される確率）は男性 62.1%，女性 48.9% で，「2 人に 1 人はがんを経験する」と言われて久しい．

新たな治療法の開発により，治療の選択肢が増え，また，患者の意向を十分に反映した治療法の決定（shared decision making：SDM）の重要性が認識される中で，患者・家族はより多くの情報を得て，理解し，意思決定することが求められるようになった．治療成績の向上とともに，治療中および治療後の生活の質，すなわち患者自身の希望に沿った生活の維持もますます重要になってきている．

がん対策基本法が制定された 2006 年当時は，がんに関する情報の不足が指摘されていたが，情報化社会の中でインターネットを用いれば容易に手に入る時代になった．しかしその情報は玉石混交であり，「インフォデミック」[※1] と言われる情報の氾濫状態でもある．

こうしたがん医療をとりまく状況の変化は，がん相談を必要とする患者，家族の増加につながり，また，がん相談で求められる対応の範囲も，備えるべき情報も拡大し続けている．がん相談支援センターに持ち込まれる相談は，がんやがん医療をとりまく社会の状況に直接影響を受けるため，2024 年時点でのがん医療に関わる特徴を記載する．

※1：インフォデミック（WHO より）
病気の流行時に，デジタル環境や物理的環境において，誤った情報や誤解を招くような情報が多すぎて，健康上の緊急対応に複雑さをもたらす状態．「情報＝インフォメーション」と，「感染症の流行＝エピデミック」を合わせた造語．
→デマやフェイクニュースがあふれ，何を信じていいか，分からなくなってしまう．
→必要なときに信頼できる情報を見つけることができなくなる．

2 ｜ 罹患率，死亡率，生存率の推移

　高齢化の進展とともに，がんの罹患数は 1985 年以降増加傾向にあり，2020 年に新たにがんと診断された人は約 95 万人である．がんの死亡数も増加しており，2022 年にがんで死亡した人は 38 万 6 千人であるが，高齢化の影響を除いた年齢調整死亡率[2] は 1990 年代半ば以降，減少している（がん情報サービス，**図I-1-1**）．がんの相対生存率は多くの部位で上昇傾向にあり，2009 年から 2011 年にがんと診断された人の 5 年相対生存率は男性で 62.0％，女性で 66.9％である（地域がん登録によるがん生存率データ，がん情報サービス）．

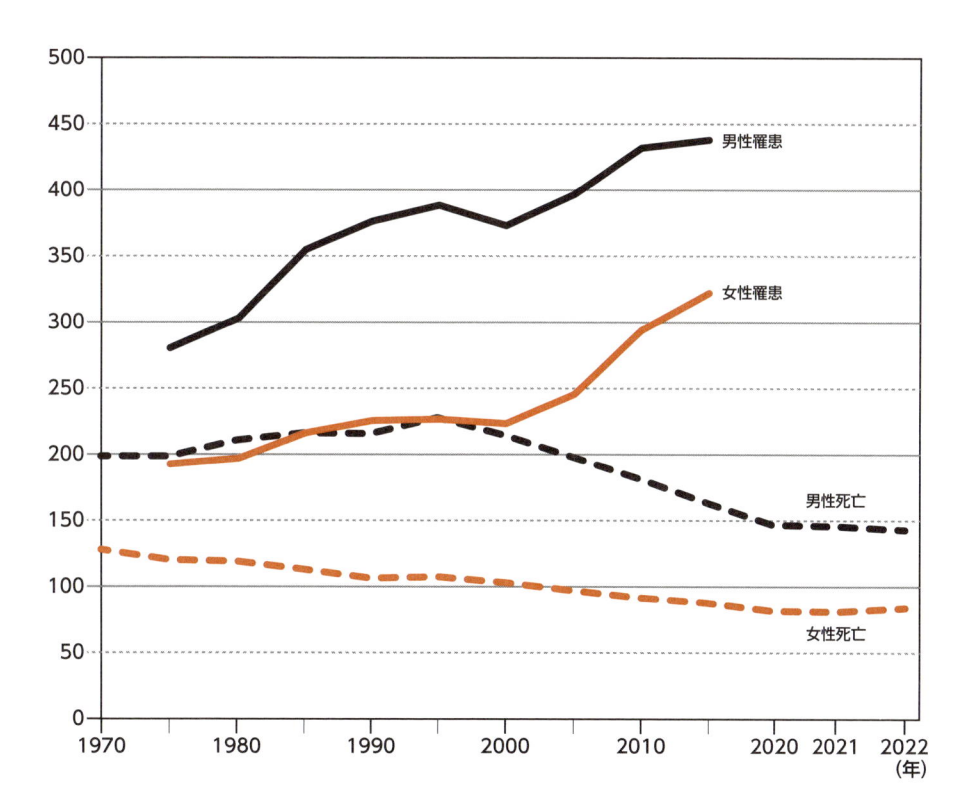

図I-1-1　がん年齢調整死亡率・罹患率年次推移
がん研究振興財団（2023）『がんの統計 2023』p.56
https://ganjoho.jp/public/qa_links/report/statistics/pdf/cancer_statistics_2023_fig_J.pdf

※2：年齢調整死亡率
年齢構成が異なる集団について死亡状況の比較ができるよう基準人口の年齢構成に調整した死亡率のこと．

　がんの罹患数，死亡数，生存率ともにがん種による差は大きい．がんの罹患数は多い順に，男性では，前立腺，大腸，肺，胃，肝臓の順，女性では乳房，大腸，肺，胃，子宮の順である（**表Ⅰ-1-1**）．死亡数は多い順に，男性では，肺，大腸，胃，膵臓，肝臓の順，女性では大腸，肺，膵臓，乳房，胃の順である（**表Ⅰ-1-2**）．

表Ⅰ-1-1 がん罹患数の順位（2020年）

	1位	2位	3位	4位	5位	
総数	大腸	肺	胃	乳房	前立腺	大腸を結腸と直腸に分けた場合，結腸3位，直腸6位
男性	前立腺	大腸	肺	胃	肝臓	大腸を結腸と直腸に分けた場合，結腸4位，直腸5位
女性	乳房	大腸	肺	胃	子宮	大腸を結腸と直腸に分けた場合，結腸2位，直腸7位

国立がん研究センター「がん情報サービス 最新がん統計」
https://ganjoho.jp/reg_stat/statistics/stat/summary.html

表Ⅰ-1-2 がん死亡数の順位（2022年）

	1位	2位	3位	4位	5位	
男女計	肺	大腸	胃	膵臓	肝臓	大腸を結腸と直腸に分けた場合，結腸4位，直腸8位
男性	肺	大腸	胃	膵臓	肝臓	大腸を結腸と直腸に分けた場合，結腸4位，直腸7位
女性	大腸	肺	膵臓	乳房	胃	大腸を結腸と直腸に分けた場合，結腸3位，直腸10位

国立がん研究センター「がん情報サービス 最新がん統計」
https://ganjoho.jp/reg_stat/statistics/stat/summary.html

　5年相対生存率[※3]については，全がんでは67.5％のところ，90％を超えるがんもあれば，10％強と予後の厳しいがんもある（**図Ⅰ-1-2**）．

※3：相対生存率とは，競合する死因（他の病気などによる死亡）の影響を取り除いた生存率で，主に，がん対策の評価において，がんの影響を見るときに用いる．

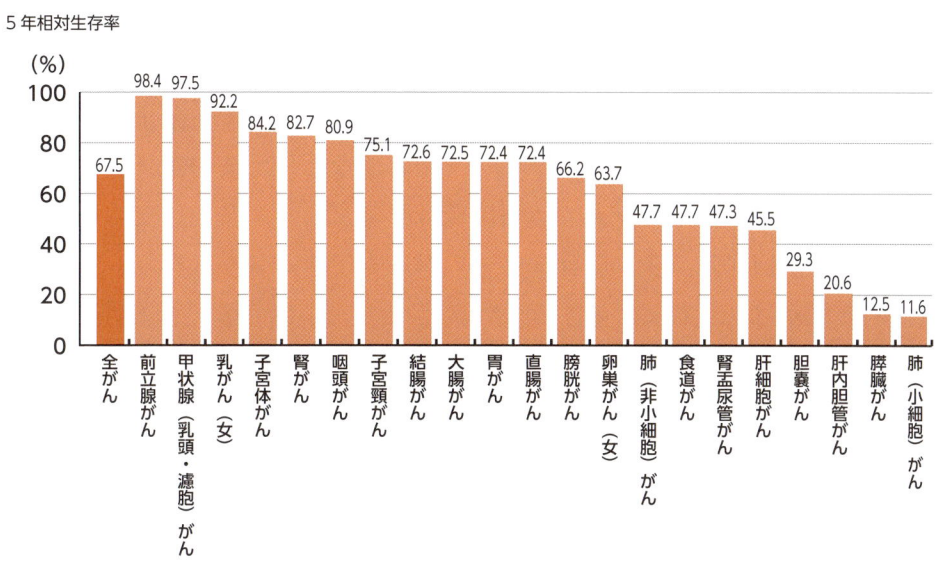

5年相対生存率

図Ⅰ-1-2 がん種別の5年相対生存率（％）（2013〜2014年診断例）

国立がん研究センター「がん情報サービス 最新がん統計」を元に作成
https://ganjoho.jp/reg_stat/statistics/stat/summary.html

3 ｜ がん治療の進歩

1 機能が温存できる治療，体の負担の少ない治療へ

　がん治療は，手術，放射線治療，薬物療法を3つの柱とするが，いずれも身体の機能をできる限り温存する体に負担の少ない治療に移行してきている．また，副作用をコントロールして心身への負担を小さくする手法も充実してきた．

　手術では「切除範囲を小さくしても生存期間に差がない」とのエビデンスが蓄積される中で，より侵襲の少ない治療が目指されるようになっている．体腔鏡下手術やロボット手術は，従来の方法より手術創が小さく，出血や術後の痛みも少なく早期回復が可能となることや，細やかな操作による合併症のリスク低下に繋がるとのエビデンスの蓄積により，急速に普及してきた．医師の技術力や医療費の増大などいくつかの課題は残るが，今後のさらなる適応拡大が期待されている．

　放射線治療は，2000年代からコンピュータ技術の発展に伴いX線治療における強度変調放射線治療（IMRT）が普及し，がん病巣には多くの放射線を照射し，病巣以外の正常組織には極力照射されないことで，副作用が少なくQOLの高い放射線治療が可能となった．また，陽子線治療や重粒子線治療といった粒子線治

療は，がん病巣に集中して線量を与えることができ，病巣の周りの正常な細胞を傷つけないという特徴があり，一部は保険適用で実施され始めている．

　薬物療法も，従来からある細胞障害性抗がん薬だけでなく，分子標的薬，2017年に保険承認された免疫チェックポイント阻害薬など，治療の選択肢は増加している．特に，手術不能進行がんの治療開発は目覚ましい．また，支持療法の進歩により，貧血，白血球減少，嘔吐などへの対応もできるようになり，患者の心身の負担の軽減がはかられている．

　免疫チェックポイント阻害薬以外の免疫療法については，まだ保険適用される範囲は限られているが，CAR-T 療法や光免疫療法など，免疫機能を利用した治療法が実用化されつつある．免疫療法が，新たな治療の選択肢として患者からも期待されているが，その期待を利用した，科学的根拠が確立していない治療を高額な自由診療で行う例もあり，患者や相談者への注意喚起が必要な場合もある．

2 がんゲノム医療：期待と新たな課題

　「がんゲノム医療」は，遺伝子の変化や生まれ持った遺伝子変異を解析し，がんの性質を明らかにしたり，体質や病状に合わせた治療選択したりすることである．2019 年に数十から数百の遺伝子変異を一度に調べるがん遺伝子パネル検査が保険適用となった．これらの適用範囲は徐々に拡大されているが，2024 年現在では，標準治療がないまたは終了（終了見込みを含む）した人が対象となっている．また，一度に多数の遺伝性腫瘍関連遺伝子の診断が可能な多遺伝子パネル検査（multi-gene panel testing：MGPT）や AI を活用したマルチオミックス解析（遺伝子配置のみならず，転写やたんぱく質，代謝にかかる情報を総合的に解析する方法）の実装が進むなど，全ゲノム解析が行われる時代となり，がんゲノム医療がさらに大きく変化していくことが予測されている．しかし，2024 年現在では，遺伝子パネル検査を受けた人の中で，実際の治療に結びつく人が約 1 割にとどまっており，その割合を高めるための臨床試験の体制づくりなどが進められている．

　一方，ゲノム解析が進むことにより，遺伝的なリスクが明らかになった患者の心的な葛藤や，次世代に受け継がれる発病リスクを血縁者に伝えるか否かといった，倫理的課題にも目を向けていく必要がある．「知る権利」とともに，「知らないでいる権利」も保障する必要がある．がんゲノム医療を行う医療機関では，遺伝カウンセラーを配置し，相談対応にあたることが定められているが，がん相談

支援センターにもこうした新しい技術によって生じる新たな悩みや相談が持ち込まれることになる.

4 ｜ がん診療体制と，がん医療に関わる社会の変化

1 がん治療病院の均てん化と集約化

第1期のがん対策推進基本計画以降，全国のがん診療連携拠点病院等が整備され，がん医療の均てん化が目指されてきた．しかし，希少がんや小児がんをはじめとする患者数の少ない疾患や，集約化により予後の改善が見込まれる手術療法など，病院を集約することで質が担保される場合には，集約化が図られることとなった．また，2023年から始まった第4期がん対策推進基本計画では，「少子高齢化・人口減少という今後の人口動態の変化を踏まえ，患者の適切ながん医療へのアクセスを確保した上で，一定の集約化を求めることとした」と記載されている．2022（令和4年）8月に発出された「がん診療連携拠点病院等の整備について」（厚生労働省健康局長通知）では，都道府県内の各拠点病院等およびがん診療を担う医療機関における役割分担を整理・明確化し，その内容を関係者間で共有するとともに広く周知することとされている．各都道府県において，どのがんや治療で集約を図るのか，その検討と調整，結果の施設間での共有，患者・家族・市民への情報提供が必要であり，がん相談支援センターはそうした情報を蓄積し，相談者に提供する役割を担う．

2 ドラッグラグとドラッグロス

ドラッグラグとは，海外では承認されている治療薬が日本で承認されて使えるようになるまでの時間の差を言う．かつては国内の治験開始時期の遅れ，治験や承認審査に長期間を要していたことなどにより生じていたが，承認審査の迅速化や国際共同治験の推進などもあり，日本のドラッグラグは縮小傾向にある[1]とされていた.

ドラッグロスとは海外では開発・承認されている治療薬が日本において開発着手されていない事象を指し，2010年後半以降，未承認薬が増加していることが大きな課題となっている．日本の医薬品市場への期待の低さなどによる外資系企業の敬遠，承認申請の複雑さなどによりベンチャー企業発の医薬品開発に日本の

臨床試験が組み入れられないことなどが背景にあると指摘されている．国内での研究開発を行いやすい環境を整えるため，承認プロセスや薬価制度の見直しといった議論が行われている．薬剤へのアクセスはがん治療に不可欠であり，社会動向に目を向け続ける必要がある．

3 経済的負担の増大：個人と社会の課題

医療の発展に伴い，治療や検査に用いる高価な薬剤が増えている．例えば，近年話題になったニボルマブ（オプジーボ）は，1回投与量240mgで31万円（2024年6月現在）の薬価である．高額療養費などの適用により，患者の自己負担は一定額になるものの，進行がんであっても治療を継続することで長期生存が可能になり，高額な医療費を長期にわたり支出し続けることは，患者の家計を圧迫する．がん診療連携拠点病院等で治療を受けた患者への調査「令和5年度患者体験調査」では，「治療費用の負担が原因で，治療を変更または断念したことのある人は1.8%，医療を受けるための金銭的負担が原因で生活に影響があった人は24.2%」と報告されている．罹患後の離職により収入が減少し，高額な治療費が支払えないなど，経済的な理由で治療を継続できなくなる「経済毒性（economical toxicity）」が，深刻な課題として社会に認識されるようになってきた．

一方で，個人の医療費だけでなく，高齢化に伴う社会保障費の増大社会保障費の増大は積年の課題であり，今後ますますその状況は深刻となる．がん治療においても，費用と便益を検討すべきといった議論は年々活発化しており，社会全体としての合意形成が必要な段階にある．

4 在院日数の短縮と外来診療へのシフト

医療の進歩や政策的な誘導によって，平均在院日数は大幅に短縮され，外来診療や地域完結型の医療が推進されてきた．外来診療でがん治療ができることは，就労を継続したり，社会生活を維持する点ではより利点がある．

一方で，日常生活の維持が難しい人にとっては治療継続が困難になる場合もある．すなわち，患者自身による服薬管理や副作用マネジメント，合併症の管理が必要になるため，独力では日常生活の維持や通院が困難な場合，家族や身近な支援者がいなければ治療継続が成り立たない場合もある．治療後も基本的には住み慣れた地域で自宅療養を継続するが，自宅での生活が難しい場合は社会資源を活

用しながら自宅療養を継続させたり，老人ホームや介護施設などへ入所せざるを得ない場合もある．在宅で治療継続が困難な患者の増加は，独居者の増加，少子高齢化社会による介護力の不足により，今後ますます重要な課題になることが予測される．

■引用・参考文献■

1) 日本製薬工業協会「ドラッグ・ラグ：国内未承認薬の状況とその特徴」
https://www.jpma.or.jp/opir/news/063/08.html

■参考資料■

- 国立がん研究センター「がん情報サービス 手術（外科療法）もっと詳しく」
  https://ganjoho.jp/public/dia_tre/treatment/operation/ope02.html
- 国立がん研究センター「がん情報サービス 薬物療法 もっと詳しく」
  https://ganjoho.jp/public/dia_tre/treatment/drug_therapy/dt02.html
- 国立がん研究センター「がん情報サービス 放射線治療」
  https://ganjoho.jp/public/dia_tre/treatment/radiotherapy/index.html
- 国立がん研究センター「がん情報サービス 免疫療法 もっと詳しく」
  https://ganjoho.jp/public/dia_tre/treatment/immunotherapy/immu02.html
- 国立がん研究センター「がん情報サービス がんゲノム医療 もっと詳しく」
  https://ganjoho.jp/public/dia_tre/treatment/genomic_medicine/genmed02.html
- 厚生労働省 厚生科学審議会 医薬品医療機器制度部会 資料1「ドラッグロスや供給不足などの医薬品等へのアクセスの課題に対応した安全かつ迅速な承認制度の確立について」令和6年6月1日
  https://www.mhlw.go.jp/content/11121000/001260844.pdf
- 国立がん研究センター がん対策研究所「患者体験調査（速報版）令和5年度調査」
  https://www.ncc.go.jp/jp/icc/health-serv/project/R5index/R5pes_sokuho_all_ver2.pdf

第Ⅰ部

第1章　患者・家族を取り巻くがん医療の現状

第 2 章

日本のがん対策

<table>
<tr><td>学習のポイント</td><td>● 施策上求められてきた役割を認識し実践につなげていくために，日本のがん対策の歴史，その変遷を理解し，今の私たちが担う役割を理解する
● がん登録によって得られるデータを相談対応時に活用できるようになるために，「全国がん登録」，「院内がん登録」の概要を理解する</td></tr>
</table>

1 これまでのがん対策

1 はじめに

　がん相談支援センターの設置は国の施策として行われており，がん対策の動向に応じてその役割がここ数年で大きく変化している．がん対策推進基本計画で新たに追加された領域があった場合，それががん相談支援センターの役割として追加されていくこともあるため，国全体が今どこに力を入れているのかについてがん対策を把握し，適応していくことが求められる．また，「がん診療連携拠点病院等の整備に関する指針」は相談員の業務に直結するため，整備指針に対する理解は欠かすことができない．

2 「対がん10か年総合戦略」から「第3次対がん10か年総合戦略」

　日本のがん対策は，1983年，がんの制圧を図ることが広く人類の幸福につながるものとの考えから，「対がん10か年総合戦略/1984～1993年度」が立てられ，それに引き続き「がん克服新10か年戦略/1994～2003年度」が進められた．この間，遺伝子レベルで病態の理解が進むなどのがんの本態解明の進展とともに，各種がんの早期発見法の確立，標準的な治療法の確立といった診断・治療技術も目覚ましい進歩を遂げた．胃がん，子宮がんなどによる死亡率は減少したが，一方で，大腸がんなどの欧米型のがんは増加を続け，がんは1981年以降，日本人の死亡原因の第1位を占めてきた．

　このような背景を受け，2004年度からの新たな10か年戦略として，がんの罹患率と死亡率の激減を目指す「第3次対がん10か年総合戦略/2004～2013（平成16～25）年度」が定められ，がんの研究，予防および医療の総合的な推進に取り組んでいくことになった．2013年度末で「第3次対がん10か年総合戦略」が終了するのを受け，「今後のがん研究のあり方に関する有識者会議」による検討が行われ，2013年8月には「今後のがん研究のあり方について：根治・予防・共生～患者・社会と協働するがん研究～」が提出された．この報告書では，今後のがん研究戦略は，がん対策推進基本計画の全体目標の達成に資する必要があると述べられており，がん対策推進基本計画との連動が謳われている．

3 地域がん診療拠点病院の整備

　2000年10月の経済対策閣僚会議において，「日本新生のための新発展施策」が決定され「メディカル・フロンティア戦略」が推進されることとなった．「メディカル・フロンティア戦略/2001～2005（平成13～17）年度」の5か年計画で，がんに関する目標や推進事項として，5年生存率の20％改善，質の高いがん医療の全国的な均てん化などが掲げられていた．2001年8月には「地域がん診療拠点病院の整備に関する指針」が発出され，2002年3月に「地域がん診療拠点病院」の指定が開始された．地域がん診療拠点病院は，全国の2次医療圏に1カ所ずつ整備され，当該施設を中心とした地域連携によって全国のがん医療の格差を解消する方向性が示された．

4 がん対策推進アクションプラン2005

　前述したようながん対策が進められている一方で，国民や患者のがん医療に対する不満感，その中でもがん情報が不足しているという声は次第に大きなものとなっていった．これが引き金の一つとなり，2005年8月に「がん対策推進アクションプラン2005」（以下，アクションプラン）が出され，「患者・家族に対し正確な情報に基づく支援を行う」ことを目的とした相談支援センターを地域がん診療拠点病院に設置する「がん情報提供ネットワーク」構想が示された．その後，2006年2月に発出された「がん診療連携拠点病院等の整備に関する指針」では，各都道府県の中心となる「都道府県がん診療連携拠点病院」の新設，緩和ケア提供体制や二次医療圏内にある地域医療機関への支援・連携体制の詳細な記述とと

もに，相談支援センターの構想が盛り込まれることとなった．

　アクションプランでは，がん情報の収集・分析・発信などを担うがん情報提供ネットワークの中核的組織を国立がんセンター（現在の国立がん研究センター）に置くことについても言及されており，2006年10月にはがん対策情報センター（現在のがん対策研究所）が開設された．

５　がん対策基本法

　がん対策の流れは政治的な動きにも波及し，議員立法として，がん対策基本法が2007年4月から施行された．がん対策を総合的かつ計画的に推進することを目的として，がん対策に関する基本理念が定められた．国，地方公共団体，医療保険者，国民，医師等の責務が記載され，がん対策の推進に関する計画（がん対策推進基本計画）の策定についても定められた．その後，がん対策基本法の制定から10年が経過し，がん治療を取り巻く状況が変化してきたことから，2016年に改正がん対策基本法が策定された．

６　がん対策推進基本計画（第1期〜第3期）

　「がん対策推進基本計画」は，がん対策基本法に基づき策定された，がん対策の総合的かつ計画的な推進を図るため，がん対策の基本的方向について定めた国の計画である．この基本計画をもとに，各都道府県においても「都道府県がん対策推進計画」を策定し，基本計画を具体的な施策として推進していくことが求められている．2024年現在は「第4期がん対策推進基本計画」のもとにがん対策が進められている．表Ⅰ-2-1に，第1〜3期の基本計画と第2期計画の中間評価を踏まえて策定された「がん対策加速化プラン」の概要を示す．

表I-2-1 過去のがん対策推進基本計画等の概要

	概要
第1期計画 2007（平成19）年 6月策定	「がん患者を含めた国民が，がんを知り，がんと向き合い，がんに負けることのない社会」の実現を目指し，「がんによる死亡者の減少」，「すべてのがん患者およびその家族の苦痛の軽減ならびに療養生活の質の維持向上」の2つを全体目標としてがん対策が推進された． 拠点病院の整備や緩和ケア提供体制の強化，地域がん登録の充実，がんの年齢調整死亡率は減少傾向で推移するなど一定の成果が得られた．
第2期計画 2012（平成24）年 6月策定	全体目標に「がんになっても安心して暮らせる社会の構築」が加えられ，分野別施策においても小児がん，がんの教育・普及啓発，がん患者の就労を含めた社会的な問題について加えられた．特に小児がんに関しては，小児がん拠点病院の整備が取り組むべき施策として掲げられ，集約化を図る現在の小児がん診療体制の原型が構築された．
がん対策加速化プラン 2015（平成27）年 12月策定	2007年度から10年でがんの年齢調整死亡率を20%減少させることを全体目標としてきたが，目標達成が難しいとの予測を踏まえ，短期集中的に実行すべき具体策が明示された．プランの3つの柱は「がんの予防」，「がんの治療・研究」，「がんとの共生」であり，治療・研究の中では，がんゲノム医療や小児・AYA世代のがん対策，希少がん対策などについても記載された．
第3期計画 2018（平成30）年 3月策定	加速化プランの形式を引き継ぎ「がん予防」，「がん医療の充実」，「がんとの共生」の3つの柱が掲げられた．「がんゲノム医療の推進」のほか，「免疫療法」，「支持療法」，「難治性がん」，「AYA世代のがん」，「高齢者のがん」に関する対策が医療の分野の項目として初めて明示された． がんゲノム医療提供体制の整備，免疫チェックポイント阻害薬の利用拡大，小児・AYA世代のがん患者などの妊孕性温存療法研究促進事業の促進など一定の成果が得られた．

2 │ 現在のがん対策

1 改正がん対策基本法

　2007年4月に施行されたがん対策基本法は，その後の治療や社会状況の変化を受けて見直しが行われ，2016年には改正がん対策基本法（**巻末資料A**）が成立した．

　この改正では，雇用の継続や学業との両立，がん教育の推進などが加えられた．働く人ががんになっても雇用を継続できるように事業主の責務を設定すること，小児がん患者などへの学業と治療の両立に必要な環境を整えることなど，社会環

境に働きかける意図が示された．さらに，がん対策基本計画の見直し期間を5年ごとから6年ごとへ改正，希少がんや難治性がんに対する研究の促進，検診でがんの疑いのある人の受診促進などが加えられている．

② 第4期がん対策推進基本計画

2023年3月に第4期計画が閣議決定された．「誰一人取り残さないがん対策を推進し，全ての国民とがんの克服を目指す」を全体目標とし，第3期計画と同様に「がん予防」，「がん医療」，「がんとの共生」が3つの柱として掲げられている．「がんとの共生」にのみ記載されていた緩和ケアが「がん医療」でも追記されるなど，診断時からの緩和ケアがより一層推進される形となっている．「情報提供・相談支援」に関する内容は，第3期計画以降「がんとの共生」の中に位置づけられており，最初のがん対策推進基本計画から一貫して重要な施策とされている．

また，第4期計画では，ロジックモデルを用いて計画的にがん対策を推進し，その結果を評価する方式が新たに導入された．

③ がん診療連携拠点病院等の整備に関する指針

厚生労働省から指定を受けている「がん診療連携拠点病院等」には，**表Ⅰ-2-2**のとおり，いくつかの類型がある．

各類型の指定を受けるための要件は「がん診療連携拠点病院等の整備に関する指針」上で定められている．基本形は地域がん診療連携拠点病院の指定要件で，都道府県がん診療連携拠点病院の場合には要件（**巻末資料B**）の上乗せが，特定領域がん診療連携拠点病院と地域がん診療病院は要件の一部緩和がされている．

これまでのがん対策の成果により，医療提供体制の整備は一定程度進んだものの，地域間や医療機関間で進捗状況に差があること，また，あらゆる分野で，情報提供や普及啓発の更なる推進が必要であることが指摘されている．少子高齢化・人口減少の中で，質の高いがん対策を持続可能なものとするためには，役割分担や連携の強化がより重要との観点から，2022年8月に発出された「がん診療連携拠点病院等の整備に関する指針」では，都道府県がん診療連携協議会（以下，都道府県協議会）の役割が強化された．

都道府県協議会は，当該都道府県内の全ての拠点病院などが協働して設置する組織であり，当該都道府県におけるがん対策を強力に推進する役割を担う．医療

表I-2-2　がん診療連携拠点病院等の指定類型

指定類型の名称	特徴・役割
都道府県 がん診療連携拠点病院	当該都道府県におけるがん対策を推進するために，がん医療の質の向上およびがん医療の均てん化・集約化，がん診療の連携協力体制の構築などに関し中心的な役割を担う病院．
地域 がん診療連携拠点病院	都道府県の医療計画で定められたがん医療圏に，原則1施設整備することができる（指定の検討会の意見を踏まえ，複数整備することも可能）． 各がん医療圏のがん医療の質を向上させる役割を担う病院．
特定領域 がん診療連携拠点病院	特定のがんについて，当該都道府県内の最も多くの患者を診療する病院．
地域がん診療病院	がん診療連携拠点病院のないがん医療圏に，当該都道府県のがん診療連携拠点病院との連携を前提にグループとして指定された病院．

※指定要件を欠く事態が発生した場合，各指定類型の「特例型」という位置づけになる

機関間の連携が必要な医療など（一例として，希少がん・難治がん，小児がんの長期フォローアップ体制など）について，役割分担を整理・明確化し，その内容を広く周知することなどが求められるようになった（**巻末資料C**）．

地域がん診療連携拠点病院と地域がん診療病院の指定要件の冒頭には，「都道府県協議会における役割」という項目が新たに設けられ，都道府県協議会の運営に主体的に参画する責務や，担当するがん医療圏のがん医療の質向上に責任を持つ立場であることが明文化された．

相談支援に関しても，病院を挙げて全人的な相談支援に取り組むこと，がん相談支援センターの周知，院内協力体制の構築，相談員が定期的に知識を更新していく必要性などがより具体的に記述された（**巻末資料D**）．

4 小児がん医療提供体制

小児がん患者の数が限られている中，質の高い医療および支援を提供するためには，一定程度の医療資源の集約化が必要であるとの観点から，小児がん中央機関と小児がん拠点病院が整備されることとなった．小児がん中央機関は国立成育医療研究センターと国立がん研究センターの2施設であり，相談支援や小児がん登録の体制整備，診断支援，人材育成，情報提供などの役割を担う．

小児がん拠点病院は，地域バランスを考慮し全国に15施設程度整備するとされており，その指定要件は「小児がん拠点病院等の整備に関する指針」で定めら

れている．成人の拠点病院などにおいても，就労支援や家族支援について徐々に焦点が当たるようになってきたが，小児がん拠点病院では当初から，小児がん患者の発達や教育支援，長期フォローアップ，きょうだいを含めた家族支援など心理社会的側面の支援が重要な施策として位置づけられ，取り組まれてきた．小児がん登録については，複数の登録事業が併存している状況であったが，それらの連携体制も検討されつつある．また発症時の小児がん登録は，がん克服後の長期フォローアップに至る一連の流れの起点でもある．

また，同指針には，小児がん拠点病院が小児がん連携病院を指定できることについても記載されている．小児がん連携病院は，以下の3類型により指定が行われており，成人の拠点病院などが小児がん連携病院となっている場合も多い．

①地域の小児がん診療を行う連携病院

②特定のがん種などについての診療を行う連携病院

③小児がん患者などの長期の診療体制の強化のための連携病院

国立がん研究センターがん情報サービスや国立成育医療研究センターのWebサイトでは，小児がん拠点病院の他，小児がん連携病院についても確認することができる．

5 がんゲノム医療提供体制

がん対策加速化プランにおいて，がんゲノム医療推進の方針が打ち出され，2017年6月には，がんゲノム医療の提供体制の具体的な進め方を検討するため，がんゲノム医療推進コンソーシアム懇談会が開催された．そこでは，がんゲノム医療中核拠点病院などやがんゲノム情報管理センターの整備に関する構想，ゲノム検査の保険適用に向けたロードマップなどが示された．

2019年の「がん遺伝子パネル検査」の保険適用以降，急速にがんゲノム医療は普及し，全国どこにいても，がんゲノム医療を受けられる体制を構築するため，がんゲノム医療中核拠点病院，がんゲノム医療拠点病院，がんゲノム医療連携病院が整備されている．いずれも指定要件は「がんゲノム医療中核拠点病院等の整備に関する指針」に定められており，役割や実施できることが一部異なっている（図Ⅰ-2-1）．

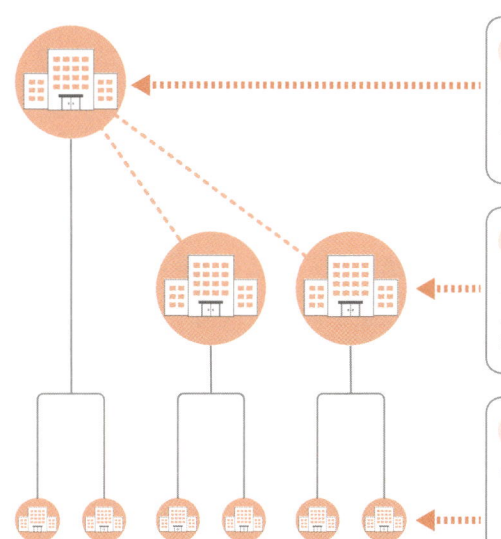

がんゲノム医療中核拠点病院
エキスパートパネルを自施設で開催できる.
人材育成, 治験, 先進医療の主導, 研究開発などについて, 中心的な役割を担う.

がんゲノム医療拠点病院
エキスパートパネルを自施設で開催できる.
人材育成, 治験, 先進医療などについては, 中核拠点病院と連携する.

がんゲノム医療連携病院
中核拠点病院および拠点病院と連携してがんゲノム医療を行う.

図Ⅰ-2-1 がんゲノム医療の提供体制（2024年7月1日現在）
国立がん研究センター がんゲノム情報管理センター
「がんゲノム医療とがん遺伝子パネル検査 がんゲノム医療と C-CAT」
https://for-patients.c-cat.ncc.go.jp/knowledge/c_cat/part.html を元に作成

日本のがん対策の流れ

西暦(年)	和暦(年)	概要
1981	昭和56	悪性新生物が日本で死亡原因第1位となる
1984	昭和59	対がん10か年総合戦略 /1984〜1993（昭和59〜平成5）年度
1994	平成6	がん克服新10か年戦略 /1994〜2003（平成6〜15）年度
2002	平成14	地域がん診療拠点病院指定開始
2004	平成16	第3次対がん10か年総合戦略 /2004〜2013（平成16〜25）年度
2005	平成17	8月　がん対策推進アクションプラン2005
2007	平成19	4月　がん対策基本法施行 6月　がん対策推進基本計画（第1期）
2012	平成24	6月　がん対策推進基本計画（第2期）
2014	平成26	がん研究10か年戦略／2014〜2023（平成26〜35）年度
2015	平成27	12月　がん対策加速化プラン
2016	平成28	1月　がん登録等の推進に関する法律施行 12月　改正がん対策基本法施行
2018	平成30	3月　がん対策推進基本計画（第3期）
2023	令和5	3月　がん対策推進基本計画（第4期） 12月　がん研究10か年戦略（第5次）/2024〜2033（令和6〜15）年度

3 がん登録

1 がん登録とは

がん登録とは，がんの診断，治療，経過などに関する情報を集め，保管，整理，解析する仕組みのことである．がん登録では，がんにまつわるさまざまな統計情報も得ることができる．毎年どのくらいの人ががんで亡くなっているか（死亡数），新たにがんと診断されているか（罹患数），どの病院でどのぐらいの患者が治療しているか，といったがんの統計情報は，国や地域のがん対策を立案・評価する上で重要である．また，死亡数や罹患数のほかにも，病期や生存率などの統計情報も得ることできる．進行度はがんが見つかったときの進み具合を示すものであるが，全体の傾向をみることで国や都道府県でがん検診が効果的に実施されているかどうかを知る手がかりにもなる．さらに，がんと診断された人がその後どのくらいの割合で生存しているかを表す生存率は治療効果の目安にもなるため，医師と患者が治療方針を考える上で重要な情報の一つとなる．

現在，「全国がん登録」，「院内がん登録」，各臓器の学会などが独自に運営する「臓器がん登録」という3種類のがん登録があり，それぞれに特徴がある．ここでは「全国がん登録」と「院内がん登録」の概要（**表Ⅰ-2-3**）を示す．

表Ⅰ-2-3 全国がん登録と院内がん登録の概要

	全国がん登録	院内がん登録
目的	日本国内のがんの罹患数などの基礎データを把握し，国や地域のがん対策の立案や評価に活用する	病院ごとのがん診療の状況を把握し，がん医療の質の向上に活用する
実施主体	全国の病院と都道府県の指定を受けた診療所 （がんと診断された人のデータを都道府県知事に届け出ることが義務化されている）	国が指定するがん診療連携拠点病院等を中心に，全国約850病院で実施
登録項目数	姓名，生年月日，診断日，がん種，進行度，治療内容など26項目	姓名，生年月日，がん種，ステージ，外科治療の有無・化学療法の有無などの治療情報など99項目
根拠法	がん登録等の推進に関する法律	がん登録等の推進に関する法律
主な活用例	・全国がん登録 罹患数・率報告 ・がん情報サービス「がん統計」で統計情報として公開 ・がん研究，国や都道府県のがん対策など	・院内がん登録全国集計 ・施設別がん登録件数検索システム ・院内がん登録生存率集計結果閲覧システム ・がん研究，国や都道府県のがん対策など

2 がん登録で分かること，分からないこと

　がん登録は，がんの発生と初期の治療といった始まりの部分と，予後の検証といった終わりの部分を情報収集する仕組みとして構築されている．そのためその間の再発や症状コントロールといった中間部分についての情報が希薄である．これは，全てのがんで一律に再発を定義することが困難であることが主な原因である．そのため，再発がんに対する治療内容や受療行動などの情報はがん登録で分析するのは不可能である．

　また，医療の質に関して施設ごとの比較情報を得るのは困難である．例えば生存率については併存症などのデータがないために，十分なリスク調整は不可能であることから，公表値はリスク調整などがなされていないデータである．また，標準治療の実施などの検証に関しては，院内がん登録では項目数が足りないため，DPC調査※データなどの保険情報のデータを合わせて収集することで算出が行われている．しかし，限界を十分に理解した上で，より詳細な分析のための一定の傾向を得ることは可能であり，今後のシステム構築に期待が持たれる．

3 がん専門相談員による活用の仕方

1）施設別がん登録件数検索システム

　組織型などを指定し，より詳細な分類で症例数を知ることができる「施設別がん登録件数検索システム」が，都道府県がん診療連携拠点病院のがん相談支援センターを中心として導入されている．導入施設の一覧はがん情報サービス上で確認することができる．特に診療の可能な施設が限られる希少がんの患者の受診先やセカンドオピニオン先を探すときなどに有用である．一方，患者数の多いがん種でも「現在受けている治療で良いのか不安．より症例数が多い病院に転院したい」などの相談は多い．患者の受診先が拠点病院の場合，症例数を他施設と比較しても大差がない場合もある．現在の受診先でも十分な診療実績があること，また標準治療が確立している場合には病院を変えても治療内容は変わらない可能性が高いことなどを伝えると，安心材料になる場合もある．

　なお，本システムに登録されている情報は院内がん登録の特性に基づいた分類

※DPC調査
急性期入院医療の診断群分類に基づく1日あたりの包括評価制度（diaganosis procedure combination/per-diem payment system）の導入による影響の検証や継続的な見直しのために必要なデータを収集すること．

であるため，活用にあたっては本システムの利用に関する説明会に参加するとともに，院内のがん登録担当者に照会できる関係が築かれていることが望ましい．

2）院内がん登録全国集計結果閲覧システム

「院内がん登録全国集計」は，各病院で毎年新たに院内がん登録に登録されたデータを集計・分析した報告書で，全国，都道府県別，病院別，がんの種類別に，がんの診療数や進行度，行われた治療などを知ることができる．がん情報サービスでは，「院内がん登録全国集計結果閲覧システム」を公開し，その内容を簡単に検索できるようにしている．施設別の症例数，治療実績など，相談場面で活用できる情報も多い．ただし，治療情報は「手術」，「内視鏡」，「放射線」，「薬物療法」といった大きな分類のみであることや，自施設で行われた初回治療，つまり，診断時に計画されたものだけが登録対象であることなど，データの見方には注意が必要である．

3）院内がん登録生存率集計結果閲覧システム

「院内がん登録生存率集計」は，全国，都道府県別，施設別，がんの種類別に，10年，5年，3年生存率を算出したもので，各がんの病期ごとの生存率が把握できる．生存率の値は生存状況の把握割合によって左右されるため，値については慎重に見ていく必要がある．また，施設によって年齢の分布や併存症の頻度が異なることから，単純に治療成績の比較として見るべきではないことにも注意する必要がある．

この内容の一部も，がん情報サービス上の「院内がん登録生存率集計結果閲覧システム」から閲覧できる．患者や家族は，生存率については特別な思いをもって情報を探したり，または見ることを避けたりしている場合もある．生存率についての情報提供を求められる場合には，その心情について的確なアセスメントのもとに，十分な注意を払って伝えることが重要である．相談の中で，組織型別の生存率などを問われる場合もあるが，一部のがん種（肺がん，肝がん，甲状腺がんなど）を除いてそのような分類での統計解析は行われていない．学会単位で行われている「臓器がん登録」では一部行われている場合もあるが，一般には情報公開されていないなどの限界もある．

参考資料

- 厚生労働省「がん対策推進アクションプラン2005」
  https://www.mhlw.go.jp/bunya/kenkou/gan01/pdf/01.pdf
- 厚生労働省「改正がん対策基本法」
  https://www.mhlw.go.jp/file/05-Shingikai-10904750-Kenkoukyoku-Gantaisakukenkouzoushin
  ka/0000146908.pdf
- 厚生労働省「がん対策推進基本計画」令和5年3月28日閣議決定
  https://www.mhlw.go.jp/content/10900000/001138884.pdf
- 厚生労働省「がん診療連携拠点病院等の整備に関する指針」2022（令和4）年8月1日発
  https://www.mhlw.go.jp/content/000972176.pdf

第3章 がんの情報提供体制

学習のポイント
- がん相談支援センター誕生の背景，求められていた役割の変化を理解する
- がん相談支援センターの業務および特徴，基本となる価値感を理解する
- 日本の情報提供・相談支援体制の現状を理解する

1 | がん相談支援センター誕生の背景（求められていた役割）

　今から遡ること約20年の2000年代前半より，分子標的薬や高精度放射線治療，ロボット手術といった高度で効果の高い治療法が開発されてきた．しかし，薬物療法や放射線治療に関する高度な知識と技術を持った専門医が不在な地域も多く，がん医療の地域格差はより深刻な問題であった．地域格差の是正に向けて，2004年9月には，厚生労働省に「がん医療水準均てん化の推進に関する検討会」が設けられ，この検討会の一環として2005年3月に，がん患者団体からの意見聴取が行われた．その際提出された資料の冒頭には「検討会には当事者が不在であり，残念ながらがん患者の意見要望が十分反映されていない，がん患者の生の声，何を最も求めているのかという視点からの議論が必要」との言葉が含まれていた．それに続く議論の中で，各がん拠点病院に独立部門として患者情報室や専任医療コーディネーターを置くことや，がん情報（ガイドライン，全国成績，施設別データ，臨床試験リストなど）を公開する情報センターを設置することなどが，当事者視点の提案として示された．

　「がん相談支援センター」の誕生の直接のきっかけは，この検討会を受けて2005年8月に策定された「がん対策推進アクションプラン2005」（以下，アクションプラン）である．このアクションプランでは，がんが国民の健康にとって重大な脅威であり，対策が必要であること，国民や患者ががん医療の進歩に期待しつつも提供される医療サービスに満足していないことがその当時の現状認識として記載されている．そして，その状態の改善に向けて，3つのアクション「がん対策基本戦略の策定と推進」，「がん情報提供ネットワーク構築の促進」，「外部有識

者による検討の枠組み創設」が掲げられた（**巻末資料E**）.

　この「がん情報提供ネットワーク」構築の推進を担う機関として定められたのが,「相談支援センター」と国立がんセンターに設置する「がん対策情報センター（現：がん対策研究所）」であった.

　このアクションプランでは,「患者及びその家族の不安や疑問に適切に対応できるよう, 現行の地域がん診療拠点病院に設けられている医療相談室の機能を強化し, 新たに『相談支援センター（仮称)』を設置する」と記載され, その機能として以下5点が示された.

　①地域の医療機関や医療従事者の紹介.

　②セカンドオピニオン医師の紹介.

　③患者の療養上の相談.

　④地域の患者および医療従事者のニーズや満足度の把握.

　⑤各地域・各医療機関における連携事例.

　「相談支援センターの設置を要件とする地域がん診療拠点病院等の整備」と示されたことからも, 当時の課題解決のために相談支援センターが極めて重要な役割と位置づけられていたことが分かる.

2 | がん相談支援センター機能とその発展（整備指針で求められてきたことの変化）

　以上のような社会全体の課題の解消の役割を期待された相談支援センターであるが, 2006年に発出された「がん診療連携拠点病院等の整備に関する指針（以下, 整備指針)」の中でがん相談支援センターが行うべき事項が明示された. その後, 2008年, 2014年, 2018年, 2022年と, がん対策推進基本計画の改定に沿って, 整備指針も改訂されている（**表I-3-1**）. 近年の整備指針では,「自施設で提供しているがん診療・患者支援体制等について学ぶ機会を, 自施設のがん診療従事者に対し, 年1回以上確保すること」,「病院長もしくはそれに準じる者が統括するなど, がん相談支援センターと院内の診療従事者が協働する体制を整備すること」などが病院の取組として求められており, 相談支援は病院全体で担うものとの観点がより強化されていることが分かる.

表Ⅰ-3-1 整備指針の相談支援部分の記述の変遷

指針発出日・名称	概略
2001（平成13）年8月30日地域がん診療拠点病院の整備に関する指針	生活圏域の中で全人的な質の高いがん医療を受けることができる体制を確保する観点から，地域がん診療拠点病院を整備するとの方針が初めて打ち出された．相談支援に関しては「医療相談室が設置されている」という要件が含まれていた．
2006（平成18）年2月1日がん診療連携拠点病院の整備に関する指針	「地域がん診療拠点病院」から「地域がん診療連携拠点病院」に名称が変更され，「都道府県がん診療連携拠点病院」という指定類型も新設された．病院として整備すべき相談支援センターの体制や業務が示された．「院外の患者・家族等からの相談に対応する」体制はこの時点から求められていた．人員配置要件は「当該部門に専任者1人以上を配置」，業務の中で第一に掲げられたのは「一般的な医療情報の提供」であった．
2008（平成20）年3月1日がん診療連携拠点病院の整備に関する指針	病院として整備すべき相談支援センターの体制に，患者団体との連携協力体制の構築が追加された．人員配置要件が「国立がん研究センターによる研修を修了した専従及び専任の相談支援に携わる者をそれぞれ1人以上配置」に変更された．業務として，予防や早期発見に関する情報提供，HTLV-1関連疾患であるATLに関する医療相談が追加された．都道府県がん診療連携拠点病院の指定要件内に，都道府県協議会で実施する事項の記載がなされていたが，そこに「相談支援の提供体制に関する情報交換」が含まれるようになった．
2014（平成26）年1月10日がん診療連携拠点病院等の整備に関する指針	新たな指定類型「特定領域がん診療連携拠点病院」，「地域がん診療病院」が追加された．病院として整備すべき相談支援センターの体制に，「都道府県協議会での情報共有や協力体制の構築」，「主治医等から相談支援センターの周知が図られる体制」，「相談者からフィードバックを得る体制」が追加された．業務としては，就労に関する相談，患者活動に対する支援，相談支援センターの広報，相談支援に携わる者に対する教育と支援サービス向上に向けた取組などが加わった． 都道府県がん診療連携拠点病院では，「臨床試験の情報提供や希少がんの相談支援」，「相談員指導者研修修了者を少なくとも1名配置」，「都道府県内の相談員に対する継続研修の実施」などの要件が追加された．
2018（平成30）年7月31日がん診療連携拠点病院等の整備に関する指針	病院として整備すべき相談支援センターの体制に，「診断初期の段階から相談支援センターの周知が図られる体制」，「地域の医療機関にも広報を行う」，「相談支援センターと院内医療従事者の協働体制の強化」，「都道府県拠点病院が実施する相談員研修の受講」が加わるなど，特に周知・広報における病院の責務が強化された．それに伴い，相談支援センターの業務の中から広報は削除された．一方，自施設での提供が難しい場合，適切な医療機関に紹介するという条件付きの業務として，がんゲノム医療，希少がん，AYA世代の治療療養就学就労支援，生殖機能温存に関する相談などが追加された．

表 I-3-1 整備指針の相談支援部分の記述の変遷（つづき）

2022（令和4）年8月1日 がん診療連携拠点病院等の整備に関する指針	都道府県内の拠点病院の連携・協働なしには解決困難な課題が多数あるとの認識から，都道府県協議会の役割に関する記述が整備指針冒頭部分に位置づけられた．病院が，がん相談支援センターに関連して行うべき体制整備についても多数の追記がなされている．（以下，一例） ・病院を挙げての全人的な相談支援 ・相談員の定期的な知識の更新 ・周知体制のさらなる強化（治療開始までに一度はがん相談支援センターを訪問する体制，診療の経過の中で繰り返し案内を行う等） ・院内協働体制加速化のための一例として統括者に言及（病院長等の直属組織として位置づける） ・患者サロン等の場に一定の研修を受けたピアサポーターを活用，または十分な経験を持つ患者団体と連携して実施 ・オンライン相談など情報通信技術の活用 ・コミュニケーションに配慮が必要な者や，日本語を母国語としていない者等への配慮実施体制 従来含まれていた業務に関する記載は，指針上から削除され，別途事務連絡として2022年9月に発出された「整備指針に関するQ&A」の中に含まれる形となった．
2022（令和4）年9月22日 がん診療連携拠点病院等の整備に関する指針に関するQ&A	高齢者のがん治療，患者の治療や意思決定，経済的支援など，従来から相談対応していたが明文化されていなかった業務について明文化された．小児・AYA世代がん患者支援が強化されてきた近年の流れを受け，小児がんの長期フォローアップやアピアランスケアに関する相談にも対応することが，全ての拠点病院で求められることとなった．第3期がん対策推進基本計画において，障害を持つがん患者のニーズや課題把握が進んできた背景もあり，障害のある患者への支援に関する相談にも対応できる体制整備が求められている．

3 ｜ がん相談支援センターの業務

　がん相談支援センターの役割はこれまで前述してきたとおりだが，具体的に担う業務は整備指針に示されている．がん対策の充実とともに，がん相談支援センターが行う業務は増加してきた．2006年や2008年の整備指針では8つであった業務が，2022年時点では22となっている．**表 I-3-2**は，2022年9月に発出された「がん診療連携拠点病院等の整備に関する指針に関するQ&A」に記載された，がん相談支援センターの業務である．がん相談支援センターの役割は，予防・検診から，治療や療養全般に関わる相談，そしてゲノム医療や希少がん，AYA世代に特化した課題やがん生殖医療に関わる相談，障害のある患者への支援，地域情報の収集・提供や患者会などへの支援などと多岐にわたる．このように，広範な役

割を担うことが求められているため全てに十分に対応することは困難であり，だからこそ，日ごろの情報収集，アップデート，院内連携，院外連携，地域連携が重要である．

表Ⅰ-3-2 がん相談支援センターの業務

○ 以下に示す項目等について，がん相談支援センターが窓口となり，病院全体で対応できる体制を整備すること．
　① がんの予防やがん検診に関する情報の提供
　② がんの治療に関する一般的な情報の提供
　　ア がんの病態や標準的治療法
　　イ 自施設で対応可能ながん種や治療法等の診療機能及び，連携する医療機関
　　ウ アスベストによる肺がん及び中皮腫
　　エ HTLV-1 関連疾患である ALT
　　オ セカンドオピニオンの提示が可能な医師や医療機関の紹介
　　カ 高齢者のがん治療
　　キ 患者の治療や意思決定
　③ がんとの共生に関する情報の提供・相談支援
　　ア がん患者の療養生活
　　イ 就労（産業保健総合支援センターや職業安定所等との効果的な連携）
　　ウ 経済的支援
　　エ 小児がんの長期フォローアップ
　　オ アピアランスケアに関する相談
　④ その他
　　ア 地域の医療機関におけるがん医療の連携協力体制の事例に関する情報収集・提供
　　イ 医療関係者と患者会等が共同で運営するサポートグループ活動や患者サロンの定期開催等の患者活動に対する支援
　　ウ 相談支援に携わる者に対する教育と支援サービス向上に向けた取組
　　エ その他相談支援に関すること

○ 以下に示す項目については自施設での提供が難しい場合には，適切な医療機関に紹介すること．
　① がんゲノム医療に関する相談
　② 希少がんに関する相談
　③ AYA 世代にあるがん患者に対する治療療養や就学，就労支援に関する相談
　④ がん治療に伴う生殖機能への影響や，生殖機能の温存に関する相談
　⑤ 障害のある患者への支援に関する相談

がん診療連携拠点病院等の整備に関する指針に関するＱ＆Ａ(令和4年9月)
https://ganjoho.jp/public/qa_links/links/pdf/qa.pdf

4 ┃ がん相談支援センターの特徴と "Core Values（基本となる価値観）"

　がん相談支援センターの特徴の一つは，院外患者や家族，地域住民など，自施設で診療していない人も含む，全ての人が無料で，また匿名でも利用可能な相談窓口という点である．また，相談者の承諾が得られない場合には，主治医を含む院内スタッフであっても相談内容を無断で伝えることはないという守秘義務に対する考え方もがん相談支援センターの特徴の一つである．直接的に診療に携わる医師や看護師には聞けない，言えない，けれども気になる内容に対して，話した情報が外に洩れないことが保証され，自分と同じ立ち位置からものを見てくれる，がんに関連する一般的な知識や情報を持つ第三者に出会えることによって，初めて話せる思いもあると考えられる．

　がん相談支援センターと同様の機能を果たす各国の機関が集まる国際組織「国際がん情報サービスグループ（ICISG：International Cancer Information Service Group）」から示された "Core Values" においても，がん相談支援センターの特徴の重要性が示されている（**表I-3-3**）．がん相談では「利用者の個別のニーズ，価値観，文化の尊重」，「十分な情報に基づいて受ける医療を選択する権利の尊重」，「秘密の保持と匿名でのサービスの保障」，「患者と医師，医療専門家との良好な関係への支援」を行うことが謳われている．これらの価値を尊重することは，日本のがん相談支援センターが設置されるに至った背景や現在期待されている役割からみても重要なことである．

5 ┃ 情報提供・相談支援体制を支える基盤

■1 がん対策研究所とがん相談支援センター
：各々の役割と相互補完体制

　現在のがん情報提供ネットワークの体制を，**図I-3-1**に示す．ここでは**図I-3-1**に示されているがん相談支援センターやがん対策研究所の役割，相互補完体制について解説する．

　がん相談支援センター誕生の経緯からも分かる通り，がん相談支援の核は情報提供である．そのため，がん相談支援センターは信頼のおける情報を患者・市民に普及することが期待されており，全国の情報提供体制の中で重要な役割を担っている．そのため，業務上，活用し得る信頼性・正確性の高い情報源がどこにあるかを把握しておく必要がある．

表Ⅰ-3-3 Core Values（コア・バリューズ）

がん情報サービス（CIS：Cancer Information Service）注1 は，がん患者，その家族や友人，一般市民，医療専門職にがんの情報や支援サービスに関する情報を提供します．
CISが提供するサービスにはさまざまな方法がありますが，国際がん情報サービスグループ注2（ICISG）とその参加団体注3 は提供方法（電話，対面，ビデオ・DVD・録音テープ，文字情報，ウェブサイト，Eメール，チャット，ブログ，チャットルーム，など）を問わず，利用者に質の高いサービスを提供することを約束します．
質の高いサービスとは，以下の価値を中心においています．

CISは利用者の個別のニーズ，価値観，文化について敏感であり，それを尊重します．
・中立の立場で利用者に向き合います．
・利用者の性別，信条や文化的価値観，障害，年齢，社会経済的地位や健康状態，その他あらゆる属性によって，サービスの質を落とすことはありません．
・利用者の家庭や地域における環境の違いなど，背景や環境によりその人なりのニーズがあることを尊重します．

CISは利用者が受ける医療について十分に情報を得た上で選択する権利を尊重します．
・利用者は，自身の健康や福祉に関して，正確で，科学的根拠のある情報を医療者から得た上で決定する権利があります．
・利用者が自分で選択し，行動できるようエンパワーできる，正確かつ科学的根拠に基づく情報を提供します．
・利用者にその人が利用できる情報やサービスを伝え，利用者はその情報を受け入れるかどうかを判断する権利があります．
・専門的で，信頼でき，また利用者が経済的な点からも利用可能な地域のサービスについて紹介します．
・サービス利用者に自分の主体性や自己決定を最大限維持できるようなさまざまな術を伝えます．

CISは秘密を守り，匿名でのサービスを提供します．
・仕事上で知りえた秘密を守り，利用者の個人情報を用いる場合には同意を得ます．
・情報保護の法を遵守し，情報共有にあたっては専門的な判断を行います．
・利用者の健康に関する個人情報についての権利を尊重します．利用者の個人情報を教育，研究，サービスの質の管理のために利用する場合，利用者の匿名性とプライバシーを守ります．
・利用者の個人情報を収集したり，利用したりする際には同意を得ます．
・利用者の記録（紙，電子データのいずれについても）を適切な環境で管理し，アクセス制限についての規則を遵守します．もし，利用者との間で交わした秘密の保持が破られる場合には，法的，道徳的，倫理的理由が明確に規定され，正当と認められるものでなければなりません．

CISは患者，医師，医療専門職との関係を尊重し支えます．
・医学的な判断は行いません．提供される情報は，一般的なもので，医師の診断や診察に代わるものではありません．利用者が担当医や医療専門職と，自分の医療的，心理社会的問題について相談できるよう支援することが役割です．
・利用者の現在の医師・患者・医療専門職の関係を支援します．適切だと考えられるときには，利用者にセカンドオピニオンを求めるという選択肢があることを知らせます．

表I-3-3　Core Values（つづき）

・全ての相談者に対して質の担保されたサービスを提供します．
・適切な教育を受け，十分な能力のある担当者により質の保たれたサービスを提供する
　ことを保障します．

CISはがんに関するあらゆる分野において最新の科学的根拠のある情報にアクセスできます．
・まだ他では情報が公開されないような場合でも，最新の動向や予備的段階の研究開発
　に関しても情報や助言を得られる，医療や健康の専門家とのネットワークがあります．
・サービスとその提供の評価は，サービスの水準を向上させ，その水準が倫理的に正当
　化されることを確認するために重要です．
・質の高いサービスの提供には，サービスに関する苦情を受け取り，調査し，対応する
　適切なメカニズムを実施することが含まれます．
International CANCER INFORMATION SERVICE group：“Core Values”
（国立がん研究センターがん対策研究所訳）

注1：ここでいう「がん情報サービス（CIS：Cancer Information Service）」は，がんの一般的な情報に基
　　　づき，1対1で，利用者が求める情報や相談に応じるサービスをいう．日本では，がん相談支援セ
　　　ンターや日本対がん協会が提供するホットライン，国立がん研究センターがん情報サービスサポー
　　　トセンター等がこれに相当する．
注2：国際がん情報サービスグループは，世界中のがんの不安やがんによる影響を受ける人々に，良質な
　　　がん情報や支援情報を提供することを使命とする国際的なグループで，がん情報サービスに関する
　　　さまざまな国々の連携協力の推進や良質ながん情報サービスの普及のためのマネジメント，評価，
　　　トレーニング方法などの情報共有，新しいサービス開発の支援を行っています．
注3：国立がん研究センターは，「国際がん情報サービスグループ」のメンバー（正会員）です．

国立がん研究センターがん情報サービス（2015年4月作成2017年3月改訂）
https://ganjoho.jp/med_pro/training/consultation/pdf/program_ncccis.pdf

　国立がん研究センターがん対策研究所は，がんに関連する情報の収集・分析・発信，拠点病院間のネットワーク構築等を推進する中核的組織であり，Webサイト「がん情報サービス」を通じて，信頼できるがん情報を発信している．がん相談支援センターの相談員のみならず，医師・看護師などのがん診療従事者にも積極的に活用いただきたい情報源である．以下，がん情報サービスで発信されている情報の一例を示す．

・診療ガイドラインをもとにした各種がんの検査・診断・治療などに関する情報．
・制度や症状，療養生活，心のケアに関する情報．
・がん登録のデータをもとにした各種がんの罹患率・生存率などに関する情報．
・国内の臨床試験情報（複数ある臨床試験情報登録データベースから情報を集
　約）．
・全国のがん診療連携拠点病院等が厚生労働省に提出する現況報告をもとにし
　た病院情報．

　また，がん治療の専門医が所属する各種学会では，医師向け診療ガイドラインが作成されており，標準治療に関する情報提供・普及啓発が進められている．少数ではあるが，患者向け診療ガイドラインの解説を作成している学会もあり，一般向けの情報提供も進められている．

　がん情報サービスの更新情報や，新たに発刊された診療ガイドライン等に関する情報は，全国のがん相談支援センター相談員が加入するメーリングリストを通じて配信されている．メーリングリストに加入している相談員の方は，こまめに確認いただきたい．

　このように，活用し得る情報が一般公開されているが，広く一般向けに作成されている情報の限界として，個々人の求めに応じた情報発信ではなく，一般化された情報であるという点がある．がんに関してどのような情報を求めているか，疑問に思うこと，解決策など，その人にとって必要な情報は個別性の高いものであり，その個に即した情報提供が必要である．個々の患者や家族に対して，一般化された標準的な情報を使いつつ，さらに，その個人が必要とする情報が何であるのかをアセスメントして，その人が理解し納得できる方法で必要な情報を提供する場が，がん相談支援センターとなる．そのため，がん相談支援センターの相談員は，個別の相談に対応する知識やスキルなどを習得していくことが求められる．

　がん対策研究所とがん相談支援センターがそれぞれの役割を果たし，相互に補完し合う体制をとることで，国民や患者にとって有用な情報提供を行い，国民や患者が信頼できる情報を適切に，また効果的に活用できるようにすることが重要である（図Ⅰ-3-1）．

② 情報提供・相談支援部会

　都道府県がん診療連携拠点病院の機能強化や，全てのがん診療連携拠点病院間の連携強化について協議するため，「都道府県がん診療連携拠点病院連絡協議会」が2008年度より年1回開催されている．

　個々の分野のがん対策を推進する上でも全国レベルの組織が必要との認識から，都道府県がん診療連携拠点病院連絡協議会の元に部会が整えられるようになり，「臨床試験部会」，「がん登録部会」につづく3番目の部会として，2012年には「情報提供・相談支援部会」が誕生した．その後さらに緩和ケア部会が設置され，現在は連絡協議会のもとに，4つの部会が設けられている．この情報提供・相談支援部会には，都道府県がん診療連携拠点病院のがん相談支援センターの責

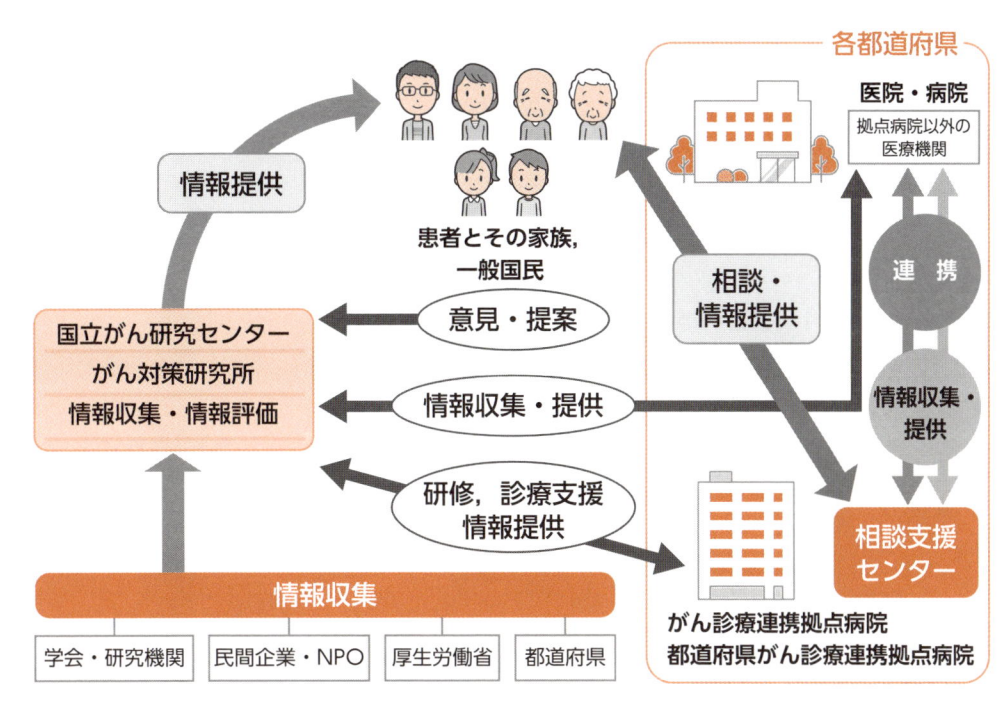

図Ⅰ-3-1 がん情報提供ネットワーク

任者，実務者などが参加することとなっており，**表Ⅰ-3-4**の設置要領にある通り，拠点病院で実施されている情報提供・相談支援体制の機能強化と質的な向上を図ることを目的としている．

　部会設置以来，施設・地域単位での取り組みに関する好事例共有，がん相談支援センターの現場で認識されている課題の収集，ワーキンググループでの検討，その結果を踏まえた部会として取り組むべき方向性の討議が行われてきた．

　この都道府県がん診療連携拠点病院間のネットワークは，がん相談支援センターにおける **PDCA サイクル**※の推進など，広範な機能を果たす上での重要な資源となっている．また，**図Ⅰ-3-2**のように，現場だけでは解決困難な課題について，対応が可能な体制のもとで検討していけるよう，課題やニーズの吸い上げ，提案の機能がより充実していくことが期待されている．

※PDCAサイクル
計画（plan）→実行（do）→評価（check）→対策（action）の順にステップを進め，最後のステップ「対策（action）」を経て，また最初の「計画（plan）」に戻り，これらステップを繰り返していく。この循環をPDCAサイクルといい，業務改善や目標の達成を実現する手段である.

表Ⅰ-3-4 都道府県がん診療連携拠点病院連絡協議会情報提供・相談支援 部会設置要領

（設置）
第1条：拠点病院で実施されている情報提供および相談支援体制の機能強化と質的な向上を図ることを目的とする．また，各都道府県や地域単位での取り組みを支援するため，都道府県がん診療連携拠点病院連絡協議会の下部機関として，情報提供・相談支援部会（以下「部会」という.）を設置する.

（検討事項）
第2条：部会は，次の事項について，情報を共有・検討する.
(1) 都道府県，施設単位で行われている情報提供・相談支援の取り組みに関する現状把握と分析，情報共有に関すること.
(2) 情報提供や相談支援体制の機能強化や質的向上を果たす上で必要となる全国，地域レベルで整備すべき体制とサポート要件の整理.
(3) 現場のみでは解決が難しい施策・制度面の改善等の必要事項の整理と（連絡協議会を通じて発信することを想定した）提言に向けた素案の作成.

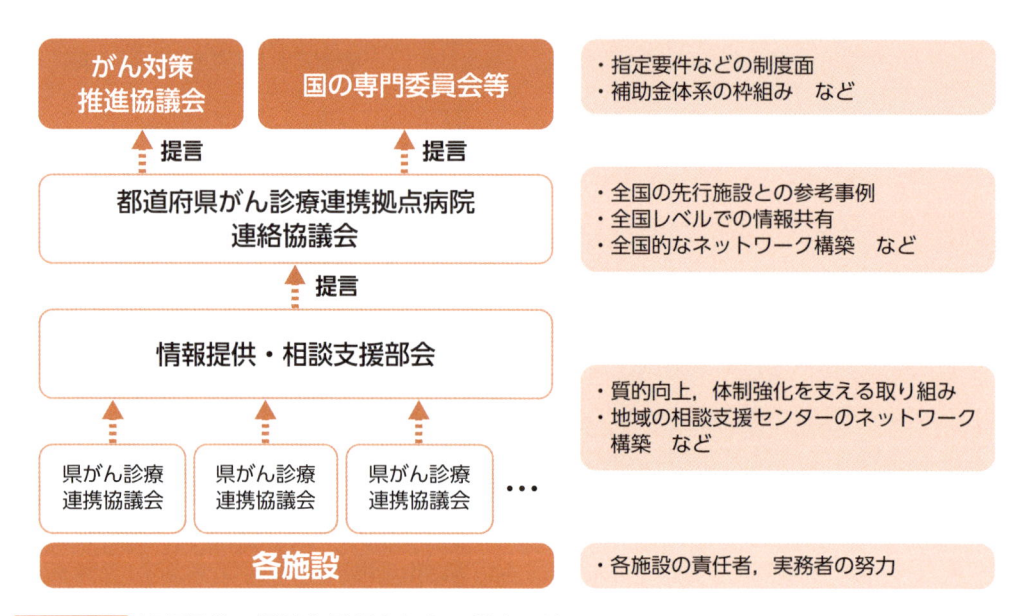

図Ⅰ-3-2 情報提供・相談支援部会からの提案の流れ

3 都道府県単位の相談支援部会

　整備指針に記載の通り，各都道府県内のがん診療連携拠点病院等は，協働して「都道府県がん診療連携協議会（都道府県協議会）」を設置することとなっている．2016年度末までには，ほぼ全県の都道府県協議会の下位組織として，情報提供・相談支援に関する部門が設置された.これにより各地域の意見が届けられ，また，全国で合意された事項が各地域の実情に合わせて展開されるための枠組み

が整ってきている.

　がん相談支援センターには，様々な領域の情報収集と提供を行うことが求められている．しかし，全方位にわたる情報の収集と提供を，個々のがん相談支援センターが単独で行うことは極めて困難であり，それを補うのが，都道府県協議会や部会のネットワークである．現行の整備指針上では，都道府県協議会に関して「拠点病院等の他，地域におけるがん医療を担う者，行政，患者団体等の関係団体にも積極的な関与を求めること」との記載もある．負荷が大きなこと，求められているが進まないことは何か，都道府県協議会や部会の場を活用して取り組めそうなことはないかなどを協議し，質を担保しつつも持続可能な相談支援体制が模索されている.

　各都道府県協議会や部会の活動がさらに活性化されることで，都道府県がん診療連携拠点病院連絡協議会や情報提供・相談支援部会からの提案も生きたものになり，国レベルの検討会の場に然るべき提案を届けられることへとつながっていく.

参考資料

- 厚生労働省「がん対策推進アクションプラン2005」
  https://www.mhlw.go.jp/bunya/kenkou/gan01/pdf/01.pdf
- 厚生労働省「がん診療連携拠点病院等の整備に関する指針」2022（令和4）年8月1日発
  https://www.mhlw.go.jp/content/000972176.pdf
- 厚生労働省「がん診療連携拠点病院等の整備に関する指針に関するQ&A」2022（令和4）年9月22日発
  https://ganjoho.jp/public/qa_links/links/pdf/qa.pdf
- 国際がん情報サービスグループ（ICISG）
  https://icisg.org/about-icisg/what-we-do/

第Ⅱ部

がん相談支援センターでの
がん相談

第1章 がん相談支援センターでの相談とは

学習のポイント
- がん相談支援センターの特徴や役割，具体的な業務から，がん相談支援センターのめざすものやがん相談支援センターでできることについて考える
- がん相談支援センターで対象とする相談者の範囲，相談形態，相談支援の広がりと限界を理解する

1 がん相談支援センターのめざすもの

　2006年以降，がん対策推進基本計画やがん診療連携拠点病院の整備指針で，がん相談支援センターの役割や具体的な業務が掲げられるようになった．しかし，院外の患者や市民など，誰にでも無料で相談対応を行うといった，がん相談支援センターの特徴は医療機関の部門としては異質のものであった．院内外の理解を得るためにも，また自分たちの活動を認識・評価するためにも，めざす形を明文化し，共通認識を持ちたいという機運が高まってきた．そこで，「都道府県がん診療連携拠点病院連絡協議会 情報提供・相談支援部会」のワーキンググループで検討が行われ，2015年6月の第5回部会で［がん相談支援センターがめざすもの］（表Ⅱ-1-1）が合意された．現在この［がん相談支援センターのめざすもの］は，全国のがん相談支援センターがめざす方向性の共通認識として重要な指標となっている．すべての相談員に熟読玩味していただきたい．

2 がん相談支援センターでできること

　がん相談支援センターは診療部門から独立して設置され，時間的な制限が少なく，秘密を守り，中立的な立場で話を聞くことができる．そのため，「今の気持ちを話したい」，「何から相談すればよいのか分からない」，「医師には話しにくい」といった内容でも気軽に相談することができる．また，中立的な立場で話を聞くため，「担当医からは治療を受けるよう勧められたが，実は治療を受けたくない」といった内容の相談もできる．がん相談支援センターは相談者との対話を通し

表Ⅱ-1-1 がん相談支援センターがめざすもの

- がん相談支援センターは，院内外のがん患者・家族ととりまくすべての人々が原則無料で，必要に応じて匿名で，相談できることで相談者が孤立することなく，困りごとに対して対処する術を提供する場所である．
- 相談支援センターの活動は，相談者の「知る権利」「選ぶ権利」「自分らしく生活する権利」を守り，エンパワメントするために行われるものであり，がんのすべてのフェイズについての信頼できる情報を集積し，提供する．
- 相談員の役割は，相談者に寄り添い，困りごとの本質をともに考え，相談者が十分に情報を得て，納得して治療を受けることができ，就労なども含む社会的な関係を保ちながら生活していけるよう支援すること，直接は解決できない困りごとについても，何らかの対処する術についての情報を提供することである．相談員は，実際の診療に関わる医師，看護師からは中立の立場で，コーディネート，アドボケート，患者・家族の理解を促進するような説明，橋渡しを行う．また，患者・家族のサポートをするための地域ネットワークを構築する．
- このがん相談支援センターや相談員の活動は，「がんになっても安心して暮らせる社会の構築」の一翼を担うものである．

第 5 回 都道府県がん診療拠点病院連絡協議会 情報提供・相談支援部会（2015 年 6 月 10 日）
「がん相談支援センターの活動における PDCA サイクルの確保に関する WG の報告 資料 4-1」
https://ganjoho.jp/med_pro/liaison_council/bukai/shiryo5/pdf/20150610_04_01.pdf

て，さまざまな背景や思いを抱える相談者をあるがままに受け止める，中立的な立場で相談者に寄り添い続ける，相談者と同じ方向から問題・課題を見つけて整理する，正解がない中でも相談者と一緒に解決への一歩を考える，相談者の思いや願いを医療や社会へつなぐとことができる．そんな場所と言えるのではなかろうか．

3 │ がん相談支援センターでの相談の特徴

1 相談者（対象とする範囲の広さ）

　がん相談支援センターの相談者は，必ずしも患者であるとは限らない．がん相談支援センターが対象とする相談者の範囲は広く，治療中の患者だけでなく，がんの疑いがある方，治療が一段落した方，家族・親族，友人・知人，遺族，一般市民など，さまざまである．相談者はその病院にかかったことがなくてもよく，匿名でも問題ない．どの相談者であっても，相談員は目の前の相談者を最優先に相談対応することが求められている．しかし，相談者が患者以外の場合，相談支援が難しくなることがある．例えば，患者と家族で治療への思いが異なっていたとき，患者の思いを肯定することで家族は否定されたと感じてしまうかもしれない．がん相談支援センターでは，相談者が家族なら家族への支援，相談者が友人なら友人への支援，というように相談者本人への支援が特徴である．相談員は「ま

ず寄り添うべきは誰なのか？」を考え，その上で患者の状況や患者との関係性に目を向けることが求められる．

2 相談の種類

　がん相談支援センターであつかう相談形態は，複数である．相談員は，各相談スタイルおよび院内・院外相談の特徴を理解するとともに，なぜこの相談者はこの相談スタイルを選んだか，なぜこの相談者はこのがん相談支援センターに相談しにきたかにも着目する必要がある．ここでは，各相談スタイルと院内・院外相談の特徴および相談支援のポイントを紹介する．

1) 相談スタイル

　対面と電話相談を提供しているがん相談支援センターが多いが，最近ではオンライン相談を提供する施設も増えてきた．電話相談は遠くに住む人，会って話すことが苦手な人にとって，チャット相談は対面や電話が苦手な人にとって，心理的ハードルが低くなる．相談者がその相談スタイルを選んだのには理由があり，その理由や背景を想像しながら対象者理解を進めていけるとよい．対面・電話・オンライン・チャット相談の特徴と相談支援のポイントを，**表Ⅱ-1-2**で紹介する．

2) 院内・院外相談

　がん相談支援センターは，地域に開かれた相談窓口として院外からの相談も受ける．全国には，がん診療連携拠点病院ではない病院でがん治療を受けるがん患者，家族などが多数存在し，誰一人取り残さないがん対策の推進に向けて，院外相談を受ける意義は大きい．院外相談は院内相談と比較すると対応の範囲が限られてしまうこともあるが，院外相談だからこそできることもある．院内・院外相談の特徴と相談支援のポイント（**表Ⅱ-1-3**）を踏まえて，なぜこの相談者はここに相談してきたのかに着目し，ここに相談してよかったと思ってもらえるような相談をめざしたい．

3 相談支援の広がり・限界

　がん相談支援センターは他の部署とは異なり，1回きりの相談も多い．相談に来てくれた相談者を尊重し，次の一歩を見いだす相談を行うためには，この相談で何ができるのかを丁寧に考えていくことが重要となる．例えば，電話相談から対面相談へ安易に移行するといったことは避けたい．以下のポイントを意識し

表Ⅱ-1-2 各相談スタイルの特徴と相談支援のポイント

	対面	電話	オンライン	チャット
利便性	面談先に出向く必要がある	電話があれば，どこからでも可能である	インターネット環境とデバイスがあれば，どこからでも可能である	インターネット環境とデバイスがあれば，どこからでも可能である
音声情報／視覚情報	あり／あり	あり／なし	あり／あり（カメラOFFの場合は，なし）	なし／なし
匿名性	低い	音声のみのため，高い	カメラOFFの場合は，高い	文面のみのため，高い
その他の特徴	・視覚情報が多く，より詳細に相談者の情報を収集することが可能になる ・相談者は相談員の顔を見ながら相談ができ，相談者の安心感につながりやすい	・相談者の慣れた環境で相談できる ・電話相談独特の親密性がある	・相談者の慣れた環境で相談できる ・相談者の身体状況や生活の様子も確認できる ・相談者は相談員の顔を見ながら相談ができ，相談者の安心感につながりやすい	・相談者の慣れた環境で相談できる ・対面や電話相談よりも，相談の心理的ハードルが低い ・1回にやり取りできる情報量が少なく，やり取りのタイムラグが生じることがある ・書き言葉であり，言葉の省略が難しいことや推敲ができるという特徴がある
情報提供の方法	冊子やWebページ（印刷・配布可）	口頭のみ	Webページ（URLやスクリーンショット送付可）	Webページ（URLやスクリーンショット送付可）
相談支援のポイント	非言語コミュニケーション（相談員の態度・服装・表情・姿勢・視線・身振り，相談者と相談員の座る位置・距離など）に配慮する	・言語コミュニケーションの技術に加えて，相槌，話すスピード，声の調子に配慮する ・口調，間，息遣い，言葉の機微を捉える.	非言語コミュニケーション（相談員の態度・服装・表情・姿勢・視線・身振りなど）に配慮する	1回の情報量に注意しながら，簡潔なやり取りを意識する

て，この相談で何ができるかを考えていけるとよいだろう.

　もちろん，相談によっては中長期的に関わることが望ましい場合も多くある. 相談員のアセスメントをもとに相談者に確認しながら，今回の相談で対応可能な

COLUMN

オンライン相談 ～鳥取県立中央病院の場合～

● **開始のきっかけ・開始までの準備**

　2021年に開始．コロナの影響で病院に行くことが難しく，相談者にとって相談スタイルの選択肢を増やしたかった．オンラインシステムのアカウントを既に持っており，費用がかからず，患者にメリットがあるならと，院内で許可がでました．申込方法（入力フォームか，メールか），事前に入手する情報（がんの種類や知りたいこと）などを検討しました．物品（カメラ・複数モニター・ヘッドセットマイク・タブレットなど）の準備，オンラインシステムやネット回線を利用するにあたっての調整を行い，自院の Web サイトでの案内も始めました．セキュリティ対策は特別にはしておらず，院内の基準に則って調整しました．

● **主な特徴（相談内容，相談者，相談対応など）**

　3年間で数件の相談があり，1件は大雪の影響で急遽対面からオンライン相談に変更し，1件は遠方に住む息子と患者本人とを結ぶ多地点中継の相談でした．相談者は全員 PC からの参加で，オンラインスキルが高い方だけでなく，やってみたらできたといったレベルの方が多かったです．事前に相談の概要が確認できていると，提供可能資料の準備（ガイドラインなどの必要箇所のスキャン，Webページのお気に入り登録など）ができます．また，説明時にホワイトボード機能を使用すれば，対面で手書きするような感覚で説明が可能です．

● **相談員の感想**

　事前に相談の概要を確認しているため，準備して相談対応ができます．複数の参加者がいる場合など多地点同時中継が可能で，地理的メリットを感じました．カメラ ON/OFF は求めていないものの全員 ON で参加し，相談者の顔を見ながら対応できるため，電話相談よりも相談者の理解の深まりが良かったです．現時点では複雑な内容の相談は寄せられておらず，事前に準備できる内容のため，対面相談と比較して遜色のない対応ができていると感じています．

● **今後の課題**

　現時点では思ったほどニーズがなく，相談件数が少ないです．広報の課題か，相談者側のハードルが高いか，地域性の問題か．Web サイトやリーフレットへの掲載，電話相談では毎回オンライン相談の案内を行っていますが，希望者が少ないのが現状です．また，画面共有しながら相談者の顔が見えるような画面設定など相談員もある程度の PC スキルの習熟が必要で，対応できる相談員も増やしていきたいです．

表II-1-3 院内相談・院外相談の特徴と相談支援のポイント

	院内相談	院外相談
特徴	・相談者は院内の医療者に気軽に相談できる ・他部署や多職種との連携・協働により，がん相談支援センターだけでは対応できない複雑な相談であっても解決につなげることができる ・相談者（患者）の同意が得られれば，電子カルテなどから患者および家族の情報の入手が容易である ・他の医療者に相談内容が伝わることを心配する相談者が一定数いる	・相談者は今かかっている病院でない第三者に相談ができる ・情報の入手経路が相談者のみであることから，相談者の理解や説明の内容によって，対応方法が変わることがある
相談支援のポイント	・相談者の同意なしに他の医療者に相談内容を伝えることはない旨を説明する ・電子カルテなどから情報収集を行う場合は，相談者（患者）の同意を得る ・他の医療者に相談内容を伝えることが相談者にとってよりよいと考える場合には，相談者の同意を得た上で該当の医療者と共有する	・相談者が院外相談に至った背景に思いを巡らせ，必要時は確認する ・院外相談の対応の限界を認識しつつできる限り対応し，患者の通院先と連携する可能性も考慮する

内容か，中長期で継続して関わることが必要な内容かを判断する．また，中長期で継続した関わりが必要な場合，今回の相談でどこまで対応できるかを見極める必要がある．さらに，最近では専門性の高い相談が増えてきており，がん相談支援センターだけでは対応できない相談もある．専門性の高い相談では特に，他部署や他機関につなぐ必要があるかも併せて考えたい．

- 相談スタイル（対面・電話など）による違い
- 患者の受診先（自施設・他施設）による違い
- 患者の病態（病期）による違い
- 相談者（患者本人・家族・その他）による違い
- 相談者の心理状態による違い
- 相談者の理解状況（相談者の持っている情報の量や質）による違い
- がん相談支援センターで対応できる範囲と他部署との連携
- 自施設で対応できる範囲と他機関との連携

第2章 がん専門相談員に求められる姿勢

学習のポイント
- がん相談に携わる際の行動指針となる「がん相談10の原則」を理解する
- 相談支援業務を行うにあたり，定期的な知識の更新の重要性を理解する

1 | がん専門相談員とは

がん専門相談員とは，がん相談支援センター（もしくはそれに準ずる相談窓口）に配属され，相談支援を主たる業務とする医療・福祉に関する資格（看護師，社会福祉士，公認心理師などの国家資格，臨床心理士などの認定資格など）を有する者[※1]を指す．

「がん専門相談員」は特別な資格があるわけではなく，後述する基礎研修（3）修了者のみが「がん専門相談員」となるわけでもない．それぞれの職種の専門性を基礎としたうえで，相談員の役割と求められる姿勢を理解し，相談対応の質の維持・向上に努め相談対応を実践する者が，がん専門相談員である．

2 | がん専門相談員の役割

がん専門相談員の役割は，以下のように定められている．

> がん患者や家族等の相談者に，科学的根拠と，がん専門相談員の実践に基づく信頼できる情報提供を行うことによって，その人らしい生活や治療選択ができるように支援する

この役割を遂行するには，まず相談者が抱えている困りごとやその背景，それらの根源となるニーズを把握し，その解決に向けた対応方針を相談者とともに考

※1 医療・福祉関係の資格を有していない者ががん相談に携わる場合は，同じ部署に所属する有資格者によるバックアップ体制が整っている必要がある．

え，相談者が次の一歩を見いだすための相談支援のプロセス（第Ⅱ部第3章 p.65 参照）を理解し，実際の相談場面に活かしていく．また，がんやがん患者に関する幅広い知識・経験とともに，コミュニケーションスキルや対象者理解，他の専門職や他機関などとの連携が必要となる．さらに，がん専門相談員が提供する支援は直接的な医療行為や手続きの代行ではなく，相談者自身が自分事として問題を捉え，状況を整理し，自ら選択・解決していくためにある．相談者が主体的に意思決定するそのプロセスには，相談者の状況やヘルスリテラシーに合わせて必要となる情報を提供していくことも認識しておきたい．

3 ｜ がん専門相談員の行動指針「がん相談の10の原則」

　がん専門相談員の役割を遂行するための行動指針となる「がん相談の10の原則」と，それぞれの原則で「行うこと，行ってはいけないこと」を解説する．これらは，本書の初版の執筆に関わったがん専門相談員が知恵を寄せ合い作成したものに，文言の修正を加えたものである．目に触れる場所に置き，日々の相談対応で実践していただきたい（**表Ⅱ-2-1**）．

1) 相談者にとって良い治療のアクセスを保護・促進する

　相談者の病状や価値観，生活状況を考慮し，適切な治療へのアクセスを支援する．例えば，がん種やステージにおける標準治療を分かりやすく説明し，推奨される治療を相談者が理解できるよう支援することが望ましい．そのために，がん情報サービスやがんの冊子，ガイドラインなどを活用して信頼できる医学情報を伝えたり，必要時主治医に再度説明してもらうことを提案したりする．ただし，標準治療がすべての患者に当てはまるわけではないため，相談者の価値観を共有し，その人にとってよりよい治療を一緒に考え，納得できる選択に結びつくよう支援する．また，治療選択と同様に相談者の希望や地理的条件などに応じた病院選びの支援も重要である．

　自由診療など不確かな治療法を選択しようとする相談者に対しては，治療効果や安全性はもちろん，費用の面からも慎重な確認が必要なことを十分伝える．

2) 担当医との関係を改善・強化する

　相談者はときに医師への不満や治療方針への疑念を訴えるが，それらの感情に

同調せず，まず受け止め，要因となった具体的なできごとを丁寧に聞く．そして誤解があれば，その誤解を解くための説明をしたり，考え得る医師の本意を代弁したりする．担当医の判断や振る舞いを一緒に考え，補うことで，担当医との関係が改善・強化されていくこともある．担当医を変更したいという相談を受けることもあるが，それは最終的な手段である．

3）相談者の情報の整理を助ける

　相談者は，がんの宣告などにより混乱や不安を抱えた状態であることが多い．また，相談者は多くの情報や初めて聞く医学用語に困惑しながら，意思決定を求められたりもする．相談者が今の状況を整理できなかったり，言葉にして説明できなかったりするのは当然である．相談者の状況・感情をバックトラッキングや要約を活用して確認し整理するプロセスの中で，困りごとが紐解かれ，明確になることがある．その困りごとの背景を相談者と共有し，必要な情報提供ができてはじめて，真の問題解決に繋がっていく．相談者の情報の整理をしないまま，主訴に対してのみ回答するようなことはせず，丁寧な対話を心がけたい．

4）行動に結びつく決定を促す

　優先度をつけず安易に情報提供するだけでは，相談者は問題の解決に向けて実際にどのように行動すべきか分からない．例えば，相談者が治療方針の意思決定について悩む場合は，不足している一般的な医学情報を補うとともに，医師へどのような質問をすれば相談者の疑問の解決に繋がるか考え，質問の仕方を提案する．具体的には相談者の生活状況を踏まえ「次の外来の際に医師に治療の効果，合併症の頻度，治療をしなかった場合の状況などについて尋ねてみましょう」など行動レベルの提案をする．「それは自分で決めてください」，「医師に聞いてください」など，十分な対話もなく告げてしまうことは避けたい．

5）面談，電話，電子メールなどの各相談スタイルの特性と限界を認識する

　面談は，表情，視線などから対象者理解を深め，冊子やインターネットを一緒に見ながら情報を提供することが可能である．電話は，院外からの単発の相談が多く，音声情報だけが頼りであり，対象者理解を深めたり，情報提供する際にも難しさが加わることがある．しかし対面相談のハードルが高く，電話でしか相談できない相談者にとっては有用な手段である．また電話相談ならではの利便性や親密性があるということも覚えておきたい．各相談スタイルはそれぞれに特性や

限界があることを相談員自身が認識し，その相談スタイルの中でできる最大限の対応を心がける（第Ⅱ部第1章 p.48 参照）．

6）相談者の情緒的なサポートを行う

コミュニケーションスキルを活かした情緒的（心理的）サポートは，相談支援の基盤である．傾聴，共感，受容をもとに信頼関係を築くことで，相談者は自分の状況や感情を安心して開示することができる．どんな感情でも受け止め理解してくれる，一緒に悩んでくれる相談員がいると感じられたならば，相談者は自ら答えを見出したり意思決定したりすることができるようにもなる．その力を信じ，後押しすることも相談員の役割である．

しかし，相談員が相談者の感情に巻き込まれ，客観性を失うと，相談員自身のバーンアウトなどにつながることもあるため，心の距離を適切に保つことも必要である．

7）相談者を他部門・他機関に円滑に依頼する

多様な相談が寄せられるため，他部門・他機関との連携は欠かせない．連携を円滑にするためには，紹介先に全て任せるのではなく，相談者のニーズを明確にしたうえで，相談者がどのような対応を希望しているのかを連携先に具体的に伝え，橋渡しすることが重要である．相談内容を他部門，他機関に伝える際には，事前に相談者の同意を得ておく．また，連携先の役割や対応範囲などを相談員自身が事前に理解しておき，相談者にも伝えることが大切である．

8）継続的なアクセスを保証する

がん患者や家族は，治療や病状の経過によってさまざま困りごとや心配ごとが生じてくる．そのため相談の最後には「また，いつでもご相談ください」と継続的に相談できることを伝える，相談しやすい温かな雰囲気を演出することが大切である．十分な解決に至らなかった場合や継続的なフォローが必要と判断される場合は，次の相談日程を具体的に提示することもよい．

9）組織としての相談窓口を保護し，改善する

がん相談支援センターの目標，位置づけ，役割の範囲を決めて相談員同士で共有し，がん患者・家族や他部門にも分かりやすく明示しておく．意見や要望・クレームには，誠実かつ慎重に対応するが，組織の安全対策を設定し，相談員を守ることも必要である．また，それぞれの相談員の力量や特性は異なって当然であり，

表Ⅱ-2-1 「がん相談の10の原則」（抜粋）

行うべきこと	行ってはいけないこと
①相談者にとって良い治療のアクセスを保護・促進する	
信頼できる情報をもとに，相談者の病状や価値観，生活状況に考慮し，最善の治療や病院選択ができるよう一緒に考える	標準治療が絶対であると言い切る 標準治療を一方的に押しつける
②担当医との関係を改善・強化する	
担当医に対する不満や疑念を受け止め，担当医の本意を代弁したり，判断や振る舞いの解釈を一緒に考えたりする	相談者の担当医に対する不満や疑念に同調する
③相談者の情報の整理を助ける	
相談者が語る状況・感情をバックトラッキングや要約を活用しながら整理し，共有する	相談者の情報の整理をしないまま，主訴に対してのみ回答する
④行動に結びつく決定を促す	
問題・課題解決に向けて「どのような行動をとるとよいか」具体的に提案する	・大量の情報を，優先度をつけず安易に情報提供する ・「それは自分で決めることです」，「医師に聞いてください」などを十分な対話なく告げる
⑤面談，電話，電子メールなどの各相談スタイルの特性と限界を認識する	
各相談スタイルの特性と限界を認識して，対象者理解を深め，各相談スタイルでの最大限の対応を心がける	各相談スタイルの利点を活用することなく，対応の範囲を自ら制限する
⑥相談者の情緒的なサポートを行う	
すべての相談の基盤として，傾聴・共感・受容など多様なコミュニケーションスキルを用いて，情緒的サポートを行う	相談者の感情に巻き込まれ，客観性を失う
⑦相談者を他部門・他機関に円滑に依頼する	
・連携先に対し，相談者のニーズや相談者がどのような対応を希望するのかを伝える ・連携先で解決できることと限界をあらかじめ相談者に伝える	・相談者に同意なく，勝手に連携を図る ・連携先に全て任せる
⑧継続的なアクセスを保証する	
・またいつでも相談してよいことを伝える ・必要に応じて，次回の相談日程を決める	一度の相談で済ませようとする
⑨組織としての相談窓口を保護し，改善する	
・がん相談支援センターの目標，位置づけ，役割の範囲を決めて相談員同士で共有し，センター内外に明示する ・組織としてクレーム時の安全対策を設定しておく	相談員個人のミスとして責め，組織の改善に結びつけない
⑩データを蓄積・分析しながら，相談業務の改善に役立てる	
病院内外の他部門・他機関と共有することを念頭に，相談内容や対応方法をデータベース化する	記録を整理せず，質の向上に活用しない

ミスを責めずに相互にフォローし，組織の改善に結びつける．教育機会の確保や相談員同士が気軽に相談し合える心理的安全性の高い環境作りも重要である．

10）データを蓄積・分析しながら，相談業務の改善に役立てる

　相談者の属性や相談内容と対応などをデータベース化，分析し，PDCA サイクルを回すことは相談環境の整備や改善に役立つ．また，がん相談を通して，患者・家族の困りごとが集約されるため，必要に応じて組織にフィードバックし，院内での情報提供・相談支援の改善にも繋げることができる．相談記録のデータを活用する際は，個人情報の管理、匿名性の担保に留意する．

4 ｜ がん専門相談員に向けた教育体制および継続学習の重要性

1 がん専門相談員の役割の遂行と能力向上のために求められること

　患者や家族の相談内容は，がん治療の進歩や医療制度の改定，人々の意識の変化などの相互作用によって多様化してきた．がん相談支援センターが担う業務内容も増加している．相談者の信頼を得るとともに，情報提供や相談対応の満足度を高めるためには，がん専門相談員は患者や家族らの課題やニーズの傾向を把握すること，がん医療を含めた社会の変化に関心をもち情報を収集すること，ニーズに即した研修や学習会などを定期的に受けることが重要である．これらの継続が，がん相談の質の維持、向上に不可欠である．

　2022（令和 4）年 8 月の「がん診療連携拠点病院等の整備について（以下整備指針とする）」では，「相談支援に携わる者は，対応の質の向上のために，がん相談支援センター相談員研修等により定期的な知識の更新に努めること．」ともあり，相談員が研修を受講することの重要性が明文化された．専門職としての自覚を持ち，社会から期待された役割を遂行するために，自らの責任のもと能力の維持・向上に取り組んでいきたい（**図Ⅱ-2-1**）．

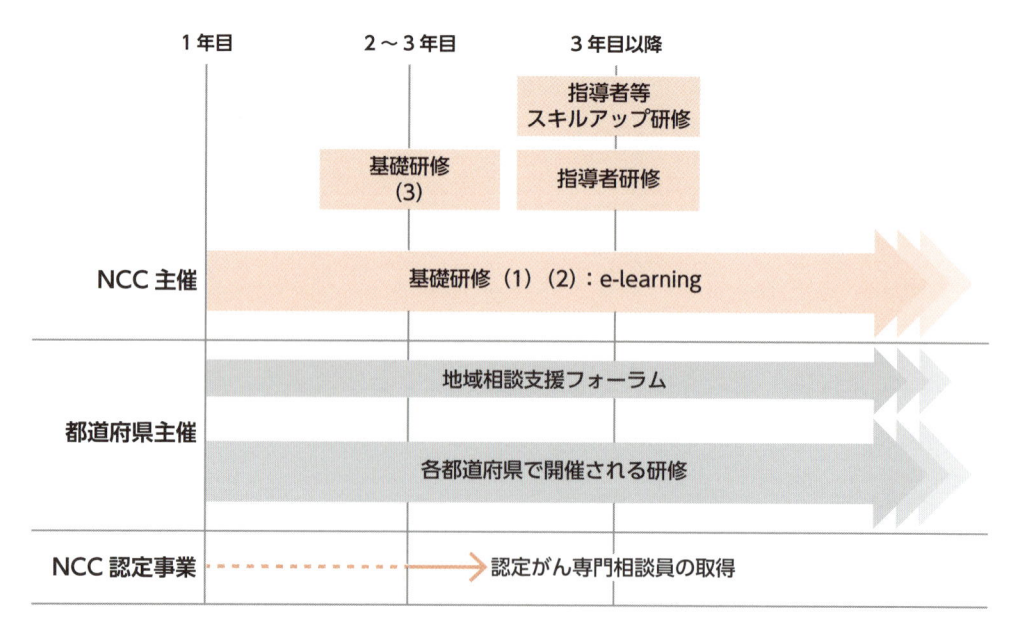

図Ⅱ-2-1 相談員教育の概要

2 がん専門相談員向け研修とその他の学習機会

1）相談員としての基礎を理解・習得するための研修

　国立がん研究センターは，以下2つのがん相談支援センター相談員基礎研修を提供している．

① 基礎研修（1）（2）

　基礎研修（1）（2）は，がん相談の基本姿勢や相談対応に必要な基礎的・専門的知識を獲得・更新するための研修で，2024年度は32講義をe-learning形式で提供しており，毎年10講義程の講義動画を，更新もしくは追加している．がん相談支援センターの周知や病院を挙げた情報提供・相談支援を目的に，がん専門相談員以外にも対象を広げ事務職を含めた多くの医療者が無料で視聴できる．

収録されている講義の例（2024年度）

- がん対策
- 在宅医療
- 高齢者とがん
- 臨床腫瘍学

- 社会資源
- 家族ケア
- 大腸がん
- 肝胆膵がん

- コミュニケーションスキル
- 患者会・ピアサポーター
- がん相談支援センターに期待すること
- 診療ガイドラインとその活用　など

② 基礎研修（3）

　がん相談支援センターの位置づけや相談員の役割，求められる基本的な姿勢を復習しながら，実際の相談場面を想定した事例を用いて，対象者理解や相談支援のプロセスを学ぶ演習を中心とした研修である．基礎（1）（2）と合わせて，がん診療連携拠点病院の指定要件にもなっており，修了した専従の相談支援に関わる者をがん相談支援センターに配置することが求められている．がん相談のエッセンスが凝縮した重要な研修と位置づけられている．

2）知識の更新やさらなる質の向上に向けた研修

　整備指針では，「相談支援に携わる者は，対応の質の向上のために，がん相談支援センター相談員研修等により定期的な知識の更新に努めること．」と記載されており，都道府県がん診療連携拠点病院には指定要件として「当該都道府県の拠点病院等の相談支援に携わる者に対する継続的かつ系統的な研修を行うこと．」と定められている．これらに資する研修として，以下の2つが提供されている．

① 継続研修

　国立がん研究センターではがん相談支援センターの相談員が継続教育を受講できる機会を確保するために，2023年度より継続研修を基礎研修（1）（2）に統合し，無料で何度でも受講できる形に変更した．

② 各都道府県（もしくは複数都道府県合同）で開催される研修

　各都道府県では，がん診療連携協議会や下部組織である相談支援に関する部会が主催者となり，その地域の課題やニーズに合わせた研修を実施している．また，単県では解決困難な取り組みの検討や情報交換・好事例共有を行う場として，複数都道府県が合同で行う「地域相談支援フォーラム」なども定期的に開催されている．がん専門相談員として繰り返し受講したい基礎的な内容から，トピック的な内容まで幅広いテーマをが取り上げられている．

　都道府県での研修開催は整備指針において都道府県がん診療連携拠点病院の役割として規定されているが，企画運営を通して，都道府県内，ときには都道府県を超えた繋がりが生まれるきっかけとなることから，積極的に参加していきたい．

> - 国立がん研究センター Web サイト / 各都道府県で開催している研修
>   ▶国立がん研究センターに登録のあった研修で，開催月の2カ月前より掲載している．
>   認定がん専門相談員＞各都道府県相談支援部会等が開催する研修
>   https://www.ncc.go.jp/jp/icc/cancer-info/project/certification/nintei_in/index.html#kensyu

各都道府県で開催
している研修

> - 国立がん研究センター Web サイト / 地域相談支援フォーラム
>   https://ganjoho.jp/med_pro/vod/training_tdfk/forum/index.html

地域相談支援
フォーラム

3) 各都道府県を牽引する人材育成に向けた研修

① 指導者研修

　指導者研修は，各都道府県で相談員向けの研修企画を行う者を対象とした研修である．都道府県開催の相談員研修を効果的，実践的な内容にするための教育学的な知識を学び，さらにがん専門相談員の専門性である「情報支援」についての理解を深め，地域内を牽引することができる指導者の育成を目指した研修となっている．

　なお，整備指針では，都道府県がん診療連携拠点病院において，指導者研修の修了者を少なくとも1名配属することが求められている．現状は，地域がん診療連携拠点病院の相談員が大勢受講し，地域の研修企画・運営に協力している．

② 指導者等スキルアップ研修

　指導者等スキルアップ研修は，地域で継続教育に携わる人材を育成するとともに，がん専門相談員個々のスキルアップを目的として集合型研修（オンライン）で開催している．主として，「情報支援」の内容を取り扱っている．

4) 質向上に向けた国立がん研究センター独自の制度

① 認定がん専門相談員

　認定がん専門相談員は，2015年から開始された国立がん研究センターが行う認定制度である．がん専門相談員が大切にすべき基本姿勢を遵守するとともに，相談対応に必要な知識や情報を更新するための継続的な学習・研修の受講，学会などへの参加，自己の相談対応を振り返るモニタリングを行っているなど，一定

の基準を満たした相談員を，"国立がん研究センター認定がん専門相談員"として認定している．がん診療連携拠点病院以外の相談員も対象となる．認定期間は3年間，更新申請が可能である．

　認定がん専門相談員の取得・更新のプロセスによって，がん専門相談員の質の維持・向上に必要な取り組みを継続的・系統的に進めることができ，2024年3月時点で426名が認定取得している．

> • 国立がん研究センター Web サイト / 認定がん専門相談員
> https://www.ncc.go.jp/jp/icc/cancer-info/project/certification/nintei_in/index.html

② 認定がん相談支援センター

　認定がん相談支援センターは，2016年から開始され，全国のがん相談支援センターの中で相談支援の質を維持・向上に向けた体制整備，自己の相談対応をセンター内で振り返る部門内モニタリングの定期的な開催，マニュアルの整備など一定の基準を満たしたがん相談支援センターを，国立がん研究センター認定がん相談支援センターとして認定している．

　認定がん相談支援センターではすべての相談員が「情報支援」を行うことを目指しており，がん相談支援センターの質の底上げに貢献している．2024年3月時点で32施設が認定取得している．

> • 国立がん研究センター Web サイト / 認定がん相談支援センター
> https://www.ncc.go.jp/jp/icc/cancer-info/project/certification/nintei_c/index.html

5）その他の研修

　その他の継続的な研修機会としては，関連する専門職種の職能団体の学会や，がん医療に関連する学会などが主催する研修，学術集会などがある．以下に研修の例を挙げる．受講を検討する時の参考にしてほしい．

　その他，がん専門相談員として，がんを取り巻く社会情勢について情報収集するには，厚生労働省やその委託業者による調査結果（例：世論調査，患者体験調査）やがん登録，がん診療連携拠点病院等 現況報告書，研究報告書，患者会の調査資料なども参考になる．社会の動きにアンテナを張ることを心がけたい．

- **職能団体や関連団体による研修・学術集会など**

　日本医療ソーシャルワーカー協会，日本看護協会，日本臨床心理士会，日本臨床心理士資格認定協会による研修，学術集会など
　各都道府県の医療ソーシャルワーカー協会・看護協会・臨床心理士会による研修，学術集会など

- **がん・保健・医療・福祉に関連する領域の学会による研修・学術集会など**

　日本癌治療学会，日本臨床腫瘍学会，日本がんサポーティブケア学会，日本サイコオンコロジー学会，日本緩和医療学会，日本ヘルスコミュニケーション学会，日本がん相談研究会，日本医療社会事業学会，日本保健医療社会福祉学会，日本カウンセリング学会，日本がん看護学会，日本在宅ケア学会，日本心理臨床学会などによる研修，学術集会など

- **都道府県がん診療連携協議会，がん診療連携拠点病院が主催する医療従事者向け研修など**

　緩和ケア研修会，がん看護研修会，がん薬物療法研修会など

- **公的機関，各種団体，医療機関などによる医療従事者向け研修など**

　都道府県，自治体，国の機関（国立保健医療科学院など），各種団体・法人，医療機関などによる研修など

第3章 相談支援のプロセス

> **学習のポイント**
> - 相談支援のプロセスとその要素を理解し，実際の相談時に想起できるようになる
> - 相談の環境や枠組みの設定が相談に与える影響を理解し，実際の相談場面に活かすことができるようになる

1 | 相談支援のプロセスと要素

　相談支援は，傾聴・共感・受容による心理的サポートを基盤として，情報収集・主訴とニーズ・問題の整理，多面的・総合的な評価というアセスメントを絶えず繰り返す．そして主訴とニーズの明確化と共有，必要な情報の提供と理解の促進，今後の方向性の検討と共有を行う（**図II-3-1**）．

　このプロセスは実際の相談において，行きつ戻りつしながら進んでいく．

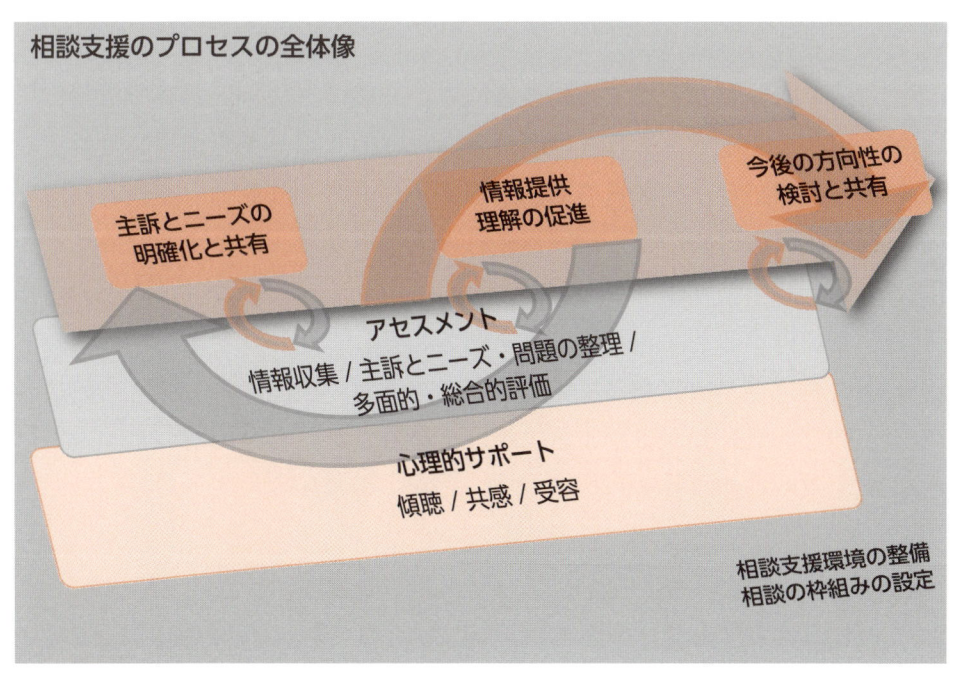

相談支援のプロセスの全体像

主訴とニーズの明確化と共有

情報提供理解の促進

今後の方向性の検討と共有

アセスメント
情報収集 / 主訴とニーズ・問題の整理 / 多面的・総合的評価

心理的サポート
傾聴 / 共感 / 受容

相談支援環境の整備
相談の枠組みの設定

図II-3-1 相談支援のプロセスの全体像

相談支援のプロセスの要素

1. **心理的サポート**（傾聴／共感／受容）：信頼関係の構築・心理的安全性の確保をする.
2. **アセスメント**（情報収集, 主訴とニーズ・問題の整理, 多面的・総合的評価）：対象者を理解し, 必要な支援を見出す.
3. **主訴とニーズの明確化と共有**.
4. **情報提供・理解の促進**：相談者に必要な情報の同定と提供により理解を促進する.
5. **今後の方向性の検討と共有**：相談者がどう意思決定し行動していくか今後の支援の方向性を検討し共有する.
6. **相談支援環境の整備・枠組みの設定**：相談支援のプロセス全体に影響を与える相談環境を整える.

---

2 | 相談支援の各プロセスの解説

1）心理的サポート（傾聴／共感／受容）

　がん相談は, 相談員と相談者の信頼関係を構築することから始まる. 初対面から信頼関係を構築するためには, まず, 相談者が「この人なら相談できる, 話を聞いてもらいたい」と心理的安全性を感じ, 相談をしていく中で「あるがままの自分を受け入れ, 分かってもらえる」と情緒的満足を感じられることをめざす. そのために, 相談は, とにもかくにも相談者に関心を寄せて, 相談者の話をじっくりと耳を傾けることから始める. 相談者が話しやすいと思えるゆったりとした温かな雰囲気を作り,「○○ということがあって, ご心配なのですね」,「それはつらかったですね」など, まずは相談者の思いや感情を聴き, 共感を言葉と態度で示して心理的なサポートを行う. これらの心理的サポートを重視した対話の積み重ねにより, 相談者と相談員の間に信頼関係が構築されると, 相談者は自分の状況や感情を相談員に開示し, 相談員からの支援を受け入れやすくなる.

　相談者の話をじっくり聴くことができなかったり, 感情を受け止めないまま一方的に説明や説得すると, 相談者は心を閉ざしてしまう. たとえ, 相談者の言うことが医療者の視点とは異なっていたり同意できない状況であっても, 相談者の思いや価値観を尊重し, あるがままに受け止めることから始めたい.

　➡心理的サポートは, 第Ⅱ部第4章 p.69 参照.

2）アセスメント（情報収集／主訴とニーズ・問題の整理／多面的・総合的評価）

　相談支援におけるアセスメントとは,「相談者から得た情報をもとに, からだ・こころ・くらしと全体像から, 必要な情報を収集し, 問題を整理しつつ, 主訴と

ニーズを明確にする．また，相談者に必要な情報を同定し，理解の促進につながる情報の量や平易さを考慮して情報提供し，相談者の反応を確認しながら支援の方向性を多面的・総合的に思考するプロセス」である．

➡対象者理解とアセスメントの詳細は第Ⅱ部第5章 p.79，ヘルスリテラシーの詳細は，第Ⅱ部第6章 p.88 参照．

なお，がん専門相談員は，福祉職・看護職・心理職と異なるバックグラウンドを持つ専門職で構成され，それぞれの専門性に偏ったアセスメントになる傾向があることを認識しておきたい．相談者を理解し適切な支援を行うためには，「からだ」，「こころ」，「くらし」の3つ視点を含む多面的・総合的なアセスメントが必要であり，職種を超えた対象者理解や支援を深められるようお互いの専門性から学び合う姿勢が重要だと考える．

3）主訴とニーズの明確化と共有

相談員は単に質問された事項に即答するのでなく，アセスメントを通して，相談者の主訴とニーズを明らかにする．主訴とは，相談者が語った質問，疑問，心配ごとであり，ニーズとは相談者が自ら語らなかった内容を含む本当の困りごと，相談に至った真の要因と定義する．初めからニーズが主訴として表現される場合もあるが，相談者の主訴に対応するうちに明らかになってくるニーズもある．相談者の主訴だけでなく，根底にあるニーズにも目を向けていきたい．

アセスメントに基づき対話を重ね，主訴とニーズを明確にし，語られる複数の困りごとの関係や優先順位を勘案し，すぐに取り組むべき内容は何か，そして中・長期的に取り組むべき内容は何かを相談者とともに整理し確認し共有（合意形成）する．

➡主訴とニーズの詳細は第Ⅱ部第5章 p.79 参照．

4）情報提供・理解の促進

相談者の置かれた状況や主訴とニーズが整理された段階で，相談者の理解力や行動力，ヘルスリテラシーなどを総合的にアセスメントし，相談者にとって必要な情報を同定し，ヘルスリテラシーに合わせて信頼できる情報源を使って情報提供する．適切で信頼できる情報を得て，状況の整理や理解が進むと，相談者は納得してその先に自ら進むことができるようになる．

➡情報提供の詳細は第Ⅱ部第6章 p.88 参照．

5）今後の方向性の検討と共有

相談者が今の状況を整理し，今後とるべき行動について自ら考え，意思決定できるよう相談者とともに今後の方向性や目標（ゴール）を検討し設定する．

今後の方向性や目標（ゴール）は，この相談の終了時からしばらく経過したとき（短期目標），少し経たあと（中長期目標）をそれぞれ検討する．

今後の方向性や目標は相談者と相談員とで共有（合意形成）することが大事である．共有することで，認識の違いに気づく場合もあれば，共通認識し，同じ目標に向かって歩みだすことができる．

なお，一度の相談で完結する場合もあるが，継続的な支援を要する場合も少なくない．いつでも相談でき，一緒に考えていくことができると伝えたり，必要な場合には次回の相談を予約するなどして終了する．

6）相談支援環境の整備・枠組みの設定

「相談の環境・枠組みの設定」とは，落ち着いて相談できる環境や相談時間の設定などのことで，相談支援のプロセスの全体に影響を与え，基盤となる．

相談環境とは具体的に，相談しやすい空間（広さ，明るさ，安全，プライバシー確保など）を用意する，相談件数に応じた適切な人員配置を行う，信頼できる情報を整備（ガイドラインの配架や PC の設置）する，相談の質を保つための取り組み（マニュアルの整備など）を行う，がん相談支援センターでは対応しきれない場合に院内の適切な職種や部署に気軽に相談できる仕組みや関係を構築する，院外のさまざまな機関との連携の仕組みを整えるなどがある．

相談の枠組みの設定とは，相談時間の枠を設定（1 相談 20 分までなど）したり，予約枠や予約方法の設定を行うことなどである．がん患者や家族の悩みは多く，話題や質問が次から次へと湧出することもある．相談時間の目安を事前に設けることで互いが疲弊せず，他の相談者にも公平な相談ができる．

なお，これらの環境の整備は，相談員個人が行うだけではなく，がん相談支援センターの組織として取り組む必要がある．また，がん相談支援センターの環境や枠組みが相談者や相談員自身にどのような影響を与えているか意識することも必要である．

➡ 整備の詳細は第Ⅳ部 p.278 参照.

第4章 相談支援場面でのコミュニケーション

学習のポイント ● 相談支援場面でのコミュニケーションの重要性，基本姿勢と技術，留意点を理解する

1 | がん相談支援センターでのコミュニケーション

1 コミュニケーションとはなにか

コミュニケーションの語源「communicate」は，「他人と共有する」という意味である．医療現場でのコミュニケーションは医療者と患者が互いの情報を共有するプロセスであり，患者や家族が納得して治療を選び，療養生活を送ることを目指して行われる．コミュニケーションは，医療者から患者への一方的な行為ではなく，医療者と患者の相互的な行為である．例えば，情報の共有では，医療者が患者に十分に説明したつもりでいても，患者が理解できていなければコミュニケーションが成立したとはいえない．コミュニケーションには，会話や文書などの言葉を使って交わされる言語コミュニケーション，態度・表情・視線などを使って対話に影響をおよぼす非言語コミュニケーションがある．

2 相談支援のコミュニケーション

相談者の状況を確認する，相談者に情報提供する，相談者の意思決定を支援するなど，相談員がコミュニケーション技術を使う理由はさまざまである．その前提には，心理的サポート（情緒的サポート）からの相談者との信頼関係の構築（ラポール形成）が欠かせない．相談を通じて，相談者は「安心して話ができた」，「寄り添ってもらえた」，「受け止めてもらえた」という実感を持てただろうか．相談者が自分の思いや考えを自由に語ることができた，相談員に気持ちを受け止めてもらえたと感じることは，意思決定や問題解決を支える相談支援の基点であり，非常に重要なことである．相談支援のコミュニケーションでは相談者を尊重し，心理的サポートである傾聴・共感・受容といった基本姿勢をおさえることが重要となる．

③ 相談員の意図

　相談支援は，相談者との対話を通して，相談者の困りごとの解決を目指すものである．相談員は，言語・非言語コミュニケーションの技術およびその技術がもたらす効果を理解し，意図的に活用することが求められる．相談者との対話の中で発する相談員の言動すべてに必ず意図があり，マニュアル通りに情報収集する，漠然と情報提供するというものではない．「○○の可能性があるからこの状況について確認する」，「△△のニーズを充足するためにこの情報を提供する」などと熟慮し，相談員としての言動をとる必要がある．

2 ｜ コミュニケーションの基本姿勢と技術

① コミュニケーションの基本姿勢

　心理的サポートを基盤として相談者と信頼関係を築いていくために，まず大切なことはコミュニケーションの基本姿勢である．コミュニケーションの基本姿勢には，傾聴・共感・受容がある．相談員が自分の先入観や価値基準にとらわれていたり，相談者を判断（ジャッジ）したり，指示的になったりしてはならない．相談者が話しやすいと思えるような話し方をしているか，相談者の訴えを十分に聴き入っているか，相談者の体験や感情を受けとめながら聴いているか，などを意識できるとよい．

1）傾聴

　話の内容を単に聞くのではなく，相談者の話に関心を示し，相談者のことを分かろうと積極的に聴くことである．傾聴ではまず話してもらうこと，聴くことに集中し，「もう少し詳しくお話しいただけますか？」などと相談者の言葉の裏に潜む心理や状況を想像しながら一歩踏み込んでいくことが大切である．その結果，相談者の「ちゃんと聴いてもらえた」という安心感，相談員への信頼感につながる．相談者の発言に相談員の声が重なっていないか，相談者が十分に話し終わっていない段階で相談員が話し始めていないか，相談者の発言内容に構わず相談員が話し続けていないか，などに注意する．

2）共感

　相談者が見て，聞いて，感じたことを，相談者の立場に立って理解することである．相手と一緒に感情的になることではない．「…と思われたのですね」などと相談者の体験や感情に焦点を当て，相談者が表現したそのままの言葉で相談員が反復する．さらにもう一歩すすめて，自分の言葉で言い換えたり，相談者の感情を推察して言語化（反映）したりして，共感を言葉と態度で伝える．

> それはとてもお辛かったですね．

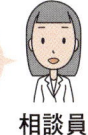

相談員

3）受容

　相談者の言葉や感情を評価，批判することなく，相談者のあるがままを受け止めることである．この受容を通して相談者は，この人になら話しても大丈夫という気持ちをもつことができる．医療者は相談者の肯定的な反応よりも否定的な反応に目を向け共有する姿勢が重要である [1]．もし相談者の認識が誤っていたり，矛盾するような言動があった場合でも，まずは表出された感情を丸ごと受け止める．相談者の体験や感情の表出に対し，「でも」，「けれども」などの否定的な言葉を使って返さないように注意する．

> そのように言われると，辛くなりますよね．

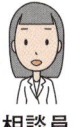

相談員

2　言語コミュニケーション

1）4つの要素

　言語コミュニケーションは「言葉によって伝え合うこと」であり，情報の伝達や説明，気持ちや考えを伝え合い，その理解を深めることである．言語コミュニケーションには①正確さ，②分かりやすさ，③ふさわしさ，④敬意と親しさの4つの要素があり，目的に応じてバランスよく言葉を使うことで，言語コミュニケーションの質を高めることができる．言語コミュニケーションの4つの要素と観点の例を，**表Ⅱ-4-1**に示す．

表Ⅱ-4-1 言語コミュニケーションの4つの要素と観点[2]

要素	要素の詳細	観点の例
正確さ	互いにとって必要な内容を誤りなくかつ過不足なく伝え合う	・意図したことを誤りなく伝える言葉を用いているか ・ルールにのっとって言葉を使っているか ・誤解を避けるよう努めているか ・情報に誤りがないか ・情報は目的に対して必要かつ十分か
分かりやすさ	互いが十分に内容理解できるように，表現を工夫して伝え合う	・相手が理解できる言葉を互いに使っているか ・情報が整理されているか ・構成が考えられているか ・互いの知識や理解力を知ろうとしているか ・聞いたり読んだりしやすい情報になっているか
ふさわしさ	目的，場面や状況と調和するように，また相手の気持ちに配慮した言い方に工夫しながら，適切な手段・媒体を通じて伝え合う	・互いの気持ちを配慮した伝え方を考えているか ・目的に調和した，感じの良い伝え合いになっているか ・場面や状況に合った言葉や言葉遣いになっているか ・相手や内容，目的に合った手段・媒体を使っているか ・互いの言葉や言葉遣いに対して寛容であるか
敬意と親しさ	伝え合う者同士が近づき過ぎず，遠ざかり過ぎず，互いに心地良い距離をとりながら伝え合う	・伝え合う相手との関係を考えているか ・敬意をうまく伝え合っているか ・親しさをうまく伝え合っているか ・互いに遠ざかり過ぎたり近づき過ぎたりしていないか ・用いる言葉が相手との関係や距離に影響することを意識しているか

文化庁 文化審議会国語分科会（平成30年3月2日）
『分かり合うための言語コミュニケーション（報告）』pp.16-21
https://www.bunka.go.jp/seisaku/bunkashingikai/kokugo/hokoku/wakariau/pdf/r1403493_01.pdf
を参考に作成

2）主な技術

　4つの要素を意識する以外にも，相槌や要約といった言語コミュニケーションの技術を意図的に活用することが重要である．その結果，相談者が潜在的に抱えている真のニーズに近づくことができる．ここでは，主な言語コミュニケーションの技術を紹介する．

① 相槌

　会話中に相談員が相談者に向けて発するリアクションや返答で，「はい」，「ええ」，「そうなんですね」といった言葉である．相槌は話を聴いていることや共感

を示すサインとなり，「相談者が安心して話すことができる」，「相談者の話したいことを引き出すことができる」などのメリットが生まれる．しかし，話の内容によっては相談者の話を肯定していると捉えられたり，タイミングや頻度によって相談者の話を遮ってしまうことや軽薄な印象を持たれたりする場合があるので注意する．

② 感情の反映

相談者の言葉や表情といった言語・非言語コミュニケーションの両方を手掛かりとし，相談者の感情に焦点を当てて言語化してフィードバックすることである．感情の反映をすることで，相談者の語りを促進したり，相談者が自分の感情を再認識したりすることができる．

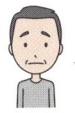

相談者

治療の前日はいつも緊張して眠れないんです．

治療がうまくいくかどうか，ご不安になりますよね．

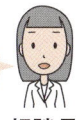
相談員

③言い換え

相談者のメッセージの意味することに焦点をあて，相談者の訴えを別の言葉で言い換えることである．言い換える内容には，事実や感情，その両方がある．相談員の言葉で言い換えることで，相談員の気持ちが伝わり，話し手の安心や信頼につながりやすい．しかし，言い換えが適切でない場合，相談者の感情とずれることがあるので注意する．

社会の中に取り残されてしまった感じでしょうか．

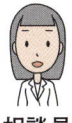
相談員

④ 保証

相談者の気持ちや考えを理解していることを明確に示し，その気持ちや考えを支持することである．不安を抱いている相談者に対し，相談員の言葉で支持することにより，相談者の安心につながる．

不安に感じるのは，ごく自然なことです．

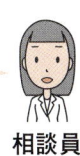
相談員

⑤ 要約

　相談者が述べたことを短く要約して伝え返し，相談者が述べたかったことの要点を相談者に確認することである．言い換えは相談者の発言の一部分に焦点を当てるのに対し，要約は相談者の言葉全体をカバーする．要約は相談者が思考を統合することを援助し，正確かつ歪曲がない要約の場合に問題解決につながりやすい．相談員が勘違いしていた場合でも，要約することで，「いや，そうではなく，○○なんです」と相談者が訂正することができる．

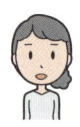

相談者

> 入院中の母がどういう状態なのか…眠れなくて…
> そもそも母から連絡がこないんです…本当に不安で…

> お母さまから何の連絡もなく，
> 夜も眠れないほどご不安なのですね．

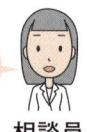

相談員

⑥ 明確化

　相談者が気づいている・気づいていないにかかわらず，相談員が相談者の気持ちや考えを察し，言葉に表すことである．明確化を用いることで，相談者は冷静かつ客観的に自分に起こっていることを整理し，意識できるようになる．

> お話を聞いて，ご家族に申し訳ないという気持ちが
> あるのかなと感じました．

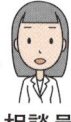

相談員

⑦ 沈黙

　沈黙は，相談者が「どう話したらよいだろうか」などと逡巡したり，考えを整理するために必要な時間となる．また，相談者は，感情の嵐の中で何も言えなくなっていることもある．沈黙が生じた際は「黙っているのはどうしてか？」と沈黙の理由に焦点を当て，安易に沈黙を破らずに，相談者が沈黙を破るまでじっくり待ってみることもよい．沈黙が生じると相談員として焦ってしまうことも少なくないが，沈黙の意味を見極め，その時間を価値ある時間として共有することが重要となる．もし沈黙を破らなければならない場合には，「今，何を考えていらっしゃったのですか？」「お話しにくいですか？」と相談者の思いや考えに関心を向けて尋ねてみるとよい．

⑧ 質問

　質問する際は，Yes/No で答えられる質問とともに，5W1H（誰が・いつ・どこで・何を・なぜ・どのように）や以前と比べてどうなのかといった時間の経過を意識できると，相談者のより具体的な情報を得ることができる．質問は大きくわけて，クローズドクエスチョンとオープンクエスチョンがある．

● クローズドクエスチョン

　「はい」,「いいえ」の二者択一の質問または回答の幅が限定される質問方法で，事実の確認に有効である．オープンクエスチョンより比較的答えやすいものが多く，相談のはじめなどで相談者との関係が築けていない場合，認知症高齢者などで，回答する負担を軽減したい場合，効率よく情報収集したい場合などに意図的に用いるとよい．

> 以前の薬と比べて違いはありますか？
>
> よく眠れましたか？
>
> 相談員

● オープンクエスチョン

　相談者が自由に語ることを促す質問方法で，クローズドクエスチョンよりも多くの情報を得ることができる．オープンクエスチョンといっても，相談者の病状や家族背景などの事実を尋ねるものから，相談者の思いや考えを尋ねるものまであり，答えやすさもさまざまである．質問内容や質問のタイミングによっては，相談者の困惑や不安が生じ,その防衛として表層的な会話になる危険性もあるので注意する．

> ご心配はどのようなことでしょうか？
>
> 話を聞いて，どう思われましたか？
>
> 相談員

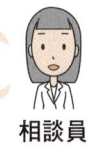

⑨ 情報提供のスキル（EPE）（表Ⅱ-4-2）

　相談者の個別の状況や個々のヘルスリテラシーに合わせた情報提供に向けて，情報提供のスキル（EPE）が参考になる．EPE は「Elicit（引き出す）」,「Provide（提供する）」,「Elicit（引き出す）」の略で，情報提供の前後に「情報」に対する考えや相談者の反応を引き出していく方法で，コミュニケーションのギャップを埋め

表Ⅱ-4-2 EPEプロセス[3]

スキル	目的	具体例
Elicit （引き出す）	相談者がもつ知識や興味・関心，これから伝えようとする情報のニーズとのギャップを知る	・「○○について，どんなことを知っておられますか」 ・「どのようなことをお知りになりたいでしょうか」 ・「○○についてお話させていただいてよろしいでしょうか」
Provide （提供する）	自律性を尊重し，情報を伝えることで意思決定を支援する	・専門用語ではなく，日常用語を使用する ・提供する情報は最小限にし，相手の反応をうかがう ・反論・無視する自由を認める
Elicit （引き出す）	伝えた内容の反応や不足している情報について尋ねることで，コミュニケーション・ギャップを減らす	・開かれた質問を行う ・「今の話を聞いてどう感じましたか」 ・「その他になにか知りたいことはありますか」

中島 俊（2023）『入職1年目から現場で活かせる！こころが動く医療コミュニケーション読本』p.61. 医学書院 より改変し転載.

ることができる.

③ 非言語コミュニケーション

　相談では言葉や文章などの言語コミュニケーションとともに，非言語コミュニケーションも相談者との関係に大きな影響を与える．非言語コミュニケーションは態度や表情・視線，声のトーン・大きさ，タッチング（触れる）などの言葉を使用しないコミュニケーションのことを指し，言語コミュニケーションと比べて，本人の意思によってコントロールしにくく，無意識の「本音」が出やすいと考えられている．相談者の真のニーズにたどりつくためには，相談者の話す内容のみに焦点を当てるだけでなく，相談者の非言語コミュニケーションにも着目することが大切となる．また，相談員も発する言葉だけでなく，視線を合わせたり，落ち着きのある声を意識するなどの非言語コミュニケーションにも配慮した対応が求められる．

3 ┃ 相談支援場面でのコミュニケーションの留意点

　相談支援を進めていく中で，相談者にきちんと意味が伝わったのかと心配になった，相談者からもっと話を聴いてもらいたかったと言われた，相談者とのあいだで認識にずれが生じてしまったというような経験はないだろうか．相談者と

相談員間のコミュニケーションのポイントを知っておくことで，そのような問題の一部を解決することができる．ここでは4つのポイントを紹介する．

1 相談支援環境の整備・枠組みの設定

相談支援場面でのコミュニケーションの前提となるのが、相談支援のプロセスの外枠の部分「相談支援環境の整備・相談の枠組みの設定」（第Ⅱ部第3章 p.65）である．

2 専門用語の使用と医療の常識

コミュニケーションでは，お互いが共通理解できる言葉と表現を用いることが必要と考えられている．医療現場では専門用語が頻繁に用いられ，相談者にとっては初めて聞く言葉や意味を十分に理解できていない言葉もある．また，相談員を含む医療者は医療の文化にどっぷりと浸かり，医療現場の常識が相談者にとっても当たり前と認識してしまっている場合もある．相談者の目線に立ち，専門用語を分かりやすい言葉に言い換えたり，医療の常識や現状を丁寧に説明できるとよい．

3 相談者の身体面・心理面

相談者の身体面・心理面もコミュニケーションに大きく影響する．例えば，相談者が患者で，病状により疼痛がある場合，相談者は冷静になって相談員と会話できないことがある．また，相談者ががんの診断直後であった場合，相談員が情報提供を行っても，相談者の耳に届かない心理状態のこともある．相談員は，相談者の病状や心理状態が相談に大きく影響することを理解し，相談者の状態を考慮したうえでの対応が必要となる．

4 相談員のコミュニケーションの癖，価値観や思考パターン

相談員の話す分量，相槌のタイミングや回数，言葉の選び方といった相談員のコミュニケーションの癖は，相談支援の内容に影響する．コミュニケーションは習慣となっていることが多く，一朝一夕で変えることはできない．また，これらのコミュニケーションの癖は，自分で気づくことが難しく，他者から指摘されて

初めて気付くこともある．相談支援を効果的に行っていくためには，まず相談員個々が自分のコミュニケーションの癖を知ることが重要となる．

さらに，相談員が「この治療は受けた方がいい」，「家族とも相談するべき」などと思いや考えをもっているとき，相談者の話をじっくりと聴き，相談者の思いを受け止めきれなくなることがある．多様な考えや価値観があることを相談者から直に教えてもらうことができるのが相談支援である．相談支援の過程で相談員自身の価値観や思考パターンに向き合い，中立な立場で対応するとはどういうことか考え続けることも大切である．自分のコミュニケーションの癖，価値観や思考パターンが相談対応に影響していないかは，評価表を活用した相談対応モニタリング（第Ⅳ部第2章 p.296）が有用である．

■引用・参考文献■

1) 川崎優子（2017）『看護者が行う意思決定支援の技法30 患者の真のニーズ・価値観を引き出すかかわり』p.36. 医学書院
2) 文化庁 文化審議会国語分科会（平成30年3月2日）『分かり合うための言語コミュニケーション（報告）』pp.16-21
https://www.bunka.go.jp/seisaku/bunkashingikai/kokugo/hokoku/wakariau/pdf/r1403493_01.pdf
3) 中島 俊（2023）『入職1年目から現場で活かせる！ こころが動く医療コミュニケーション読本』p.61. 医学書院

■参考資料■

・一般社団法人日本がん看護学会 監修, 国立研究開発法人国立がん研究センター東病院看護部 編集（2015）『患者の感情表出を促すNURSEを用いたコミュニケーションスキル』医学書院
・森川すいめい（2021）『オープンダイアローグ 私たちはこうしている』医学書院
・大谷佳子（2017）『対人援助の現場で使える 聴く・伝える・共感する技術 便利帖』pp.46-47. 翔泳社
・東山紘久（2000）『プロカウンセラーの聞く技術』創元社
・川崎優子（2017）『看護者が行う意思決定支援の技法30 患者の真のニーズ・価値観を引き出すかかわり』p.33. 医学書院
・大谷佳子（2019）『対人援助の現場で使える 質問する技術 便利帖』pp.72-73, p.79. 翔泳社
・石川ひろの（2020）『保健医療専門職のためのヘルスコミュニケーション学入門』大修館書店

第5章 対象者理解，アセスメント，支援

> **学習のポイント**
> - 対象者理解を深める目的，視点，スキルを理解する
> - 主訴とニーズの違い，ニーズを把握する重要性について理解する
> - 相談には主訴だけでなく，真のニーズが潜在することを学ぶ
> - アセスメントを行う目的，要素，ポイントを理解する
> - がん相談員が行う支援について理解する

1 | 対象者理解

1 対象者理解とは

1) 対象者理解とは

　対象者理解とは，相談者によって語られた「事実（相談者から見えている主観的事実）」をもとに，その人の立場に立って理解し，全体像を捉えることを指す．相談員は，この相談者がどのような人なのか，どのような状況に置かれているのか，相談者の今の状況を「からだ」，「こころ」，「くらし」の視点から把握する．対象者理解で得た事実はアセスメントを行う土台となる（図Ⅱ-5-1）．

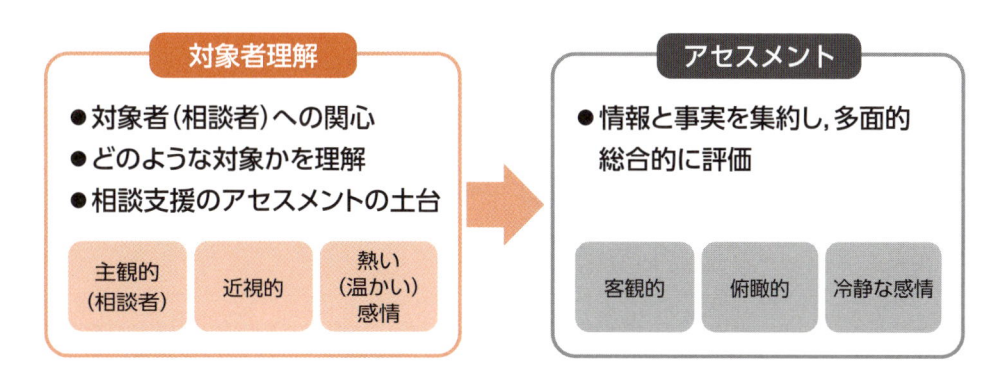

図Ⅱ-5-1 対象者理解とアセスメントの違い

2）対象者理解の「対象者」とは

　がん相談の対象者は，患者のみならず，家族や親戚，友人・知人，一般市民も含まれ，相談をしに来た人すべてである（**図Ⅱ-5-2**）．対象者理解を行う対象が患者以外の相談の場合，相談者本人を支点として，がん患者本人の状況が相談内容に密接にかかわることから，重層的な対象者理解が必要となる．

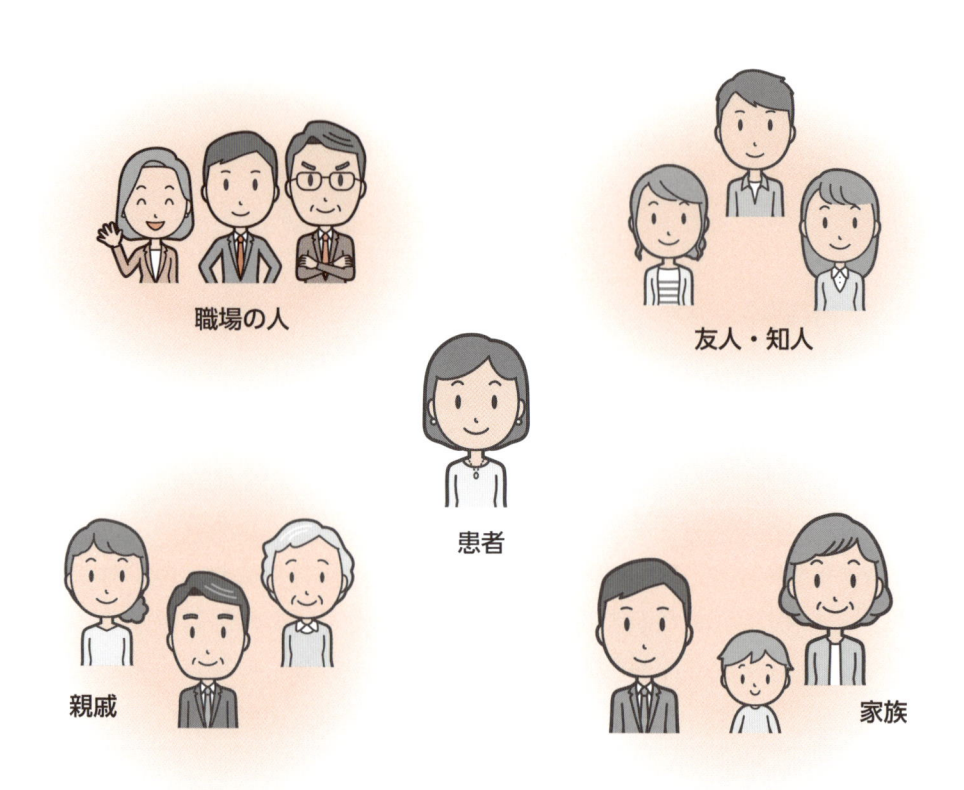

図Ⅱ-5-2 がん相談の対象者

3）前提として知っておくこと

① がん特有の懸念

対象者を理解するうえで知っておきたいがん特有のイメージには以下のようなものがある（**表Ⅱ-5-1**）.

表Ⅱ-5-1 がん特有のイメージ

がんに対するイメージや社会的スティグマ
・死に至るイメージが強い ・遺伝するものもある ・生活習慣に起因する場合がある
治療効果の不確かさ
・再発・転移のおそれがある ・進行すれば死に至る ・経過が長期化することもある ・医療費が高額になることもある
がんおよび治療による喪失感
・身体機能，健康，仕事，地位，収入，家庭内役割 ・就学，就職，就労，結婚，妊娠／出産，ボディイメージ

② 医学的な知識，情報

がん患者を理解するためには，「からだ」，「こころ」，「くらし」に関連する知識が欠かせないが，特に前提として必要なのががんに関する医学的な知識である．がんやその他のからだの状態を把握することは対象者理解，アセスメント，支援計画に直結する．

がん種，ステージ（病期），治療方針，がんやがん治療に伴う症状，持病の有無などは対応の方向性とスピード感に影響する．意思決定にかけられる時間はどれくらいあるか，今この場で対応する必要があるか（緊急性）を予測することが求められる．また，「からだ」の状態は「こころ」，「くらし」にも影響を及ぼす．相談者の不安や苦痛を理解して適切な心理的なサポートをするためにも，今起こっていること，今後起こり得ることを予測する必要がある．

② 対象者理解に必要な「からだ」，「こころ」，「くらし」の視点

対象者を理解するには「身体的側面：からだ」，「心理的側面：こころ」，「社会的側面：くらし」の３つの視点からそれぞれの「事実」を確認する（**表Ⅱ-5-2**）.

表Ⅱ-5-2 「からだ」,「こころ」,「くらし」の視点

がん患者の身体的側面（"からだ"）	
がんの種類	がんの種類は何か（予後は？）
がんの病期・時期	診断期・治療期・慢性期・終末期・死別期のどの時期にあるのか
がんの症状	吐き気，倦怠感，手足のしびれ，皮膚障害，痛み，脱毛などはあるか がん性疼痛，呼吸困難感，貧血，体重減少，機能不全などはあるか
がんの治療と合併症	手術，放射線治療，薬物療法，緩和医療
がん以外の疾患・障害	治療や生活に影響しそうな疾患や障害などはあるか
医師からの説明と理解	医師や医療者からどのように聞いているか，関係性はどうか
がん患者の心理的側面（"こころ"）	
感情	**物事に感じておこる心のはたらき** 不安，抑うつ，怒り，孤立，罪の意識など （例）・がんと診断され，どう感じているか 　　　・今後の生活への不安はあるか 　　　・医療者への不信感などはないか
認知	**情報を受け取り，理解し，解釈する心のはたらき** 記憶，理解，解釈など （例）・主治医から説明されたことを覚えているか，どの程度理解 　　　　しているか 　　　・現状をどう把握しているか
思考	**事態に応じて，情報を分析，評価，判断し処理する心のはたらき** 問題解決，意思決定，計画，推論など （例）・困りごとや疑念の内容をどう考えているか 　　　・今の状況を過去の経験やさまざまな知識を踏まえてどうし 　　　　ていこうと考えているか
がん患者の社会的側面（"くらし"）	
家族など周囲の人との人間関係	家族の存在，人数，患者と家族の関係，家族同士の関係，支えてくれる家族以外の人
医師・医療者との関係	医師に信頼を寄せているか，話しやすいか，質問しやすいか，他の医療者との関係はどうか
経済的状況	治療による負担の有無，収入など （治療が継続できる状況なのか，将来の家族内の収入は維持できるかなど）
家庭内・社会的役割	- 家庭内役割：家族内の関係，家事・育児・介護など - 家庭外役割：就労状況（職業と勤務状況，勤務先の意向など），社会活動
生活の場所，環境	住んでいる地域，住環境，周囲の資源
趣味・習慣	患者の生活の中で重要な趣味や習慣の有無

3 対象者理解の全体像，包括的理解

　人は生物としての共通の特性を持ちながら，異なる側面や多面性を持つ唯一無二の個別的な存在である．その人が，今現在，どのような状況・感情であるか（からだ・こころ・くらしの「事実」）とともに，さらに，これまでどのような体験をして，どのように物事に対処し，今どのような感情や価値観を持つ人なのか，相談者を立体的，全人的，包括的に理解する．人は，さまざまな要素が複雑に影響し関連し合い，「その人」の全体像を作り上げているのである．

さまざまな要素の例

- 現在に至るまでの人生のプロセス（時間的，空間的）．
- さまざまな体験を通して得た感情や価値観．
- 物事にどのように対処するかコーピングパターン．
- その人なりの「強み」（ストレングスやレジリエンス）．

強みとは，「できないこと」や「問題」に着目するのではなく，「できる」ことに着目しようという考え方．個人がもっている能力だけに限らず，その人が生活する地域などの環境も強みと考える．その人の全てを理解することはもちろん不可能だが，その人の立場に立って包括的に理解しようと試み，対話を重ねることが大切である．

4 対象者理解をするときの注意点

- 事実に基づき考え，飛躍しない．
- 相談者から得られる情報は，相談者のフィルターを通した（相談者が理解・解釈した）情報であると認識する．
- 患者や相談者を一般論に当てはめたり，先入観で決めつけたりせず，相談者のおかれた状況を相談者の立場から捉えるように努める．
- 相談者は明確に順序だてて話せるとは限らない．むしろ，困りごとを抱えた場面では，何に困っているのかも自分では明確でないことも考えられる．相談員は疾患や疾患を抱えることに起因する事柄についての知識を活用し，適切な質問と対話の積み重ねによって患者や相談者の状況を聞き取っていくことが必要である．
- 相談者が語る内容は相談者の主観によるものであり，第三者から見ると必ずしも事実ではないと映る場合もある．相談員には相談者の語りを冷静に見極める客観的な視点が求められる．

2 主訴とニーズ

相談の場面において相談者が自ら語る質問・疑問・心配ごとを「主訴」という. その主訴の背景には, 語られなかった本当の困りごと, 相談に至った真の原因が隠されている場合もあり, これを「ニーズ」と呼ぶ. 相談者と相談員の対話を通して, 主訴や対象者理解を掘り下げていくと, 相談者が自覚しつつも表明していないニーズ, 相談者自身は明確に気付いていないが相談員との対話の中で顕在化されるニーズ, さらに相談者の自覚の有無にかかわらず解決や充足が客観的に必要だと判断されるニーズがある.

相談者と相談員とが同じ目標に向かって歩みだすためには, 相談者と相談員が主訴とニーズを言葉にして共有することが大切である. その結果, 相談者は真のニーズに気づき, 解決に向かって行動を起こすことができるようになる.

3 アセスメント

1 アセスメントとは

相談支援におけるアセスメントとは「相談者から得た情報をもとに, からだ・こころ・くらしと全体像から, 必要な情報を取集し, 問題を整理し, 主訴とニーズを明確にする. また, 相談者に必要な情報を同定し, 理解の促進につながる情報の量や平易さを考慮して情報提供し, 相談者の反応を確認しながら支援の方向性を多面的・総合的に思考するプロセス」である (図Ⅱ-5-3).

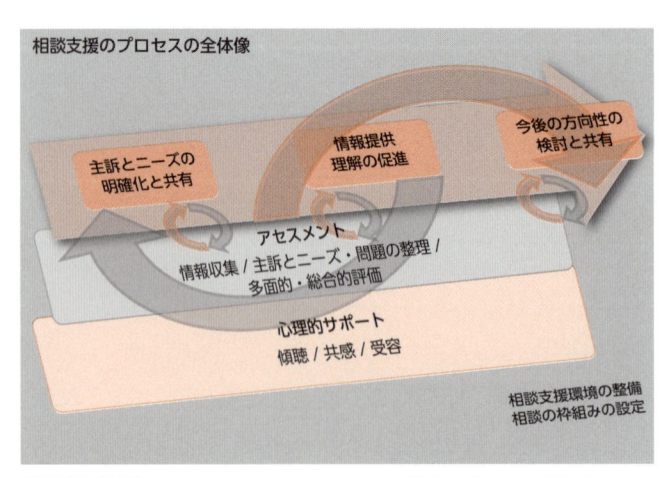

図Ⅱ-5-3 相談支援のプロセスの全体像 (p.65 再掲)

相談者との面談の中で，主訴やその背景，付随するもしくはそれらの根源となるような真のニーズを明らかにする．そして語られる複数の困りごとの関係や優先順位を勘案し，まずすぐに取り組むべき課題は何か，そして中・長期的に取り組むべき課題は何かを相談者とともに整理し確認し共有する．そして，相談者が今後とるべき行動について自ら考え，意思決定できるなど，相談の目標（ゴール）と支援計画を設定する．なお，相談員とともに主訴とニーズを整理するだけで，相談者が自ら意思決定し，行動できる十分な支援となる場合もある．

2 アセスメントするためのコミュニケーションスキル

主訴とニーズをアセスメントするためのコミュニケーションスキルには以下のようなものがある．

- 相談者を的確に把握するための知識を備え，それらを意識して活用する．
- 相談者の状況を，直接相談者に確認する．
- 5W1H を用いたオープンクエスチョンを使い，相談者の背景，相談者自身の意見や考え，感情を聞く．
- 事実の確認にはクローズドクエスチョンを用いる．
- 相談者の語りの中から相談員が把握した相談者の状況や感情，心配ごと，質問内容などを要約し，相談者に直接確認・共有する．

4 ｜ がん相談員が行う支援

がん患者や家族らは，がんの診断から治療，社会復帰，再発などのそれぞれの段階でさまざまな困難を抱える．困難な状況やできごとに対して自己をコントロールする感覚を保ち，折り合いをつけ，乗り越えていく力が重要となる．この自己コントロール感を維持・高めることは，がんとの共存や現状への適応，自らの力で自分らしい生活を築き上げることを可能にする．

相談員は，がん患者が持つ表層的な困難を解決するだけでなく，困難に打ち克つための力を患者自ら発揮し，がんとともに自分らしく生きることができる環境を整えるなど，相談者をエンパワメントする役割がある．

1）がんによる苦悩への支援

がんの診断は脅威であり，自分ががんになったというショックや身体的苦痛，治療に伴う外見の変化などによって，否認や無力感が増強し自己イメージが変容

する. 加えて, 治癒や再発への不安, 医療者とのコミュニケーション, 性・就労といった課題も出現し, 孤独感や抑うつが増強することもある. 患者ががん体験後の新しい状況へ適応する前段階として, 心理的サポートを大切にしたい.

【支援の例】

- 相談者が不安や悩みを表出しやすいよう環境を整え, 無力感や孤独感を受け止める.
- 相談者が孤立しないように, 社会的つながりが維持できるよう支援する.

2) 情報支援

自分の価値観と照らし合わせて納得した意思決定をするためには, 情報が力となる. 相談員は, 相談者のヘルスリテラシーや心理状態に応じて情報提供を行い, 情報を活用して意思決定・行動できるよう支援する.

【支援の例】

- がんの特性や治療, 今後の見通しを正しく理解できているか確認する.
- 信頼できる情報の見極め方を伝える.
- 相談者が情報を正確に理解, 評価しているかを確認する.
- 相談者が過不足ない信頼できる情報をもとに主体的な意思決定ができるよう支援する.
- ➡情報支援は, 第 II 部第 6 章 p.88 参照.

3) 社会資源の活用に向けた支援

相談内容によっては, がん相談支援センターだけでは解決できないこともあり, 公的制度やより専門性の高い職種や組織と連携・協働したほうが適切な場合がある. また, 患者が抱える苦悩に対しては, 専門家の支援だけではなく, 同じ体験をした者同士の相互扶助が大きな力を発揮することがある. 相談員は, 患者が自分に合ったサポートを受けられるように, 情報提供や多職種との連携, 協働を行う.

【支援の例】

- 医師の説明を補足したり, 質問の仕方を一緒に考えたりして, 担当医との関係を改善・強化する.
- 患者が住んでいる地域の利用可能な社会資源について, 具体的な情報を提供する.
- 専門家の支援が必要な場合は, 適切な職種や部署, 機関と連携協働する.
- ピアサポーターによる患者会の運営をサポートし, 患者や家族に紹介する.

4) 人生の再構築に向けた支援

　患者は，がんの進行や治療を通して，"できなくなること"を経験し，今までの社会生活の見直しを余儀なくされる．自分の価値や将来への希望といった，生きる意味を見出すことができなくなる場合も少なくない．相談員は，自分の生き方を再考する岐路に立つ患者に対し，人生の優先順位の見直しや社会生活への再構築を支援する．

【支援の例】

- 患者にとって，がんの体験がどのような意味を持ち，生活に影響するかを想像したり言語化できるよう支援する．
- 患者が自分自身をよりよく知ることにつながるように，生きる意味や自分らしさといった自己を表現できる機会を作る．

■参考資料■

・近藤まゆみ・久保五月 編（2019）『がんサバイバーシップ がんとともに生きる人びとへの看護ケア 第2版』医歯薬出版
・医療情報科学研究所 編（2023）『看護がみえる vol.5 対象の理解Ⅰ』メディックメディア

第6章　ヘルスリテラシーと情報支援

> **学習のポイント**
> - 相談者のヘルスリテラシーに応じた情報支援に必要な相談員の知識・姿勢を理解する
> - 相談者自らが選択・意思決定・課題解決していく過程を支えることが情報支援であることを理解する

1 ｜ がん専門相談員の専門性としての「情報支援」

　がん相談員が行う支援の大きな柱の一つである情報支援を行うには，相談員として4つの力が必要である（**図Ⅱ-6-1**）．この章では，以下③，④について説明する．

> ①信頼できる医療情報を見極める力（第Ⅳ部第1章第3節〜5節 p.283〜293参照）．
> ②情報を理解，収集，整備する力（同上）．
> ③相談者のニーズ・ヘルスリテラシーをアセスメントし，必要な情報を分かりやすく伝える力．
> ④相談者自ら意思決定するプロセス全体を支援する力．

1 情報支援とは

　情報支援とは「傾聴や共感を含む心理的サポートを基盤に，相談者の真のニーズを共有して，ヘルスリテラシーに応じて信頼できる情報を提供し，さらに対話を重ね，相談者自らが意思決定する過程を支えること」である．

　相談員が豊富な知識からさまざまな情報を伝えることができたとしても，相談者のニーズや価値観への配慮がなく，質問にただ即答するだけの通り一遍の対応では，目の前の相談者にとって意味のある情報支援にはならない．単なる情報は「データ」でしかなく，そこに情報の意味や価値，知識が付加されることで，その人にとって有用な「情報」となるのである．その「情報」をもとに，相談者自らが選択・意思決定・課題解決していく過程全体を支えることが情報支援である．

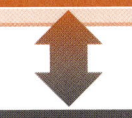

がん専門相談員／がん相談支援センターのヘルスリテラシー向上

②情報を理解，収集，整備する力
・がん情報サービスやガイドラインなどの信頼できる情報源を理解し，評価
・多様ながん情報を収集，選択，整備
・他職種，他部署と連携できる環境・関係の構築

院内（地域）
・他職種・他部署の役割理解
・システム構築，関係構築
・つなげ方，連携方法
・情報共有

がん専門相談員
がん相談支援センター

①信頼できる医療情報を見極める力
医療情報，新しい情報
TV，新聞報道，ネットなど
・運営主体，情報源，目的，誇張の有無，掲載日など
・エビデンスレベル，バイアス

④相談者自ら意思決定するプロセス全体を支援する力
・意思決定のための判断材料を揃える支援
・相談者が自分の価値観に気づく対話
・価値観を尊重した意思表明の促進
・意思決定を承認，フォロー

患者・家族・市民

③相談者のニーズ・ヘルスリテラシーをアセスメントし，必要な情報を分かりやすく伝える力
・相談者の理解，背景，ニーズ，心理状態を共有
・相談者のヘルスリテラシーをアセスメント
・相談者に必要な情報，選択肢の長所・短所を明確化
・相談者個々に応じた情報の伝え方，内容，量をアセスメントし情報提供

図Ⅱ-6-1 情報から始まる相談支援に必要な4つの力

2 なぜ今情報支援なのか

　2005年，がん医療に関する国民の情報の不足感などから，「がん対策推進アクションプラン 2005」が掲げられ，「役立つ情報の提供」，「正確な情報の提供」を行う場所として期待され，がん相談支援センターは誕生した．さらに，第4期がん対策推進基本計画（令和5年3月）では，「がんとの共生」の分野で，すべての患者や家族などが正しい情報にアクセスできる環境の整備や「情報の均てん化」に向けた情報提供のあり方の検討など情報支援に関連した内容が記載されている．このように，がん相談支援センターに求められている大きな役割の一つが，情報支援である．

　現代は情報過多で，特にがんに関する情報は，インターネット，SNS，テレビ，書籍で溢れ，不確かな情報に振り回され，求める情報に辿り着かないインフォデミック（p.14参照）な状態だと言われている．また，がん医療は，ゲノム医療などを筆頭に，近年，加速度的に高度化，複雑化している．現場の忙しさも相まって，担当医と十分なコミュニケーションがとれず，情報の不足感から医療者への不信感が生じている場合もある．また，治療や療養の選択肢がある中で，権利擁護の観点から，患者，家族などの当事者が主体的に決定することを重視する時代にもなってきている．

　このような背景により，がん相談支援センターにおいてがん患者や家族などへ信頼できる情報を提供し，意思決定を支援する情報支援を行う役割が益々大きくなっている．

COLUMN

医学情報を提供することに抵抗感のある方へ

　がん専門相談員によるガイドラインを活用した医学情報の提供について，不安感や抵抗感がある方も少なくありません．特に福祉職や心理職の資格を持つ相談員は，基礎教育の中で医学知識は未履修であったり，医学情報の提供はしないよう教育を受けたという人もいるかもしれません．看護職においても，病期や治療に関する知識が曖昧だったり，主治医を差し置いて医学情報を提供することはしない慣習がある場合があります．

　相談者はさまざまな背景を抱えながら，がん相談支援センターを訪れます．「正しい情報を得たい」，「医師には聞きにくいが医療関係者である相談員に聞いてみたい」と医学情報を提供してもらいたいと期待されています．相談員は医師ではないため，担当医に代わって診断したり，個別状況に応じた医学的判断はしません．しかし，がん情報サービスなどを参照しながら「一般的な」情報の提供は可能です．職種の枠を超えて，がん相談員として医学情報，療養情報を含めた一般的な情報提供を行い，相談者のニーズに応える対応を心がけたいです．

2 ┃ 相談者のヘルスリテラシーを理解するための アセスメントの視点

1 ヘルスリテラシーとは

　相談支援におけるアセスメントをもとに相談者への支援の方向性が決定されるが，その中でも，「情報支援」はがん相談員が行う大きな役割の一つである．情報を伝える，提供する際には，情報を受け取る側（患者・家族などの相談者）が既に有している情報の量や質，求めている情報の範囲や深さ，受け取った情報を理解・整理する情報処理能力など，相談者の知識や意欲，能力をアセスメントすることが不可欠である．この観点は「ヘルスリテラシー」とよばれ，ヘルスリテラシーを構成する要素をもとに「相談者のヘルスリテラシーのアセスメント」を行う．ヘルスリテラシーにはさまざまな概念があるが，本書では，**「健康情報を入手し，理解し，評価し，活用（意思決定）するための知識，意欲，能力のこと」**と定義する．

2 相談者のヘルスリテラシーのアセスメントする要素とプロセス

　相談者のヘルスリテラシーのアセスメントは，「情報源・入手」，「理解・評価」，「意思決定」の要素が含まれ，このプロセスのどこで相談者がつまづいているのか，どこの支援が必要なのかアセスメントする（**図Ⅱ-6-2**，**図Ⅱ-6-3**）．

① 共通事項
　共通事項には，相談者が情報を調べる目的，相談者の心理状態や情報探求の意欲，医療に関する知識，思考力が含まれる．これらは，ヘルスリテラシーのプロセス全体に関わる内容である．

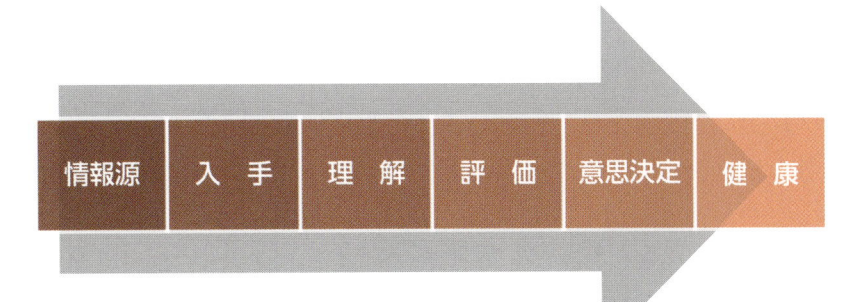

図Ⅱ-6-2 ヘルスリテラシーのプロセス
中川和弘（2022）『これからのヘルスリテラシー 健康を決める力』講談社より転載

	情報源・入手	理解・評価	意思決定
アセスメントの視点	**何から，どのように入手しているか**	**情報をどのように理解・評価しているか**	**どのように意思決定し，行動しようとしているか**
具体的な要素	・担当医からの説明内容（とその理解） ・自ら調べた（聞いた）情報の情報源 ・情報へのアクセス環境（情報源の種類やその多様性，家族のリテラシーなど） ・求める情報にたどり着く力（検索スキルなど） ・情報の範囲・深さ（量），偏り ・情報探索への関心度・関心の所在	・理解の程度や深さ ・情報を多角的に検討し，どのように意味づけしているか ・標準的な医療との相違を検討しているか ・相談者の状況（がん種やステージなど）に合致しているかどうかを判断できているか	・意思決定パターン ・患者，家族の人生や生活を踏まえ意思決定できているか ・大切にしたいことや何を優先したいのかへの気づき，それが最善かという検討 ・その他，意思決定に影響を与える因子（相談できる人の有無など）

情報を調べる目的	●意思決定する／困りごとや不明点を解決する／とにかく知りたいなど ●背景（過去の経験，担当医との関係性など）
心理状態や情報探求の意欲	●心理状態（不安，抑うつ，怒りなど） ●病気への姿勢（積極的，防御的） ●知ることへの意欲の程度
思考力	●話の組み立て方，問題の整理
医療に関する知識	●用語の理解，医療に関する知識の量，質

図Ⅱ-6-3 ヘルスリテラシーのプロセスとアセスメントの視点

② 何から，どのように情報を入手しているか

担当医からの説明の内容，自ら調べた情報とその情報源へのアクセス環境，入手した情報の範囲・深さ・偏りなどが含まれる.

③ 情報をどのように理解・評価しているか

情報を理解している深さ，情報の意味づけ，相談者の状況に合致しているかの判断，などが含まれる.

④ どのように意思決定し，行動しようとしているか

相談者の意思決定パターン，価値観や選考，大切にしたいことや何を優先したいのか，などが含まれる.

3 ┃ ヘルスリテラシーに応じた情報支援

1 ヘルスリテラシーのプロセスを活用した情報支援

　相談員は，相談者のヘルスリテラシーのプロセスのアセスメントを行い，病状や治療の理解度を確認し，患者が「何を知る」ことが必要かを見極め，理解度に合わせ患者に適した情報を提供し，意思決定を支援する．この時，相談者がヘルスリテラシーのプロセスのどこでつまづいておりどのような支援が必要か，という視点で考える（図Ⅱ-6-3 参照）．

1）情報源・入手への支援

① 相談員が提供しようとする情報が十分か，情報の量や質，範囲を考える

　どのような情報があれば問題解決するのか，相談者とともに整理をする．また，相談者が求めている情報の量や質，広さ，深さ，範囲．選べる選択肢やメリット・デメリットに対する情報が十分揃っているかを確認し，足りない場合にはどんな情報があれば先に進むことができそうかをともに考える．

② 相談者が必要としている信頼できる情報を直接提供する

　相談者のヘルスリテラシーに合わせ，相談者が必要としている情報を診療ガイドラインやがん情報サービスなど信頼できる情報源を用いたり，各種パンフレットや地域のがん情報を活用し，情報提供する．

③ 医師や医療者への質問方法を一緒に考える

　何を知りたいのかが言葉にならない場合や，情報の偏り・誤認があり，正確な情報が必要と考えられる場合は，まず対話の中でそれらを明確にし，どのような言葉で質問するとよいかを考え，具体的に提案する．

④ 知りたい情報が入手できる情報源を伝える

　ヘルスリテラシーが高く，自身で情報を調べる力がある相談者であれば，知りたい情報が入手できる情報源を伝える．

> 　情報に対して，知りたいと思う人もいれば，あえて知りたくないと思う人もいる．人によっては，情報を知ることで不安が強くなることもあるという前提のもと，相談者の心理状態をアセスメントし，相談者の反応を確認しながら情報を伝えるという姿勢が必要である．

2) 理解・評価への支援

① 相談者の理解力に合わせて説明する

相談者の理解力や論理的思考力，情報の整理・混乱状況を確認する．

② 得られた情報の信頼性や相談者の現状に合っているかを評価できるよう支援する

得られた情報の信頼性や相談者の現状に合っているかの評価にあたっては，信頼できる情報源の判断基準について一緒に考える，病状に対する標準治療と比較する，生活状況を踏まえ選択肢を選んだ場合の結果を考えるなどがあげられる．

③ 情報(選択肢)のメリット・デメリットを意思決定に活用できるよう支援する

医師から説明された情報(選択肢)などについてメリット・デメリットを整理する．

④ 自己の価値観や生き方に沿った評価ができるよう支援する

関心の所在，好み，その人らしさ，自分の価値観に気づける対話をする．

3) 意思決定に向けた支援：その人らしい意思決定を支援する

患者の病状や状況に合った過不足のない確かな情報をもとに，相談者自身が大切にするもの，好みや価値観を見つめ直し，十分な情報を得たうえで個人の価値観に見合った決定をすれば，納得いく意思決定となることが多い．情報を提供するだけでは，意思決定支援とならないことに留意する．

2 ヘルスリテラシー（が高い/低い）に合わせた情報提供時のスキル

既にさまざまな情報に目を通し，より詳しい情報を求めているようなヘルスリテラシーが高い相談者に対しては，より詳細な医師向けの診療ガイドラインの情報を提供することがある．

一方，情報を収集する範囲が限られ，情報の理解が困難な相談者に対しては，多くを伝えると混乱や不安を招く場合もあるため，日常用語を用いて，最初は基本的な内容を伝え，相手の反応を見ながら情報の量を増やしていくといった対応が求められる．また，内容を絞って繰り返し伝える，ゆっくりはっきりと具体的に伝える，対面相談の場合には，パンフレットを活用したり，メモ用紙に直接書いて説明するなど，視覚的に捉えやすい形で提示していくことも効果的である．さらに相談者からの質問や意見を促し，反応を確認するような関わりも大切である．診察の際に家族や知人に同席してもらうのもよいだろう．

3 相談員による情報支援の効果

相談員が患者，家族らのヘルスリテラシーに応じた支援ができたなら，患者や家族は，病気に関する不確かな情報に振り回されにくくなったり，医療者に症状や心配ごとをうまく相談できるようになり，自分の病気に関する意思決定が自らできるようになる．また，仮に相談者のヘルスリテラシーが低くても（**表Ⅱ-6-1**），サポートする家族や分かりやすく説明できる医療者，利用しやすい保健医療サービスが周囲にあれば，ヘルスリテラシーの低さによる問題は起きにくいと言われている．

がん患者や家族などは，がん相談員からの情報支援によって，知りたかった情報ニーズが満たされることで，困りごとを自分ごととして捉え，主体的な意思決定や後悔の少ない選択が可能となり，治療満足度が向上する．中立な立場の相談員からの情報提供は，担当医との信頼関係を改善・強化することにもつながる．

表Ⅱ-6-1 ヘルスリテラシーが低い場合の問題と影響

- 病気や健康に対する知識に乏しく理解が難しい.
- 健康的な行動やセルフケアができない.
- 検診やワクチン接種などの予防的な行動をしない.
- 救急外来を利用する割合が高い.
- 病気や治療に関する情報源が限られる.
- 病気に関する意思決定への主体的な参加に乏しい.
- 家族や専門家に意思決定を依存しがち.
- 服薬のアドヒアランスが低い.
- 健康状態が低下する.
- 病気や治療に関する不確かな情報に振り回される.
- 医療者に症状や心配ごとをうまく伝えられない.

石川ひろの(2020)『保健医療専門職のためのヘルスコミュニケーション学入門』大修館書店
Berkman N, et al (2011)「Low health literacy and health outcomes an updated systematic review」『Ann Intern Med』155 pp.97-107. American College of Physicians
Shahid R, et al(2022)「Impact of low health literacy on patients' health outcomes: multicenter cohort study」『BMC Public Health』22p.1148. BioMed Central
を参考に作成

4 情報提供の際の留意点

1）科学的根拠に基づいた信頼できる情報源から情報提供する

　情報を提供するとき，相談員の頭の中にある知識や経験だけでは不正確であったり偏りが生じてしまう場合がある．がん専門相談員として「科学的根拠と，がん専門相談員の実践に基づく信頼できる情報提供」を相談者に提供するために，診療ガイドライン（第Ⅳ部第1章第3節 p.283），がん情報サービスなど信頼できる情報源から情報提供する．情報源については，信頼できる組織から発信されているかなど，がん相談支援センター内で十分議論し，がん相談支援センターで提供できる情報源の基準を決め整備しておくことが大切である（第Ⅳ部第1章第4節 p.287）.

2）情報を提供する場合は，出典および免責事項を添える

　相談者は，相談員が提供する情報も含めて意思決定するため，相談員の情報提供に対する責任は大きい．そのため，提供した情報はどこからの情報であるかという出典を伝えることが必要となる．これは，提供した情報が信頼できる情報源からの情報である，という安心感を伝えるとともに，相談員個人が判断して提供したものではなく，信頼できる組織から発信されている情報であることを明示できる．そうすることで，相談員個人が責任を負うことを避け，組織として相談員

を擁護することにつながる．なお，信頼できる情報源であっても，情報が更新されていない，発行年が古いなど，最新の情報とは言えない場合もある．ガイドラインであれば発行年も伝え，「最新の情報は医師へ確認するように」と免責事項も添えて伝える．

3) 相談員自身のヘルスリテラシーを高める

　情報支援はがん専門相談員の専門性であり，がん専門相談員は日頃から 4 つの力（**図Ⅱ-6-1**）を磨くとともに，相談員個々のヘルスリテラシーを向上する必要がある。ガイドラインや医療情報の見方を学び，実践を積み重ね，日々の対応を省察することによってはじめてヘルスリテラシーは向上する．

　相談員による情報支援によって相談者のヘルスリテラシーが向上し，医師とのコミュニケーションを助け，納得した主体的な意思決定が実現されることを想像しながら，日々仲間と研鑽を積んでいきたいものである．

参考資料

1) 中山和弘 (2022)『これからのヘルスリテラシー 健康を決める力』講談社
2) 石川ひろの (2020)『ヘルスコミュニケーション学入門』大修館書店

第7章 他部署・他機関との連携・協働

学習のポイント
- がん相談支援センターが他部署・他機関と連携・協働する目的を理解する
- 院内で働く他部署の専門職やがん相談支援センターが関わる他機関の関係職種を理解する
- 他部署や他機関との連携・協働の実際を知り，体制の整備につなげる
- 連携・協働するための留意点を理解し，他部署や他機関に適切に紹介できるようになる

1 連携・協働の目的

　がん専門相談員が行う支援の一つに，他の専門職や他機関との連携・協働があげられる．がん相談支援センターで受ける相談は，がん相談支援センターだけで解決できる内容ばかりではない．また，相談対応の中でより専門性の高い職種や組織に依頼した方が適切な支援が提供できると判断することもある．相談者の問題・課題を解決し，相談者の思いを叶えていくためには各部署・各機関が協力し合い，それぞれの役割を果たしていくことが必要不可欠である．しかし，単に顔見知りの関係になることや各部署や各機関がそれぞれ活動するだけでは，連携・協働とは言えない．

　連携とは，共有化された目的を持つ複数の人および機関（非専門職を含む）が，単独では解決できない課題に対して主体的に協力関係を構築して目標達成に向けて取り組む相互関係過程である[1]．協働とは，同じ目的をもつ複数の人および機関が協力関係を構築して目的達成に取り組むことである[1]．つまり，がん相談での連携・協働は，相談者の思いや考え，問題・課題を両者がともに把握し，相談者の思いを叶えるために相談者にとって必要な情報や利用可能な資源へと橋渡しできるような協力関係を主体的につくることである．

2 院内の連携・協働

　がん相談支援センターが相談者からの多岐にわたる相談に対応するためには，まずは院内他部署との連携・協働が欠かせない．また，相談ニーズを持つ人が，がん相談支援センターを自ら訪ねることができるとも限らないため，そのような人へ院内の医療者からがん相談支援センターを紹介する環境を整えるためにも院内の連携・協働体制の構築は極めて重要である．

1 院内で働く専門職

　院内ではさまざまな専門職が，それぞれ専門のスキルを発揮し，患者ひとりひとりのサポートを行っている．まずは，院内（自施設）で働く専門職の役割，院内他部署の業務の範囲を把握することが必要である．相談員が関わりの多い院内の専門職には，医師，看護師，医療ソーシャルワーカー，薬剤師，臨床心理士，公認心理師，理学療法士，作業療法士，言語聴覚士，管理栄養士，緩和ケアチーム，AYA世代支援チーム，遺伝カウンセラー，治験コーディネーターなどがある．

2 院内の連携・協働の実際

　院内で相談員の関わりが多い専門職には，医師があがる．患者の病態をよく把握し，患者に合った治療法を提案するのは医師である．相談者が治療選択に悩む場合には，医師と調整し再度説明の機会を設けることが必要となる．

　同じ医師という職種であっても，患者・家族への対応，病気・治療についての説明の仕方はさまざまである．医師の特性を踏まえて，医師と相談者間で生じそうな相互作用や医師の相談者への対応などを考慮し，相談員は柔軟に対応を変更する．

　また，近年では，医療の進歩によって専門分化し，それぞれの専門職がそれぞれの役割の範囲の中で相談者を理解し対応することに留まり，相談者の全体像を把握する医療者が不在となっている場合がある．相談員のできることにも限りがあるが，困っている相談者の声を適切な専門職に届け，誰ひとり取り残さないために医療者の知恵と工夫を寄せ合っていくことが望まれる．

　院内他部署の情報は自動的に集まってくるものではなく，相談員からの働きかけがあり，またそれを組織化する試みがあって初めて有効に機能する．がん診療

連携拠点病院では，緩和ケアチーム（PCT）や栄養サポートチーム（NST）などのチーム医療体制，各種カンファレンスが設けられている．このようなチームや会議の場を関係構築の契機と捉え，相談員が病棟への回診，各診療科やチームのカンファレンスに参加する機会を定期的に設けることで，情報収集のみならず，がん相談支援センターの周知にもつながる．また，同僚や同期などの人脈を活用した関係づくり，がん相談支援センター長や病院長を通じた院内の周知など，院内の連携・協働には様々な工夫ができる．

3 | 地域の連携・協働

相談者の療養生活をより良いものとしていくためには，地域の関係機関・関係職種との連携・協働が欠かせない．近年は医療や社会資源の専門分化や細分化に伴い，連携・協働先（紹介先）も多様化している．

1 地域で関わる関係機関・関係職種

相談者の持つニーズや課題によって，連携・協働先は他の医療機関・福祉関係機関・行政機関と変わっていく．例えば，在宅療養に移行するなら地域のクリニックや訪問看護ステーション，就労支援であればハローワークや社会保険労務士，妊孕性に関しては生殖医療施設が連携・協働先となる．また，複数の機関と同時並行で連携・協働していくこともある．

2 地域の連携・協働の実際

他の医療機関，福祉機関，行政機関などを紹介する場合，どのような専門性と力量を持つスタッフがいて，相談者がその機関を訪ねたときにどのような対応ができるのか，実際に知っておくことは不可欠である．組織の概要やスタッフの職種が分かれば，ある程度想像がつくため，それらを事前に調べておくことは必要であろう．ただ，スタッフの多忙さや施設の状況の詳細などは文面の情報だけでは分からないことも多い．がん相談支援センターの業務の一つとして，クリニックや訪問看護ステーションなどへの訪問，地域の会議などへの参加，行政や地域の保健医療機関の担当者を研修会や地域相談支援フォーラムに招くなどして意図的に交流の場を作ることがあげられる．このように保健・医療・福祉・介護の関

係者同士の顔が見えるネットワークを作ることで，より円滑な連携・協働ができる可能性が生まれる．さらに，地域によっては，関係機関が登録されているメーリングリストを作成するなど，共通のコミュニケーションツールを活用しているところもある．地域の関係機関の情報収集やネットワーク作りも，がん相談支援センターの質の維持に不可欠な要素であると，組織の管理者に理解してもらい時間や人を確保することが望ましい．

COLUMN

院内他部署の情報収集と連携づくり

がん専門相談員であるソーシャルワーカーとして，相談者ががんとともに生きられるよう支援するために，個人，組織，地域に働きかけながら支援できる仕組みを展開していくことはがん相談支援センターの役割だと思っていました．

しかし，院内を見渡しても，まず自分の病院でどんな臨床試験が行われているかさえ，十分に把握できていないことに気づきました．そこで，全診療科・医局長会議でアンケートを行い，行っているがん医療と適応症例，費用負担，その診療科においてがん相談支援センターをバックアップしてくれる医師の名前と連絡先を収集しました．情報のメンテナンスが重要ですが，当院では臨床研究支援部門と一緒に調査シートと情報を共有する仕組みを作りました．臨床研究支援部門にとっても必要な情報でしたので，ともに取り組むことにより双方の部門のためにメリットがある連携となりました．

がん相談支援センターは，医療におけるさまざまな困りごとが直接持ち込まれる現場です．病院の評判を左右し得る，組織上の課題もさまざまな相談内容から浮き彫りになってきます．こうした課題を，改善のための提言に変えてフィードバックしていくことは，組織の管理者としても有用な情報となり得るものですし，改善されれば，結果として患者さんにとってもメリットとなります．

情報のハブ機能としての役割は，労力を要するものではありますが，がん相談支援センターの欠かせない機能であると実感しています．

4 | 連携・協働の際の主な留意点

1 相談者の訴えを受け止め，相談者のニーズや課題を的確にアセスメントする

　適切な連携・協働のためには，丁寧に相談支援のプロセスを踏むことが欠かせない．相談員が相談者の訴えを受け止め，ニーズや課題を的確にアセスメントできない場合には，ここでは十分に対応してもらえなかったという思いを抱かせてしまったり，こんなはずではなかったと相談者の貴重な時間が無駄になってしまう可能性がある．的確なアセスメントなしには適切な連携・協働はできず，連携・協働に向けては相談支援の基本姿勢が重要であることを再確認しておきたい．

2 がん相談支援センターでできることと紹介先でできることを把握する

　相談者のニーズや課題をアセスメントした後は，相談者のニーズや課題への対応，思いを叶えるために適切な紹介先に適切な方法でつなぐことが求められる．適切に連携・協働を行うには，がん相談支援センターの役割を理解し，がん相談支援センターで対応可能な範囲を把握しておくことが必要である．まず整備指針やがん対策推進基本計画で求められているがん相談支援センターの役割や業務・対応可能な範囲を理解しておくことが望ましい．そして紹介先の役割や業務の情報を得て，がん相談支援センターの役割や業務内容と重なる部分を把握しておく．しかし，最近の相談では紹介先が多様化してきており，紹介先の情報が十分にないことや初めてその機関を紹介する場合もあるかもしれない．相談者のニーズや課題に合わせて，紹介先へ問い合わせなどを行いながら，調整していくことが必要となる．もし紹介先と事前に調整ができなかった場合でも，紹介先で対応できると見込まれることや対応できなかった場合の対処（「こちらにまたご相談ください」，など）を伝えていくことが必要となる．またそのような場合には，実際に紹介を行った相談者からフィードバックを得られるように調整し，今後のデータとして蓄積していくとよい．

3 紹介先を信頼し，相談者のニーズや課題を共有する

　紹介先はすでに連携・協働したことがある組織や人だけでなく，初めての組織や人になる場合も多々ある．連携・協働では，紹介先が相談者の力になってくれる，知恵をくれると信頼することが何より大切である．信頼関係の構築は，お互いが信頼し合うことではじめて成り立つ．また，紹介先と情報共有する際には，相談者の同意を得た上で行い，伝達内容によって先入観を与えないように，客観的に事実を伝える配慮も必要となる．

　連携・協働では，相談員一人が頑張り続けるのではなく，それぞれの専門職や関係機関・関係職種の役割や業務を理解し，紹介先を信頼し，相談者のニーズや課題を共有し協力しあっていくことが重要となる．

引用・参考文献

1）吉池毅志，栄セツコ（2009）「保健医療福祉領域における「連携」の基本的概念整理—精神保健福祉実践における「連携」に着目して—」『桃山学院大学総合研究所紀要』34．pp.109-121．桃山学院大学総合研究所
https://www.andrew.ac.jp/soken/assets/wr/sokenk184_1.pdf

第Ⅲ部

さまざまな状況における
相談支援

第1章 治療病院・療養場所の選択

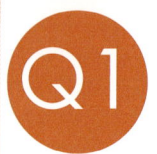 「がんを治療する病院」を選ぶときのポイントを教えてください.

 がんと診断を受け，治療する病院をどこにするかを考えることは，納得し，前向きに治療を受けていくうえで，とても大切なことです．適切な治療や支援が提供される病院か，がんの治療件数はどうか，通いやすいかなどが，病院を選ぶときの一般的な基準と言われています．また，がん以外の病気を患っている場合，並行して診療できる病院であるかどうかも大切です．がん相談支援センターでは，あなたにとって最善の病院はどこか，一緒に探すお手伝いをいたします．ご自身の希望や状況を相談員にお話しください．

◼ 1 相談対応時に活用できる知識・制度

1）治療病院の選択に関する相談の留意点

① 相談者個々の利益を優先（中立性）

がん相談支援センターはがん診療連携拠点病院等に設置され，受診中の患者，家族のみならず，病院に通っていない地域の方々も相談できる窓口である．診療に携わる医師や看護師とは異なり，相談員は中立的立場で患者，家族，地域住民の困りごとに対応する．そのため，病院の一部署ではあるものの，相談者にとってのメリット・デメリットをともに考え病院選択の相談に対応することが求められる．ただ，自院に治療病院の選択について相談する背景には，その病院を受診したいという希望があることが多い．院内の受け入れ体制や患者の病状，治療方針，居住地からのアクセスなどを勘案し，その結果として自院を受診するという決定であれば，心から歓迎をしたい．

② 医師一人に対する期待の偏重から，チーム医療重視へ

現代のがんの治療は，医師だけでなく，薬剤師，看護師，医療ソーシャルワーカー，理学療法士，管理栄養士などのさまざまな専門職が連携・協働して，患者，家族の治療や生活を支えるチーム医療が重視されている．ゆえに，チーム医療を

重視した病院選びも大切な視点である.

　過去の医療においては，パターナリズムや父権主義と言われたように医師の存在が絶対であり，患者，家族は医師への期待が大きい一方で，他の職種を頼ることが少なかった．医師は大切なパートナーであることに変わりはないが，患者や家族がチーム医療を重視し，医師だけでなく他の専門職の支援を十分に活用して安心，納得して治療に臨めるよう，相談員として患者・家族の意識の変化も促していきたい.

2) 治療病院を選ぶポイント

　病院をどこにするかを考えることは，とても大切なことである．かかりつけ医や，がんを診断した近隣病院の医師に紹介してもらうこともできる．周りの頼れる人や家族とともに総合的に考え，決定していきたい．病院選びのポイントはいくつかあり，ここでは，一般的ながんの治療病院を選ぶポイントの例を紹介する.

①　標準治療を受けられる病院であること

　病院を選ぶ大前提として，標準治療を受けられることが必要である．標準治療とは，科学的根拠に基づき，有効性や安全性が確認された現時点で利用できる最善・最良の治療であり，我が国では保険適用にて提供されている.

　日本ではがん対策が進み，がん診療連携拠点病院等を始めとする都道府県の指定病院，またそれ以外の病院であっても標準治療を受けることができる時代となった．一定の実績があり，提案された治療方針が標準的な治療で，患者・家族などが納得できるようであれば，どの病院であっても治療を受けることに大きな差はないと考える.

　しかし，患者，家族などの中には，「保険適用外の治療を行うクリニックを検討している」，「研究段階の治療が実施できる医療機関を探している」という場合もあるかもしれない．がんと宣告を受け，藁をもすがる思いの心理状況の場合，情報を冷静に判断できなくなってしまう場合がある．相談員は，保険適用外や研究段階の治療を求めたくなる患者心理を受けとめつつ，標準治療との違いなどを説明し，がん診療連携拠点病院をはじめとする標準治療を実施している病院につながるよう支援する.

> ● 国立がん研究センター「がん情報サービス：病名から病院を探す」から
>   がん診療連携拠点病院は，で検索できる
>   https://hospdb.ganjoho.jp/

② 診療実績・生存率

診療実績は，一定以上の実績があるかどうかを判断する上で有用である．一定以上の診療実績がある場合は，診療実績がどの程度の意味を持つのかを吟味する視点も必要である．特に主要ながんの場合，数十例，数百例の違いで診療の内容や質が大きく変わるとは考えにくい．数に振り回されないよう伝える必要がある．一方，膵がんのような手術が難しいがんでは，手術実績の多い病院（ハイボリュームセンター）での治療を検討・考慮するとよいということが診療ガイドラインに記されている場合もある．

なお，施設別の「生存率」のデータも存在するが，治療成績の優劣として比較

COLUMN

院内がん登録全国集計結果閲覧システムと施設別がん登録件数検索システム，がん情報サービスで閲覧可能な症例数

がん情報サービス「がん統計」内の「院内がん登録全国集計」や「院内がん登録全国集計結果閲覧システム」では，施設別もしくは都道府県別に，がん種ごとの症例数を調べることができます．データは院内がん登録の全国集計に参加した施設からなり，国が指定するがん診療連携拠点病院，小児がん拠点病院，各都道府県から推薦され院内がん登録に参加した施設を含み，2022 年は約 900 施設が登録しています．

さらに詳細ながん種別，組織型別，治療内容別などの検索を希望する場合には，都道府県がん診療連携拠点病院やがん情報サービスサポートセンターに導入されている「施設別がん登録件数検索システム」を活用することができます．特に，希少がんの検索に有用です．病期別の実績や初回治療の手術実績などは検索することができますが，レジメン（抗がん薬などを実際投与する場合の計画書）や放射線治療の種類別の実績などに関してはこれらのシステムで情報収集することはできません．それぞれの病院のホームページ，もしくはがん相談支援センターに問い合わせて確認する必要があります．

なお，がん情報サービスの「相談先・病院を探す＞病名から病院を探す」でも，がん種や都道府県を指定し，病院ごとの年間の初回治療件数を閲覧することができます．希少がんについては，施設別症例数検索に特化したページが作成されています．がん情報サービスの「相談先・病院を探す＞希少がん専門病院を探す」から閲覧でき，症例数の多い順にソートできる機能も備えています．

してはならない．進行がんや高齢者が多い少ないなど，治療する患者の年齢や既往，ステージの構成が施設ごとに異なるため，単純に比較しないよう留意する．

③ 通いやすさ

放射線治療や薬物療法など，多くの治療が外来で行われるようになり，治療内容によっては毎週あるいは毎日通院する場合もある．治療に伴う副作用が生じ，常に体力や気持ちに余裕のある状態で通院できるとは限らず，自宅療養中に重篤な症状が生じた場合の緊急対応の必要性などを考えると，通いやすさも病院選択の基準として重要な要素である．

④ チーム医療体制

薬の飲み方や副作用の相談は薬剤師，副作用のケア方法や治療選択に悩む相談は看護師，生活の支援や社会資源の相談は医療ソーシャルワーカーなど，医師だけでなく他のさまざまな職種が連携して，治療や生活をサポートするチーム医療が重視されている．チーム医療の一例として，緩和ケアチームや栄養サポートチームなどがある．さらに，がん相談支援センターなどの相談窓口で他の職種にも相談が可能かどうかも，病院選びの一つのポイントとなる．

また，病院独自に編成するチーム医療体制もある．例えば，AYA 世代の患者の場合，「AYA 支援チーム」が組織化された病院ではこの年代の患者支援に力を入れている可能性が高く，病院選びの一つの要素となるだろう．病院のホームページなどで確認したい．

さらに，複数の医師によるカンファレンスなどを定期的に設けて治療方針を検討したり，検査結果や薬剤の投与についても，見落としや誤投与などがないよう複数のスタッフがチェックしたりする体制が整備されている．医療の高度化，複雑化に対応するため，連携・補完し合うチーム医療体制が推進されている現状を解説することで，相談者の不信感や誤解が解ける場合もあることを相談員として覚えておきたい．

⑤ がんの専門職種の配置

がん医療では専門医機構や学会・職能団体が組織され，診療ガイドラインの作成の他，専門医・指導医，専門薬剤師，専門・認定看護師などの認定が行われている．専門知識や高い技能を持っていることを示す指標の一つと考えられ，専門医や専門薬剤師，専門看護師などの配置状況を病院選択の基準の一つとして考慮

することもできる．がんの専門職種については，各病院のホームページや，がん情報サービス内の「現況報告書情報」にて確認することができる．

⑥ 待機期間

大規模な病院には患者が多く集まるため，初診や治療開始までに待機期間が発生する場合も少なくない．一般的にがんは，発生から数年〜数十年かけて進行していくものが多い．数週〜数カ月の待機期間によって状況が大きく変化する，進行することは少ないため，治療までの大切な準備期間ととらえられる場合が多い．しかし，なかには週・日単位で急速に進行する高悪性度リンパ腫のようながんもあり，病院選択にかけられる時間や治療開始までの猶予期間がどの程度あるかを医師に確認することも大切である．

⑦ がん以外の疾患への対応体制（複数疾患を持つ患者の場合）

高齢化や生活習慣の変化により，複数の疾患を抱えるがん患者も増えている．がんの専門病院で治療を受けたいと希望する患者・家族などもいるが，抱えている疾患の種類や状況によっては，専門的に対応できるスタッフがいない，設備が整っていないなどの理由により受け入れが困難な場合もある．がん以外の疾患の治療経過が長い場合，かかりつけの病院でがん治療を行うことが，その人にとって最善であることも多い．かかりつけの医師に，がんと診断されたことを伝え，どこの病院で治療を受けることがよいか相談することも一つの方法である．

2 相談対応時のポイント

納得して選んだ病院であれば，前向きに治療に臨むことができ，治療への満足度も高まる効果もある．一方，日本では治療を受ける病院を自由に選ぶことができるため，がん患者，家族などは，がんと診断され不安や混乱があるなかで，短期間で治療病院を選ぶことが必要となる．まずは，受診中のクリニックなどの医師が薦める病院があるかどうかや，患者・家族などの希望を確認し，個々の患者，家族などにとってのメリット・デメリットを中立的な立場で整理できるとよい．また，心理的サポートに努めながら，病院を選ぶときのいくつかのポイントを説明し，他の疾患の有無，自宅からのアクセスなどを聴取した上で，総合的に自己決定できるよう支援したい．

病院選びに悩む患者・家族は，大きな病気にかかることや大きな病院を受診す

ること自体が初めてという場合も少なくない．転院に必要な手続き（紹介状：診療情報提供書の準備）や転院とセカンドオピニオンの違いの解説など，病院受診における基礎知識を提供することも多いだろう．

　また，治療が始まったあと，何らかの要因で，主治医が一人で治療方針を立てているのではないかと不安や不信感を抱き，転院を希望する相談者もいる．多くの場合，主治医と同一診療科内の複数の医師によるカンファレンスなどが定期的に設けられ，標準治療を基本とした治療方針が検討される．複数の医師やスタッフで検査結果や治療方針をチェックする施設が多いことなど，病院の実状を解説するだけで，不信感や誤解が解ける場合もあることを押さえておきたい．

❖ よくあるQ&A

Q 希少がんの病院選びのポイントがあれば教えてください．

A 希少がんの診療は，どこの病院でも同じように診療の経験があるわけではありません．少しでも多く診療している病院で治療を受けたい，通院もできるという場合には，遠方の病院も考慮します．なお，GIST（消化管間質腫瘍）や皮膚がんなど治療方法が確立している希少がんもあり，近隣の病院でも，がんの専門病院と同様の治療を受けることができる場合があります．また，セカンドオピニオンをうまく活用しながら，地元の病院の担当医と治療を進めていくという選択肢もあります．遠方の病院を選ぶ際には，緊急時は地元の病院で対応いただくなど連携体制があると安心です．

Q 治療を開始したのですが，担当医と折り合いが悪く，転院したいです．

A いったん治療が始まると，途中で転院することが難しい場合があります．まずは今の病院でどのようなサポートが得られるか，薬剤師，看護師など医師以外の専門職に相談してみましょう．受診中の病院，他の病院のがん相談支援センターでも相談することができます．相談者の同意を得ることなく，相談の内容が第三者にもれることはありませんので，継続的に相談しながら，今の担当医のもとで治療を続けていくという選択肢もあります．それでも難しい場合は，転院が最善かどうか一緒に考えましょう．

参考資料

・国立がん研究センター「がん情報サービス：院内がん登録全国集計結果閲覧システム」
　https://jhcr-cs.ganjoho.jp/hbcrtables/
・日本膵臓学会　膵癌診療ガイドライン改訂委員会（2023）『患者・市民のための膵がん診療ガイド 2023年版 第4版』金原出版

第Ⅲ部

第1章　治療病院・療養場所の選択

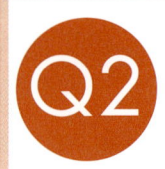

Q2 今後の「療養場所」はどのように選んだらよいでしょうか？

　まずご本人の病状と希望，家族などの希望をそれぞれ確認してみましょう．医療や介護の必要性，家族の介護力，一人暮らしなど，患者，家族の状況はさまざまです．例えば，緩和ケア病棟の入院期間は平均2〜3週間で，都市部では平均1週間のところもあります．自宅や施設で過ごしながら，必要な時に地域包括ケア病棟や緩和ケア病棟を利用するという，「ときどき入院，ほぼ在宅」を目ざす流れが一般的です．まず，地域にどのような資源があるのか確認しましょう．また，自宅や施設での過ごし方や今後起こりうる症状と対応方法，緊急時の対応について，予めイメージが持てるよう情報を得て疑問点や不安を軽減し，ご本人とご家族とで何度も話し合うことが大切です．

1 相談対応時に活用できる知識・制度

1) 療養場所の実際

　地域によって異なる場合もあるが，以下の**表Ⅲ-1-1**に，主な療養場所とその特徴を示す．

表Ⅲ-1-1 主な療養場所とその特徴

主な医療機関	特徴	費用など
回復期リハビリテーション病棟	・1日最大3時間の専門職（理学療法士，作業療法士，言語聴覚士）のリハビリを集中的に受けられる ・最長180日までの入院ができる	医療保険適用
地域包括ケア病棟	・急性期の高度な医療はできないが，自宅や施設療養中の患者の緊急の際に受け入れが可能で，最長40日程までの入院ができる ・在宅復帰への支援を目的に利用が可能である ・レスパイト入院（介護度の高い患者を抱えた家族が休むことを支えるための入院）が可能な医療機関もある	医療保険適用 定額制

表Ⅲ-1-1　主な療養場所とその特徴（つづき）

医療療養病床	・病状が安定している患者が長期にわたり医療ケアやリハビリを受けられる ・数カ月単位の入院で，看取りにも対応できる	医療保険適用
緩和ケア病棟 （ホスピス）	・主にがんの終末期の人が対象となる ・病院により規則や方針が異なる ・入院期間が区切られていることが多い（平均2〜3週間程度） ・痛みやつらい症状を和らげ，体調を整え，自宅の環境を調整して家で過ごすことを目的とした入院もできる ・個室の場合が多く，個室料がかかる ・入院までの待機期間が必要なことが多く，在宅療養を始めるのと同時期に緩和ケア病棟の入院前相談を予約する人が多い ・緩和ケア病棟を探すサイト（日本ホスピスケア緩和ケア協会 https://www.hpcj.org/uses/pcumap.html）が参考になる	医療保険適用 個室料（差額ベッド代）は施設により異なる（数千円〜数万円／日）

自宅・施設など	特徴	費用など
自宅	・住み慣れた場所，地域で，ゆっくり過ごせる ・家庭や地域での役割遂行，社会参加ができる ・訪問診療や訪問看護，訪問介護（ホームヘルプ）を利用できる ・介護保険を利用し，福祉用具（介護用ベッドなど）のレンタルや住宅改修などが可能	・訪問診療は医療保険，訪問看護は医療保険および介護保険，訪問介護は介護保険が適用 ・在宅医療は「外来」扱い
・特別養護老人ホーム ・介護老人保健施設 ・介護医療院	・介護やリハビリが必要な高齢者のための施設 ・施設によって医療体制が異なる ・ショートステイの利用も可能である ・決められた日課と自由な時間がある ・集団生活であり，中・長期的な生活の場となる ・地域にもよるが長期にわたり入所を待つ人が多く，適時に利用することが難しい	介護度，個室利用の有無によって異なる（7〜22万円／月）入居一時金は不要. その他，洗濯代などが必要
（ホスピス型） 有料老人ホーム	・介護士や看護師が24時間対応する ・患者が希望する在宅療養支援診療所や訪問看護ステーション，ケアマネジャーに依頼できることもある ・要介護認定を受けた方が入居対象で，40〜50代の人も利用可能である ・個別の状況にあわせて医療処置が受けられる ・病院よりも自由度が高い ・家族が宿泊できる場合が多い ・がん以外の病気があっても対応してもらえる場合が多い	数十万〜千万円単位の入居一時金や，月ごとの生活費，介護費用が必要

2）病院と在宅での医療の相違

病院と違い在宅では，高度な検査機器や医療の設備がないため，手術，放射線治療，薬物療法などはできないが，訪問診療と訪問服薬指導，訪問看護などを組み合わせることにより，在宅でも多くの医療的な対応ができる．血液検査，超音波検査，鎮痛薬や医療用の麻薬の処方や投与，在宅酸素，中心静脈栄養もできる．

在宅では，患者の住み慣れた家に訪問するため，患者・家族の歴史や関係性，経済状況，価値観までもが伝わってくる．在宅だからこそ，患者・家族の個別性に合わせた生活そのものを支えることができる．

3）療養場所を決める際の患者，家族の心情

1970年代までの日本は，自宅で亡くなることが当たり前であった．病院数や病床数の増加，核家族化などにより，病院で最期を迎えることが通例となって久しい．しかし，2020年以降，COVID-19の影響もあり，病院以外（自宅や施設）で亡くなる人が微増傾向にある．がん患者，家族の多くが，がんという病気を抱える人の最期を見届ける経験をしていない．そのため，「家族に迷惑をかけたくない」，「痛みに苛まれるのではないか」，「緊急時への対応の不安」などを抱え，本音とは裏腹に病院や施設を希望することが少なくない．がん患者，家族などが，がんという病気を抱える人の最期の様子と，できうる対応について情報を得て理解し，後悔の少ない意思決定ができるよう支援したい．

この時期の患者，家族は，これまでともに戦ってきた医療者との別れを余儀なくされることも多い．「匙を投げられた」と医療不信になることもある．これまでの闘病を称えねぎらうとともに無念な想いをも十分に受けとめ，新たな主治医とより良い関係性を構築できるよう，前向きなサポートを心がけたい．

4）本人と家族の意見の違い

患者本人と家族との意見が異なり，相談員としてどう対応してよいのか困る場面も少なくない．患者は自宅での療養を希望するが，家族は積極的ながん治療の継続を要望したり，介護負担を懸念し施設や病院を希望したりする場合などである．まず，相談員の基本姿勢として，患者本人のために，家族に協力を求めることを第一義とはしないことを確認しておきたい．

本来ならさらけ出したくない家庭内の事情を表出する相談者の思い，背景，差し迫った状況を傾聴し，理解することがスタートである．対話のなかで，家族の範囲，関係性，価値観，役割分担などの視点で家族の構造と機能をシステムとして

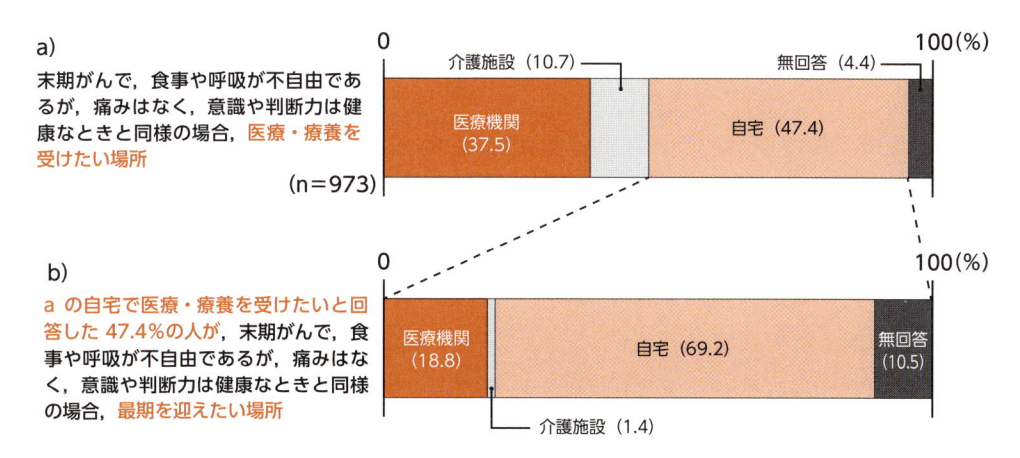

図Ⅲ-1-1　一般国民における「人生の最終段階における，最期を迎えたい場所」
　　　　　（自宅で医療・療養を受けたいと回答した方が対象）
厚生労働省 人生の最終段階における医療の普及・啓発の在り方に関する検討会（平成 30 年 3 月）
「人生の最終段階における医療に関する意識調査報告書」
https://www.mhlw.go.jp/toukei/list/dl/saisyuiryo_a_h29.pdf

アセスメントする．相談員は，家族間で誤解があれば訂正し，必要な情報を提供し，
時には代弁や橋渡しもする．家族メンバーが互いを理解し，役割分担や立ち位置を
自ら見出し助け合えるよう，その家族ならではの機能の発達を見据えた支援を心掛
けたい．

5）人生の最終段階で過ごす場所

　一般国民を対象とした「人生の最終段階における医療に関する意識調査」では，
人生の最終段階において医療を受けたい場所として最も多かった回答は「自宅」
であり，47.4％であった．また，「自宅」と回答した者が，末期がんで最期を迎
えたい場所として最も多かった回答も「自宅」であり，69.2％であった[1]（**図Ⅲ
-1-1**）．住み慣れた場所で，最期まで自分らしく，家族と多くの時間を過ごしたい
という理由である．

　しかし，介護する家族などへの負担や，急変時の不安から，いざとなると入院
を希望する場合も少なくない．がんの終末期と言っても患者本人，家族などの意
向，症状，家族構成や機能，居住環境，経済状況，併存疾患の有無など，実にさ
まざまである．患者，家族などが最後を過ごす場所での生活や介護サービス，起
こりうる症状と対処法について情報を得てある程度イメージでき，安心，納得で
きるまで医療者や介護職などと話し合うことが重要である．

6）がんという病気の一般的な最期

① 介護

　がんの終末期は，心疾患や認知症などと比べ，比較的長い間，身体機能が保たれ最期の2カ月くらいで急速に低下していくことが知られている．最期の1カ月程はトイレや入浴，移動などの介助が必要になるのが一般的だが，それまでは自力で生活ができるということである．トイレや入浴が困難になり，最期の数週間だけ病院や施設を利用することも多い．一方，早期から訪問診療や訪問看護・介護を利用できている場合には，自宅で十分に過ごせることを実感し，緊急時の対応についても経験を重ね，介護にも慣れ，それまでの延長として家族に見守られながら自宅で安らかに旅立つことも少なくない．介護保険を利用し，介護用の電動ベッドや手すりなどの福祉用具をレンタル・購入して住環境を整えると，患者本人および家族なども安楽に過ごすことができる．

　もしも，家族が介護に疲れてしまった，助けてほしいというときは，一人で抱えず医師や看護師，ケアマネージャーに相談できることも伝えておきたい．

　「第Ⅲ部第2章 p.119」も参照してほしい．

② 症状

　がんの終末期を過ごす場として自宅にするか病院や施設にするかを考える際に，多くの患者・家族などが案じることは，がんに起因した痛みであろう．遺族調査の結果では，患者が死亡前に強い痛みを感じていたと回答した割合は，28.7％であった[2]．現在，がん性疼痛は，医療用麻薬などの開発が進み，医師の指示のもとで適切に使用すれば，多くの場合で苦痛症状の緩和を図ることができる．また，脳転移などを除き多くのがん患者は，最後まで認知機能が保たれる．しかし，患者に強い恐怖心や不安，絶望感，無関心など精神的に不安定な状態が続く場合は，患者本人や家族だけで対応することは困難であるため，遠慮なく医師や看護師，ケアマネージャーに相談するよう伝える．また，高齢者に多くみられるせん妄は，住み慣れた自宅に戻るだけで症状が和らぐことも多い．療養場所をどこにするかにかかわらず，終末期に生じうる症状とその緩和の方法について相談員として情報提供できると，患者，家族にとって安心できる材料となる．

　一方で，急な出血や緩和が難しい息苦しさ，けいれんなどの新しい症状が出てくる場合がある．このような場合は，医師，看護師に速やかに連絡し，今後どのように対処したらよいのか相談するように伝える．

③ 自宅での看取り

　自宅での看取りを経験したことがある人は少ない．自宅で看取った場合は警察が入る場合がある近所への影響を心配する家族もいる．一般的に亡くなる直前は，呼吸が浅くなり，口をパクパクと動かすような下顎呼吸となる．呼吸が止まったことを確認したら，継続して訪問している在宅医や訪問看護師に連絡する．在宅での看取りを希望し在宅医や訪問看護師の継続的な医療を受けている場合は，訪問した医師が死亡診断書を書くことができ，警察が介入することはない．看取りから葬儀まで穏やかな時間を過ごすことができるため，在宅医や訪問看護師に希望を伝え，最期のときの対応について事前に説明を受けておくと安心である．

COLUMN

療養場所について話し合う時期

　一般的に，がんの完治が難しく緩和ケアが主体となっていく段階で，その後の療養場所について医師や看護師，ケアマネジャーなどと話し合うことが多いです．しかし，遺族調査の結果では，患者と医師間で最期の療養場所に関する話し合いがあったと回答した遺族は，全体で 35.7%と限られ [2]，十分に話し合われていない現状が示唆されます．

　訪問診療や訪問看護，介護が早期から導入されていると，患者，家族などと信頼関係も構築され，安心して自宅で過ごせる実感とともに最期をどのように過ごすかというイメージを描けるようにもなります．治療の転換期が近づいてきたら，日常会話の延長で療養場所についての話題を織り交ぜることができたらと思っています．

2 相談対応時のポイント

　療養や終末期を過ごす場所として，まず考えるのは緩和ケア病棟（ホスピス）が多いであろう．しかしながら，緩和ケア病棟の病床数はがん患者数と比べ，絶対的に少ないのが現状である．国の政策や診療報酬上の縛りもあり，必要とする患者ができるだけ入院できるよう，また，症状緩和のための薬剤開発の発展の後押しもあり，多くの緩和ケア病棟の入院期間は平均2～3週間程度である．症状コントロールの目的で短期間入院し，症状が落ち着いたら自宅へ戻り，最期の数週間を緩和ケ

ア病棟で過ごすという「ときどき入院，ほぼ在宅」の流れが一般的であることを，患者，家族などに理解いただけるよう説明する必要がある．

　また，地域により緩和ケア病棟の数が少ないなど課題がある．がんの終末期に対応でき，医療用の麻薬を取り扱うことのできる在宅療養支援診療所や訪問看護ステーション，訪問薬局などの資源も一様ではない．自施設に通う患者の居住地の療養場所に関連した情報を収集し，適時提供できるよう準備しておきたい．

　最近では，在宅ホスピス型の有料老人ホームが増加している地域も少なくない．費用はもちろん，運営やケアの実際にも注視したい．

　さらに，一度決めた療養場所で過ごす過程で，意向が変わることもよくある．大切なのは，その決定に至った思い，理由を共有することであり，いつでも柔軟に選択，変更できるよう相談員は広く情報を提供しておくことも大切である．

❖ よくあるQ&A

Q 家族みんな日中は仕事をしているので自宅での療養は無理です．どうしたらよいですか？

A がん患者さんだけで自宅で何時間も過ごすことは，家族としても心配になるでしょう．しかし，訪問看護や介護を活用する，午前と午後と1回ずつ家族の方から電話をかけて状況を確認するなどして自宅療養をしているがん患者さんもたくさんいます．がんの終末期だからといって，24時間常に見守る必要はないことがほとんどです．

Q 私の地域には緩和ケア病棟がありません．どうしたらよいでしょうか？

A 地域によって緩和ケア病棟の数に偏りがあり，不足している状況があります．がん診療連携拠点病院と在宅療養支援診療所，訪問薬局，訪問看護ステーションなどが連携して地域の緩和ケアを担っている場合もあります．お近くのがん相談支援センターに相談してみましょう．

引用・参考文献

1) 厚生労働省 人生の最終段階における医療の普及・啓発の在り方に関する検討会（平成30年3月）「人生の最終段階における医療に関する意識調査報告書」
https://www.mhlw.go.jp/toukei/list/dl/saisyuiryo_a_h29.pdf
2) 国立がん研究センター がん対策研究所 厚生労働省委託事業がん患者の療養生活の最終段階における実態把握事業（2022年3月）「患者さまが受けられた医療に関する ご遺族の方への調査報告書 2018-2019年度調査」
https://www.ncc.go.jp/jp/icc/policy-evaluation/project/030/2019-2020/20220325.pdf

第2章 治療選択

今後の治療について，家族と話し合って決めるように言われましたが，決められません．どうしたらよいですか？

昨今は，複数の治療の選択肢が提示されるなど，患者・家族に決定を委ねられる場面が多くなりました．これは，治療法の発展や，患者・家族の希望や価値観，主体的な意思決定を尊重するという時代の変化が影響しています．一方で，専門家ではない患者・家族が治療法を選ばなければならない状況により，選択肢が複数あるなかで選べない，多くの情報に翻弄されるなどの悩みが生じています．一人で抱え込まず，困りごとや不明な点を担当医や他の医療者に相談し，必要な情報や情報源の提供を受け，納得してこれからの治療を決めていきましょう．

1 相談対応時に活用できる知識・制度

1）はじめに

　ひと昔前は，医師が治療方針を説明し患者・家族などが同意するパターナリズムに基づく患者・医療者関係が当たり前であったが，1980年代以降，シェアード・デシジョン・メイキング（shared decision meeting：SDM，共同意思決定）の概念が着目され，患者中心の医療が重視された．しかし，がんの診断を受けたばかりの心理状態で，難解な医学用語が頻出する治療の説明を理解するのは難しい．また，どの選択肢を選んでも治療にはメリットもあればデメリットもあるため悩ましく，決定が困難な場合がある．治療の選択は患者・家族のその後の人生をも左右する重大な意思決定であり，十分に吟味し，納得し，後悔の少ない選択を支援したい．

　意思決定支援の真のニーズには，不安や恐怖との向き合い方，担当医とのコミュニケーション，治療後の生活が想起できないなどのさまざまな課題が潜んでいることがある．相談員は相談者の抱えるニーズや課題を紐解き，それぞれに丁寧に対応し，情報提供にとどまることなく，相談者が自分自身の価値観に気づき主体的な意思決定ができるよう，そのプロセス全体を対話を通して支援することを目指したい．

2) 標準治療

「標準治療」とは，科学的根拠（エビデンス：あるテーマに関する試験や調査などの研究結果から導かれた，科学的な裏付け）に基づいた観点で，現在利用できる「最良の治療」であり，多くの患者に行われることが推奨される治療である．標準治療は，臨床試験の結果を多くの専門家が集まって検討し，有効性と安全性を確認して，最良であると合意が得られた治療法であり，「診療ガイドライン」には，これらの合意の内容の詳細がまとめられている．

治療の選択に悩むという相談を受けた場合には，まず，提案された治療の内容，選択肢が標準治療であるかどうかを，国立がん研究センターが提供する「がん情報サービス」や，診療ガイドラインなどと照らし合わせて確認する．特に薬物療法においては治療の進歩が著しいため，掲載された治療内容が最新版ではない可能性があることに常に留意する．

なお，標準治療や診療ガイドラインで推奨する治療は，必ず行わなければならないものではない．標準治療を「出発点」として，既往歴やその他の身体状況，年齢，生活状況，患者が大切にしたいこと，臨床経験に基づく知見などから，何が最善かを患者と医療者とが一緒に考えるための対話を持つことが大切である．

3) 患者・家族などに説明されるべき内容

治療選択においては，相談者が以下のことについて説明を受け，理解できているかどうか確認し，補足したり，疑問を解決したり，担当医に再度説明が受けられるよう支援する．

> - 病状
> - 治療を受けた場合と受けなかった場合の転帰
> - 治療の選択肢と具体的な方法（薬剤名やスケジュールなどを含む）
> - 各選択肢のメリットとデメリット，副作用や合併症の程度や割合
> - 専門家としての推奨
> - 副作用や生活への影響を最小にするための準備や方法

病状の詳細や深刻さの程度，治療を受けなかった場合にどのような見通しになるか，生死にかかわることだけでなく生活への影響を短期的，長期的な見通しを含めて相談者は理解する必要がある．また，どのような治療の選択肢が提示されているかを確認する．推奨される治療法の説明はなされているが，推奨されない

治療法は説明されていない現状が多く，相談員が補足説明することで，相談者の疑問が解消され納得して意思決定できる場合もある．がん治療には，期待できる効果や利益などのメリットと副作用や合併症などのデメリットが必ず存在する．それらの程度と割合，生活への影響を相談者が理解できるよう支援する．最後は，患者を最も理解する担当医の推奨を確認する．担当医としての倫理観から，目の前の患者にとって最善と考える選択肢を持っている場合は多く，患者・家族などから尋ねてみてもよい．そして，起こりうる副作用や合併症に対する対応策についても具体的に理解できると，相談者は意思決定に向けて一歩を踏み出すことができる．

4）シェアード・デシジョン・メイキング（SDM）

SDM では，患者と医師が比較的対等な立場に立ってそれぞれの強みと資源を持ち寄り，話し合いを通じて診療の目標や内容を決定する．両者が対話を重ね，医師は助言者としての役割を担う．専門家としての知識や情報を患者と共有し，その患者にとって最善の決定を可能にするものとして，人生における重要な意思決定をする際の大切な概念である．

一方，SDM にも限界があると指摘されている．患者の過去の体験，価値観，発達課題，治療後の生活全般，人生などの時間的な流れやドラマ性については，医療者には明確に意識されていないという．相談者の過去の体験や価値観に関心を向け，対話を通してこれらを言葉にしてみることを促し，相談者とともに発見していくというスタンスが大切なのだと考える．ナラティブに語ってもらい，積極的な傾聴を目的に対話を続けるなかで，はじめて見えてくるものがある．

5）患者と家族で意見が異なるとき

患者本人と家族とで治療選択の方針が異なり，相談員としてどう対応してよいのか困る場合も少なくない．例えば，高齢の患者本人は治療をしないことを選択するというが，家族ががん治療を希望する場合などは，患者本人と家族の価値が対立する．このような場合，家族からの相談が多いと思うが，当然のことながら相談員の対応は，患者に治療の必要性を力説することではない．治療を選択しないという理由や思い，背後にある価値観や体験を患者と家族の双方が語り合うことができる状況を作り出し，理解し合おうと歩み寄ることが欠かせない．お互いの主張を尊重しようとするなかで，治療をする・しないではなく，「最も懸念することは何か」「治療に期待することは何か」，「最も大切にしたいものは何か」

などについて話し合うことができると，落としどころや折衷案を見出すことが可能になる．

2 相談対応時のポイント

1) 標準治療の言葉の意味を説明できるよう準備する

　相談員として，標準治療についていつでも平易に説明できるよう準備しておきたい．標準治療は「並」の治療ではなく現在利用できる「最良の治療」であること，がん対策が進んだ日本では，がんの専門病院や大学病院だけでなく，地域の総合病院でも受けられることを説明できるとよい．

2) 標準治療の内容やガイドラインを説明できるよう準備する

　治療選択に悩む患者・家族などは，医師やその他の医療者からその人にとっての十分な説明を受けることができていない場合がある．相談員はその人のヘルスリテラシーに見合った平易さで治療に関する補足説明ができるとよい．医学情報を提供することに抵抗感がある相談員も少なくないが，公開されたがん情報サービスや一般販売された患者向けガイドラインを用いて，出典を添えて該当箇所を相談者と共に閲覧することから始めてみてほしい．確かな情報を得ることにより，自ら意思決定していく相談者も少なくない．相談員からの正しい医学情報の提供により，誤解が解消され，担当医との関係強化につながることも多い．

3) どうしても患者・家族など自身で決められない場合

　意思決定に必要な情報は十分に揃っているにもかかわらず，どうしても決められないという相談者もいる．まずは，その苦悩に共感の意を伝え，受けとめ，労う．そして，悩むことは後悔の少ない意思決定のために大切であると説明するとともに，自分にとってのメリットとデメリットを紙などに書き出し，整理することを提案したりする．決めきれずに何度も相談に訪れる場合には，あらかじめ時間を決めて問題の整理や気持ちの整理に伴走する．その際，自分の価値観や選好に相談者本人が気づけるような質問を重ねた対話を意識する．例えば，「一番心配なことは何ですか」，「これだけは避けたいということはありますか」，「○○について，どう思いますか」などである．また，「相談員さんだったらどうするか」と個人的な意見を強く求められ，困惑することもあるだろう．答えることを拒絶するとその後の相談者との関係に影響すると考える場合は，あくまでも一つの意

見として，「○○の状況なら△△を重視したいと考えるので，□□を選ぶかもしれません」などと，複数ある一つの意見として簡潔に伝えるとよい．

> ❖ **よくあるQ&A**
>
> **Q** 「最期のときは延命治療をするかどうか今決めてください」と言われ困惑しています．
>
> **A** 突然のことで動揺したり困惑したりするのも無理はありません．でも，とても大切なことです．じっくり考えていきましょう．一度決めた後に，意見が変わることもあります．なぜそう思うのかという理由を周りの人や医療者に言葉にして伝えることが何よりも大切です．

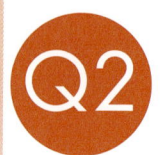

Q2 セカンドオピニオンを受けたいのですが，どのように進めるとよいでしょうか？

診断や治療選択などについて，別の医療機関の医師に求める「第2の意見」をセカンドオピニオンといいます．納得して治療に臨むために，上手に活用したいものです．全国のがん診療連携拠点病院ではセカンドオピニオン外来を開設しています．一般的には，今の病院よりも症例実績が多い，専門医がいるなどの病院でセカンドオピニオンを受けることが多いです．また，セカンド（第2）の意見の前に，ファースト（第1）である担当医の意見を理解することが大切です．がん対策が進み標準治療が共有された現在は，セカンドオピニオンで同じ見解だったということも少なくありません．セカンドオピニオンには，紹介状（診療情報提供書）が必要です．公的医療保険が適用されない自由診療のためカルテを作成したり検査や診察をしたりすることはありません．転院とは異なる点にも注意しましょう．

1 相談対応時に活用できる知識・制度

1) セカンドオピニオンとは

　セカンドオピニオンとは，診断や治療選択などについて，担当医以外の別の医師から「第2の意見」を得ることである．整備指針においてがん診療連携拠点病院では，セカンドオピニオンの提供体制を整え，分かりやすく公表すること，すべての患者とその家族に対して，他施設でセカンドオピニオンを受けられると説明することなどが求められている．

　がん診療連携拠点病院を中心として行われる診療は，標準治療を基本としている．そのため，病院や医師によって意見が大きく異なることは必ずしも多くはない．しかし，同じ意見だったとしても，セカンドオピニオンを利用することで，病気や治療への理解が深まることも多い．納得して治療に臨むなどの効果を見据え，患者・家族などが利用できる資源の一つとして紹介していきたい．

2) セカンドオピニオン先の紹介を求める相談の背景

①担当医との関係性，コミュニケーション

　患者，家族などのなかには，担当医や医療者の言動に傷ついたり，コミュニケーション不足による不満や不安が要因となったりして，セカンドオピニオンを希望する場合がある．医療者への期待の大きさや，センシティブな心理状態ゆえの，わずかなボタンの掛け違いでも生じうる．セカンドオピニオン先の紹介を希望する相談として病院リストを渡すだけではなく，相談員はセカンドオピニオンを希望するその背景を尋ね，真のニーズの顕在化およびニーズの充足を図ることを試みていただきたい．担当医の言動の背景を補足説明したり，今一度病状や治療方針の説明機会を設定したりすることで，セカンドオピニオンが不要になることもある．

②ファーストオピニオン

　セカンドオピニオンは患者の自由な権利であるが，有意義なセカンドオピニオンにするためには，担当医の意見（ファーストオピニオン）を理解することが欠かせない．十分に説明を受けていないためにセカンドオピニオンを患者，家族が希望していると判断した場合には，安易に病院を紹介することなく，担当医への質問の仕方を一緒に考えたり，担当医から説明を受ける機会が持てたりするよう支援する．

3) 担当医への伝え方

　担当医にセカンドオピニオンの希望を伝えると心象を悪くするのではないかと，抵抗感を抱く人は少なくない．セカンドオピニオンが普及した現代では，患者，家族が担当医に気を遣ったり，遠慮したりする必要はない．相談者が伝え方に悩んでいる場合は，「後悔のないよう，セカンドオピニオンをしたい．引き続き，○○医師に治療をお願いしたい」など，担当医へ申し出る際の言葉を例示できるとよい．

2 相談対応時のポイント

　セカンドオピニオンを受ける相談の際に，相談員として確認するポイントを以下に示す．

1) セカンドオピニオンの目的や必要な手続きの理解

　相談者がセカンドオピニオンを転院と混同している場合も少なくない．また，担当医への不信感や医療事故，医療訴訟についての相談，死亡した患者の相談など，本来の目的とは認識が異なっている場合もあるので留意する必要がある．セカンドオピニオンを受ける際には，以下の流れ，手続きが必要である．

> 1. ファーストオピニオン（担当医の意見）をよく理解する．
> 2. 医療機関を選定する．
> 3. 担当医に伝え，紹介状（診療情報提供書）の準備を依頼する．
> 4. セカンドオピニオンを予約し受診する．
> 5. セカンドオピニオン後は担当医に結果を報告し，結果を有効に活用する．

2) 医療機関の選定

　セカンドオピニオン先となる医療機関の紹介は中立的な立場を重視して，複数の病院を紹介する．しかし，それらのリストから病院選択を悩む場合は，セカンドオピニオンの目的を聴取し，症例数，専門医の有無，特定の治療法の実施の有無など既知情報を基に提示できるとよい．がん診療連携拠点病院などの各種がんの実績は，院内がん登録全国集計結果閲覧システムや，施設別がん登録件数検索システムで調べることができる．

　COVID-19感染拡大後より，オンラインでのセカンドオピニオンも増加した．患者本人の体調や旅費の負担，参加者数などを考慮し選択するのもよいだろう．

> - 国立がん研究センター「がん情報サービス：院内がん登録 全国集計 結果閲覧システム」
>   https://jhcr-cs.ganjoho.jp/hbcrtables/
> - 国立がん研究センター「がん情報サービス：施設別がん登録件数検索システム がん種別の診療数で病院を探してもらう」
>   https://ganjoho.jp/public/institution/consultation/cisc/hospital_search.html

3）料金

　多くの施設が保険外診療として独自の料金を設定している．施設によりセカンドオピニオンの料金や時間が異なるため，事前に病院のWebサイトで確認したい．おおよそ，1〜4万円と幅がある．

4）セカンドオピニオンの予約

　施設ごとまたは診療科ごとにセカンドオピニオンの予約方法は異なる．紹介状が手元にある状態で予約センターに患者・家族などが電話する場合や，受診中の医療機関から紹介状をFAX送信する場合などがある．事前に病院のWebサイトで確認したい．

❖ よくあるQ&A

Q セカンドオピニオンは受けた方がいいですか？

A 担当医から説明を受け納得している場合には，必ずしも受ける必要はありません．標準治療が普及し，特に初回治療の場合には，セカンドオピニオンを受けても同じ答えだったということが多いです．ただ，進行したがん，再発時の治療法などは，経験が豊富で設備が整い，臨床試験を積極的に行っている施設の場合は選択肢が広がる可能性があります．患者・家族などの権利として後悔のないようにセカンドオピニオンを有効活用していただきたいです．

Q3 ネットで見つけた高額な自由診療を親が受けようとしています．家族として止めたい場合，どうしたらよいですか？

 最近はインターネットで不確かな治療の広告が検索の上位を占め，がんと診断された患者，家族などの心理を利用し，高額な治療に誘導するWebサイトが無数にあります．しかし，自由診療として行われるがんの治療は，効果が証明されておらず，医療として確立されたものではありません．

患者，家族は，希望や願望を満たしてくれる言葉巧みな情報に飛びつきたくなり，担当医の難解な説明よりも，ネット上の断定的で明解な情報に傾倒したくなります．その根底には苦悩や孤独感がある場合があります．正論で否定する前に，まずは親御さんの今の気持ちを理解しようと耳を傾け，必要時は担当医をはじめとする医療者に相談しましょう．

1 相談対応時に活用できる知識・制度

1) 言葉たくみに魅了する広告

近年，がん医療にかかわらず美容医療サービスの情報を契機とした消費者トラブルが発生しており，「医療に関する広告規制の見直しを含む医療法」の改正が行われている．これにより，厚生労働省がネットパトロールを実施し監視しているが，不確かな情報が後を絶たない．以前は「免疫療法」と称した自由診療が横行していたが，現在は，「遺伝子治療」や「分子標的ワクチン療法」など，がん医療の発展に即し変幻自在に名称を変えて誘惑する．特に，膵臓がんステージⅣ，末期がんのキーワードを含む検索をすると上位に不確かな検索結果がずらりと並ぶため注意が必要である．副作用がないということは，主作用つまり効果がないことの裏返しでもあり，高額だから効果が高く安全であるわけではない．以下は，広告が禁止されている例であり，参考にしたい（**表Ⅲ-2-1**）．

表Ⅲ-2-1　Web サイトにおける広告が禁止されている例

法律で禁止されている広告	例
虚偽広告	● 必ず成功させます！ ● 最適な医療 ● 最先端の医療　など
誇大広告	● 科学的根拠が乏しい情報にもかかわらず受診を誘導 ● 厚生労働省や特定の病院の認定・承認と誤認させる表現 ● 期間が明示されていない診療件数の表現
比較優良広告	● 最高の医療を提供します ● 県内一の実績を有します ● 他の医療機関と比較し，成功率が高いです
体験談	● 患者家族の主観的な体験談による広告，口コミサイトからの転載 ● 当該医療機関のスタッフによる体験談
その他	● 専門医の資格の掲載には「○○学会認定○○専門医」のように記載する必要がある，学会名や資格名の記載がない

厚生労働省（2024 年 3 月作成）「医療広告規制におけるウェブサイト等の事例解説書（第 4 版）」参考に作成
https://www.mhlw.go.jp/content/10800000/001235202.pdf

2）不確かな自由診療に傾倒する患者心理

　不確かな自由診療に患者が傾倒してしまう要因には，患者の心理とその心理を利用する医療機関が存在すること，それらを媒介するインターネット上の情報の介在がある．がんと診断を受けショックで不安を抱えているにもかかわらず，医療者から検査や治療，副作用について多くの難解な説明がなされるとき，自分の意思が反映されないまま検査や治療が決まっていくようなとき，厳しい予後の見通しが伝えられるとき，標準治療の終了を迎え体力の低下を自覚したときなど，副作用が少なく画期的な効果を謳う文句に惹かれる人は多い．一方，自由診療を行う医療機関のなかには，効果が定かでない治療を魅力的に広報し，場合によっては優しく丁寧に対応する相談窓口を設け，患者の心理につけこんだうえで高額な治療に誘導する医療機関もある．インターネットが多くの人にとって身近になればなるほど，こうした医療機関の広報に患者が触れる機会は増え，さらにはインターネットの特性も相まって，その情報のなかに囲い込まれてしまう人が後を絶たない．

3) インターネット上の罠

① 検索アルゴリズムの改善と課題

　昨今は「情報の民主化」と呼ばれ，誰でも大量のデータを入手できる時代となった．Google や Yahoo! では，2017 年頃から医療情報の検索アルゴリズムを大幅にアップデートし，問題のあるサイトの検索順位を落とし，「がん情報サービス」などの信頼できる医療機関が提供するサイトが上位に表示されやすくなった．また，YouTube と国立がん研究センターが提携し，がんに関する動画の検索順位を改善しようと取り組みがなされている．しかし，単一ワードであれば信頼できる情報が上位に表示されるが，複数ワードでの検索や文章入力の場合は課題が残る．

② 確証バイアス，フィルターバブル，エコーチェンバー

　人は「自らの見たいもの，信じたいものを信じる」という心理特性があり，これを「確証バイアス」という．Google や Yahoo!，SNS の X（エックス：旧Twitter）や Instagram などのプラットフォーム事業者は，利用者の検索やクリック履歴をもとに，関心を持ちそうな情報を優先的に配信している．この機能によって配信された情報を受け取り続けることで，人々は自身の興味のある情報にしか触れなくなり，あたかも情報の膜に包まれたかのような「フィルターバブル」と呼ばれる状態に陥りやすい．このバブルの内側では似た考え・意見が多く集まり，反対意見の存在に気づきづらくなる．また，SNS などでは似通った興味関心を持つ人々でコミュニケーションする結果，特定の意見や思想が増幅する「エコーチェンバー」という現象が発生し，より強く信じ込んでしまう．

③ 動画のインパクト

　YouTube などに代表される動画は「人」が語り，上手に編集されており，他の媒体と比べてもインパクトが非常に大きい．短い時間で，単純明快な結論が言い放たれるため，複雑で難解な現実の医療と比較して，見やすく聞きやすく心地が良い．がんの体験者が語る個人の体験談や○○でがんが消えるなどの不確かながん情報動画に振り回されることも少なくない．動画であっても文字情報であっても，信頼できる情報の見極め方を相談員から紹介し，常に批判的に動画の情報を見極めることが重要であることを伝えていくことが大切である．

④ 生成AI（ChatGPT，Copilotなど）

　生成 AI の開発には世界的に多くの企業が参入し進化が著しいが，同時に正確

性や出典の不備，倫理的な課題などが問題視され，ルール作りなどが試みられている．専門的な知識やスキルがなくても生成 AI はさまざまなコンテンツを生み出すことができ注目を集める便利なツールであり，患者・家族などや医療者も最大限に活用したいものであるが，生成 AI による情報の妥当性，信頼性は人の目によって確認することが欠かせないことを覚えておきたい．

② 相談対応時のポイント

　不確かな自由診療に傾倒する患者を目の前にした時，家族や医療者はどう対応したら良いのだろうか．残念ながら最適解はない．不確かな自由診療を論理で説得，否定すればよいのだろうか．それとも，そこにすがりたくなる気持ちを否定することなく，その心情に寄り添い，ただただ心配であることを伝えるほうがよいのだろうか．患者が，「一人ではない」，「理解してくれる人がいる」，「自分は尊重されている」と心で感じて初めて，家族や医療者の声を聞く心の余裕が生まれるのかもしれない．すぐに解決しようと不確かな自由診療から引き離そうとするのではなく，該当の情報を相談者と一緒に確認して，治療の仔細を批判的な視点で検討することをめざせるとよいのかもしれない．前述の**表Ⅲ-2-1** の Web サイトにおける広告が禁止されている例を紹介してもよいだろう．

　また，担当医から提案された標準治療を受けることなく自由診療のみを選んだ場合，標準治療を受ける時期や機会を失ってしまうことにもなりかねない．後悔することはないか，転帰を見据えた選択ができるよう支援したい．

　担当医に相談することも一つの方法である．自由診療の医師は優しい言葉をかけてくれるかもしれないが，体調が優れなくなった時，思わぬ副作用が生じたときに主治医として対応してくれるとは考え難い．担当医をはじめ医療者などの第三者を交えて話し合えると，普段伝えることもない思いなども表出でき，お互いを理解し合える機会にもなる．科学的な正論を振りかざし説得しようとすると，その傾倒した信念が強化されてしまい逆効果となることも念頭に置いておきたい．

❖ よくあるQ&A

Q がんには糖質制限が効果があると聞きました，したほうがよいですか？

A 残念ながら食事でがんを治す，または小さくすることはできません．がん細胞はケトン体を利用できず糖質を過剰に必要とするため，糖質を制限するとがんを兵糧攻めにするという仮説が流布しています．しかし，がんに対する低糖質療法やケトン食療法について臨床研究によるエビデンスは確立していません．穀物の摂取を制限することによって，ビタミンB_1や亜鉛，マグネシウムなどの特定の栄養素が不足することも考えられます．がん治療や療養には，必要な栄養素をバランスよく摂り体力を維持することが重要です．一部の情報に惑わされないようにしたいものです．

参考資料

- 尾藤誠司（2023）『患者の意思決定にどう関わるか？ ロジックの統合と実践のための技法』医学書院
- 厚生労働省（2024年3月作成）「医療広告規制におけるウェブサイト等の事例解説書（第4版）」
  https://www.mhlw.go.jp/content/10800000/001235202.pdf
- 鷲澤尚宏 ほか（2019）『外科と代謝・栄養』53「がんに対する糖質制限食治療の現在から未来へ：現時点でエビデンスはあるのか？」pp.185-189. 日本外科代謝栄養学会
- 萩原圭祐 ほか（2019）『外科と代謝・栄養』53「大阪大学における癌ケトン食療法5年間の取り組みについて」pp.207-215. 日本外科代謝栄養学会

第3章 社会資源

 社会資源とは何ですか？

 がんの治療や療養では，医療費や生活費，その他さまざまな生活上の問題が生じます．社会資源とは，患者・家族の困りごとの解決やニーズを充足するために活用できるすべてのものを意味し，公的制度，公的機関，医療，施設，物品，人的資源，地域のコミュニティなどを含みます．社会資源は，大事なセイフティネットです．必要な制度を活用できるよう社会資源の基礎知識や最新情報，地域独自の社会資源についても理解しておきましょう．

■1 相談対応時に活用できる知識・制度

1）社会資源を理解する重要性

がん患者・家族は，医療費や生活費，療養上の困難に直面する．日本の社会保障制度の多くはいわゆる「申請主義」で，利用上の要件を満たす場合に制度の利用者が申請し，はじめて活用することができる．がんと告知を受けたり，がんの進行に不安を抱えたりしながらの状況であっても，患者・家族などが不利益を被ることのないよう，活用できる社会資源について適切な時期に，適切な医療者やシステムから情報提供し，必要に応じて手続きを支援することが人としての尊厳を守ることになる．病院を挙げて，必要な患者・家族などに情報提供がなされ，より詳細な情報を必要とする場合にがん相談支援センターへつながり，専門的な対応へと結びつく院内のシステム構築が重要であると考える．

2）がん治療と社会的問題の現状と課題

① がん治療により深刻になる経済負担

がん治療は分子標的薬や免疫チェックポイント阻害薬の開発が進み，治療成績が飛躍的に向上した．また，治療法の進展は，従来は入院でなければできなかった治療も外来にシフトし，ステージⅣの診断を受けたあとでも長期に治療を継続できる時代となった．その結果，長期にわたる医療費の負担も増している．医療

費は高額であり，また国民皆保険制度のもとでも経済的な不安を抱える患者・家族などが少なくない．外来治療にシフトしたことで，医療者がゆっくり話を聞いたり，患者が悩みや困りごとを伝えたりする場所がなくなっている場合も多い．

②「単身世帯」，「認知症を有する高齢者」，「核家族の増加」

近年，未婚率の増加や核家族化の影響を受け，単身世帯が増加し，2040年には単身世帯が40%に達すると予測されている．特に，65歳以上の単身世帯の増加が顕著である．核家族や単身世帯の場合，がんの診断を契機に，これまで保っていた均衡を失い，社会的孤立のリスクが高まることがある．治療のサポートや介護の担い手は，必ずしも家族だけではない．社会資源や相談窓口に確実にアクセスできるよう積極的な情報提供・相談支援を必要とする人が大勢いることを覚えておきたい．

2 相談対応時のポイント（社会資源を活用する支援の際の留意点）

1）患者を全人的にアセスメントする，家族をシステムで理解する

社会資源の紹介を主訴とした相談であっても，制度の情報提供のみを行うという対応にとどまらないようにする必要がある．アセスメントする際には，「からだ・こころ・くらし」の観点や，その人の強み（ストレングスやレジリエンス），ヘルスリテラシー，何に価値をおいているかなど，患者・家族などを総合的に捉え，疾患の特性と治療の内容・目的，スケジュール，予測される副作用・予後なども勘案した上で，有用な社会資源を同定する必要がある（**表Ⅲ-3-1**）.

表Ⅲ-3-1 アセスメントの視点とその詳細

アセスメントの視点	詳細
からだ	医学的な身体症状（がん種，ステージ，症状，予後，持病など） 治療の内容（目的，治療の詳細，スケジュール，副作用）
こころ	感情，認知，思考（感じ，理解し，処理する心の働き）
くらし	患者本人か家族か，サポートできる人の有無，家族間関係（対立，葛藤），家族の脆弱性・対処能力，経済状況，就労の有無，就労への意思，社会的役割，発達課題，住環境

　家族ががんと診断された場合，その構成員にも影響が及ぶ．がんやがん治療に関する理解は，患者本人はもちろん家族全体にも求められる．家族をシステムで捉えて評価し，必要な社会資源を活用することにより家族機能を維持・強化することも大切である．

2) 社会資源を紹介する際の留意点

　社会資源の利用ができる可能性があるかどうかの判断は大切であるが，利用可否を決定するのは各担当機関であり，相談員の判断で「利用できる」と断言しないよう注意が必要である．

　また，制度を説明する際は，基本的な内容を理解した上で，分かりやすく伝えるとともに，患者・家族などが実際に申請し，活用することを想定した具体的な支援が求められる．制度だけでは患者・家族などの希望を実現できないことも多く，どう折り合いをつけていくかも含めて対話を重ねることも重要である．各制度の独自性・強み・限界を知り，申請窓口，申請方法，制度を活用した後のイメージまで具体的に想起できるように理解を深めておくとよい．

　さらに，社会背景や時代の要請によって制度の運用や解釈について，通知が発出される場合もある．最新の確かな情報をがん相談支援センターで収集・共有しておくことが大切である．

　資源がない場合には，民生委員のネットワークや近隣，友人などのインフォーマルな支援を利用して体制を整えることができる場合がある．社会福祉協議会で提供するボランティア，シルバー人材センターの活用もその一つである．

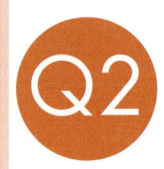

Q2 がん患者が活用できる社会資源を教えてください.

A 通院や治療，治療後の療養に必要な費用や利用できる社会資源について知っておくことは，お金や生活に関する心配を軽くすることにもつながります．がん患者が活用できる社会資源は，年齢や雇用状況，がん治療・症状，地域などによって異なります．利用できる社会資源があるかどうかを知りたい場合は，まず受診している病院の「がん相談支援センター」のソーシャルワーカーに尋ねてみましょう．また，社会保険制度の専門家である「社会保険労務士」は，頼れる相談先の一つです．

1 相談対応時に活用できる知識・制度

1) 治療の流れに沿った社会資源

治療に伴う生活上の困難と主な社会資源を**表Ⅲ-3-2**に示す.

表Ⅲ-3-2 治療に伴う生活上の困難と主な社会資源

	治療・療養上の困難	支援に用いる社会資源
診断初期〜治療開始前	・診断への疑問 ・治療病院の選択 ・住居，食事，金銭的問題 ・雇用，学校 ・文化，言語	・生活費，医療費 　[傷病手当，障害年金，生活保護，高額療養費制度，医療費控除] ・生命保険やがん保険 ・アスベスト給付金 ・文化や言語への支援調整，通訳
治療開始・入院	・治療の決定，理解 ・介護者の有無 ・子供の世話 ・妊娠 ・移動手段	・成年後見人制度 ・児童相談所，子育てNET ・妊孕性温存療法 ・副作用対策への支援 ・ウィッグや補正下着などの情報提供と購入支援
退院・社会復帰	・生活の再構築 ・社会復帰 ・介護負担	・就労支援 　[傷病手当，障害年金] ・生活を支える支援資源 　[介護保険，地域包括支援センター，配食サービス，民生委員，身体障害者手帳] ・医療資源 　[訪問看護，訪問診療，訪問リハビリほか]

表Ⅲ-3-2 治療に伴う生活上の困難と主な社会資源（つづき）

再発・進行期	・再発への不安 ・診断への疑問 ・終わりの見えない治療 ・終わりの見えない医療費 ・治療の選択，理解	・臨床試験の理解促進 　［情報提供］ ・緩和医療の情報提供 ・修学，就労継続の支援もしくは，休学・退職へのサポート ・移送手段の確保 ・介護環境整備 ・介護休暇 ・ショートステイ ・高齢者マンションの活用
終末期・死別	・療養の場の移行 ・残される家族の生活	・療養場所選定の支援 ・緩和ケア病棟 ・一般病棟，療養病棟，地域包括ケア病棟 ・在宅ケア，施設，有料老人ホーム ・看取りに向けた支援 ・単身者の引き取りや埋葬 ・献体や臓器提供 ・法的支援（遺言書など） ・遺族の生活の再設計 ・経済的自立（遺族年金，就労など） ・奨学金制度 ・住宅ローン返済 ・遺族への悲嘆サポート

坂本はと恵：（2022）がん相談支援センター相談員基礎研修（1）（2）「社会資源」講義スライド「2022年度収録」を参考に作成

2）主な社会資源の紹介

　ここでは，主な社会資源の概要を説明する．制度の詳細や最新の情報は，各制度を所管する機関のWebサイトを参照してほしい．

① 高額療養費制度と限度額適用認定証

　医療機関や薬局の窓口で支払った医療費の金額が，1カ月（暦月：1日〜末日まで）で一定額（自己負担限度額）を超えた場合に，超えた金額が返ってくる制度である．自己負担限度額は，年齢と所得により異なる．マイナンバーカードを利用し，顔認証付きカードリーダーで情報提供に同意すれば，限度額を超える支払いが免除される．

　また，直近12カ月間にすでに3回以上の高額療養費の支給を受けている場合には，4回目以降の限度額がさらに下がる「多数回該当」が適用される．さらに，付加給付金制度，複数の医療機関の合算，世帯合算，高額医療・高額介護合算療養費制度についても理解しておくとよい．

COLUMN

付加給付金制度

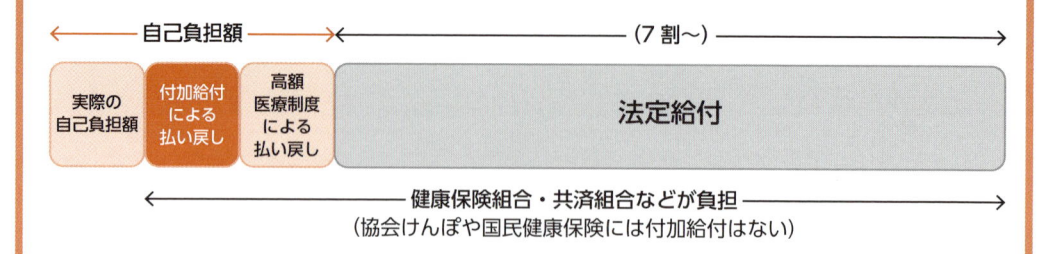

　付加給付金とは，大手企業などの健康保険組合や共済組合において，1カ月間の医療費の自己負担限度額を決めておき，限度額を超過した費用を払い戻す制度のことを言います．付加給付金の給付があるときは，高額療養費制度による払い戻しに上乗せして独自に「付加給付」を行うことになります．国民健康保険には付加給付制度はないので，自営業者などは対象外となります．

② 医療費控除

　1～12月までの1年間にかかった医療費が世帯で10万円以上になった場合に，確定申告をすることで所得税の一部が戻ってくる制度である．治療費，検査費，入院費，セカンドオピニオン代，入院時の食事代や日用品代，通院時のタクシー代，差額ベッド代（必要時）など治療のための多くの費用が対象となる．手続きの窓口は，居住する住所地を所轄する税務署であるが，e-Tax（国税電子申告・納税システム）で電子申告も可能である．翌年の住民税額は，医療費控除が反映された所得額をもとに算出するので割安となる．

③ 傷病手当金

　雇用されている人が，がん治療や療養のために勤務先を休み，収入が減少したときにこれまでの給料の約3分の2の支給額を受けとることができる所得補償の制度である．がんで療養中の生活の安定を保つために有用な制度で，多くのがん患者が活用している．治療と仕事を両立しやすくし，柔軟な所得補償ができるよう2022年1月に制度が改正され，「通算」して1年6カ月受給できることになった．

　この制度の対象となる方は，被用者保険（健康保険，共済，船員保険）の被保険者本人である．被扶養者（扶養家族），国民健康保険の被保険者は対象外となるので，注意が必要である．

④ 障害年金

病気（がん）が原因で生活や仕事が制限されるようになった場合に，生活を保障するために支給される年金である．がんについての初診日から1年6カ月経過した時に，障害の状態にある場合が利用のタイミングとなる．ただし，人工膀胱造設[※1]，喉頭全摘出の場合は，手術をした日（装着日や摘出日）から認定される．がん治療の副作用による倦怠感・悪心・嘔吐・下痢・貧血などの全身衰弱が続いている場合でも受給可能となる場合がある．申請の際には，主治医の「診断書」と，患者が記載する「病歴・就労状況申立書」とのすり合わせを支援することが大切である．

なお，障害年金には，「障害基礎年金」と「障害厚生年金」とがある．厚生年金に加入している間にがんで初診し，その後，障害の状態となったときは，障害基礎年金に上乗せして障害厚生年金が支給される．人によって異なるが，多くの場合1～5年の頻度で障害年金の更新（障害状態確認届の提出）手続きが必要となる．

⑤ 身体障害者手帳

視覚・音声・言語機能，または咀嚼機能，肢体（手足や体幹），内臓機能などの障害が永続すると判断された場合に手帳が交付される．永久的な人工肛門，人工膀胱を造設した場合や，喉頭を摘出し音声機能を喪失した場合も対象となる．受けられる支援の内容は自治体により異なる．ストーマ装具や人工喉頭，ネブライザーの購入費が支給される．

なお，永久的な人工肛門，人工膀胱を造設した場合は，それぞれ身体障害者手帳4級，ダブルストーマは3級となる．また，他の障害との組み合わせで等級が上がる場合もある．

⑥ 生活保護制度

他の制度を利用しても生活に困窮する場合に，最低限の生活を保障するとともに自立を支援するための制度である．生活費，家賃，義務教育費，介護費，医療費について保護がある．

[※1]：永久的な人工肛門や人工膀胱を造設した場合，原因となったがんの初診日に厚生年金に加入していれば，障害厚生年金3級の対象となる．1年6カ月経過していなくても，人工肛門の場合は造設日から6カ月経過した日，人工膀胱は造設した日から障害年金の認定が可能である．

表Ⅲ-3-3 主な介護サービス

自宅で利用できるサービス	訪問介護	ヘルパーによる入浴，排せつ，食事などの家事・生活サービス
	訪問看護	看護師による健康チェック，療養上の世話
	定期巡回・随時対応型訪問介護看護	夜間も含めた定期的，随時の訪問による排せつ，食事，生活の世話
	福祉用具貸与	車いす，ベッド，歩行支援用具
	福祉用具購入の補助	腰かけ便座，入浴補助用具，簡易浴槽
	住宅改修	手すりの取り付け，段差の解消，滑り防止のための床の変更，引き戸などへの変更
施設を利用するサービス	通所介護 デイサービス	食事や入浴，心身の機能訓練
	短期入所 ショートステイ	食事や入浴，心身の機能訓練
	特別養護老人ホーム	常に介護が必要で，在宅では介護が困難な人を対象とした，日常生活の世話，機能訓練
	小規模多機能型居宅介護	地域の小規模施設で，通所サービスを中心に事業所での宿泊や自宅への訪問サービス

⑦ 介護保険制度（表Ⅲ-3-3）

　入浴や排せつ，食事などの日常生活において要支援・要介護状態である場合に対象となる制度である．65歳以上の人は，原因を問わず要支援・要介護と認定されれば，サービスを受けることができる．医師が医学的知見に基づき回復の見込みのない状態と判断した40〜64歳のがん患者も，特定疾病として利用することができる．その場合の診断書には，「末期がん」などの記載ではなく，「がん」という記載だけでも申請が受理されるよう厚生労働省から通達がなされている．

⑧ 訪問診療・訪問看護

　入院期間の短縮，治療の外来移行の推進，高度な医療の提供，多様な副作用の増加に伴い，訪問診療や訪問看護のニーズが増えている．ドレーンの管理，薬物療法中の副作用，自己導尿，褥瘡や創部の処置などは不安がつきものであるが，安心して在宅療養できるよう往診医や訪問看護師がサポートしている．最近は，一時的に外泊した場合や，退院当日でも訪問看護を利用することができる．特別訪問看護指示書があれば，急に体調が悪化した場合や退院直後などで週4回（日）以上の頻回な訪問看護も利用することができる．地域の在宅療養支援診療所や訪

問看護ステーションの情報を収集し，普段から顔の見える関係を構築できると連携が円滑になる．

なお，訪問看護は介護保険でもサービスを受けることができるが，「別表7[※2]」に該当する場合（ターミナル期のがん患者の場合）と，特別訪問看護指示書が交付された場合には，医療保険を優先して利用することになる．

⑨ 介護休業・介護休暇

介護休業は，要介護状態にある家族を介護するために活用できる労働者のための休業の制度である．対象となる家族は，配偶者（事実婚を含む），父母，子，配偶者の父母，祖父母，兄弟姉妹，孫となる．対象の家族1人につき3回まで，通算93日まで休業できる．介護休業中は，日額67％相当額の介護休業給付金が支給される．

一方，介護休暇とは，要介護状態にある家族を介護するための休暇である．対象となる家族は，介護休業と同じである．対象の家族1人の場合は，年5日まで，2人以上の場合は，年10日まで取得できる．有給か無給かは会社の規定による．

⑩ 地域独自の支援

医療用ウィッグ，乳房補正具購入費助成，若年者のターミナルケア支援事業など，都道府県や市区町村で独自に支援事業が立ち上がっている．受診中の患者さんが居住する主な地域の情報を随時更新し，必要な時に情報提供できるとよい．

⑪ 患者が抱える介護・育児への支援

がん患者自身が配偶者や親の介護を担っている場合も少なくない．自分のがん治療よりも介護を優先することを希望する患者も存在する．介護保険などの社会資源の利用を工夫し，一時的にでも治療に専念する環境を整えることができないか，対話を重ね患者とともに考え，悩み，ベストでなくてもベターな選択の可能性を諦めず探索したい．

患者の介護負担を軽減できる可能性として，対象家族のデイサービスやショートステイの利用を提案することができる．また，子どもの短時間の預かり，保育

※2：別表7
保険を適用できる訪問看護には，訪問回数や時間が決められており，それらを超過した費用については，利用者が全額負担する必要がある．しかし，例外としてある一定の条件を満たす重症度が高い利用者に対しては，規定を超えた訪問看護を保険適用の範囲内で行うことができる．その条件となる疾病などが記載されているのが，「別表7」や「別表8」と呼ばれるものである．

施設や習い事の送迎などは各地域のファミリー・サポート・センター事業で，子育ての手伝いとして「近所の方」に依頼することができる．

⑫ その他の資源

以上の社会資源だけでは，患者・家族のニーズを満たすことができない場合もある．しかし，民生委員のネットワークやネットスーパー，社会福祉協議会で提供するボランティア，シルバー人材センターなどのインフォーマルな資源を活用することで問題解決の道を切り拓くことができる場合もある．

2 相談対応時のポイント

経済的に困窮し，介護や育児に苦悩し孤立するがん患者，家族を相談員は目の当たりにしている．誰でも最善の治療や療養を受けられるよう，必要な人に必要な社会資源を届けることが重要である．その実現のために相談員は，取得している資格の種類にかかわらず，社会資源の基礎知識を身につけ，連携して関係機関に確実につなぐという役割を果たす必要があると言える．

❖ よくあるQ&A

Q がん保険に入っていませんでした．がんの治療費が支払えるか心配です．

A 有効性・安全性が確認され，最も推奨されるがん治療のほとんどは，健康保険の適用です．年齢や所得に応じて異なりますが，高額療養費制度により，月の支払額を自己負担の限度額までとすることができます．まずは，どのような治療になるのか医師に確認し，ご自身の上限額を知り，医療費と生活費についておおよその見通しを立ててみましょう．

公的支援制度のWeb情報

- 国立研究開発法人国立がん研究センター「がん情報サービス：医療費の負担を軽くする公的制度」
  https://ganjoho.jp/public/institution/backup/public_insurance.html
- 国立研究開発法人国立がん研究センター「がん情報サービス：介護保険」
  https://ganjoho.jp/public/institution/backup/elderly_care_insurance.html
- 国立研究開発法人国立がん研究センター「がん情報サービス：生活費等の助成や給付など」
  https://ganjoho.jp/public/institution/backup/allowance.html
- 厚生労働省「ピピッと簡単！マイナンバーカードの健康保険証利用について〜医療機関・薬局で利用可能〜令和4年1月」
  https://www.mhlw.go.jp/content/10200000/000577618.pdf

Q3 乳がんの治療は終了しましたが，体力の低下と手足のしびれがあって働くことがしんどいです．収入も減りました．使える制度はないでしょうか？
（48歳，厚生年金加入中）．

- -

　労働による収入を得ることが困難なときの所得補償，生活保障として使える制度に「障害年金」があります．初診日から1年6カ月以上経過し，障害年金の等級に該当している場合に受給できます．特に「障害厚生年金」は，がんによる身体障害や全身の衰弱，抗がん剤の副作用などで生活や仕事が制限される場合に該当することがあり，働きながら障害年金をもらうこともできます．

1 相談対応時に活用できる知識・制度

1）請求できないという思い込み

　仕事ができて収入がある場合には，障害年金の請求はできないものと思っている患者・家族，医療者は少なくない．また，年金事務所で厳しい対応を受け，請求は難しそうと諦めてしまう人もいる．もちろん，障害年金を請求したからといって，必ずしも認められるとは限らない．障害年金は書類審査のみで行われるので，診断書に生活の実態を詳しく記載する工夫や，診断書と申立書の整合性を図ることなどが大切である．例えば，倦怠感や体力の低下，労働中の休憩の必要性などについて記載する血液・造血器，その他の障害用の診断書（様式120号の7）に加えて，歩行や階段の昇り降りについて肢体の障害用診断書（様式120号の3）を併用する，医師に日常生活のつらさを詳しく説明し，診断書と申立書の内容の一致を図る．

2）社会保険労務士に相談する

　障害年金の請求書を提出するまでには，いくつかのプロセスが必要である．証明書を取り寄せたり，申立書を記載したり，身体がしんどいときに患者本人や家族のみで全てをこなすことが困難な場合もある．可能であれば，障害年金に詳しい社会保険労務士（以下，社労士）に相談できると安心である．請求の代行や医師による診断書作成の支援など，間に入って円滑に行ってもらうことができる．

　がん診療連携拠点病院には社労士が派遣され，研修会や相談会を行っている．受診中の病院に社労士による相談の機会がない場合には，各都道府県の社会保険労務士会などで相談することもできる．実際に社労士を活用する場合は契約と費用が発生することを伝える必要がある．

3）受給の要件と障害等級

　障害年金の受給の要件（**表Ⅲ-3-4**），と障害等級の基本的な考え方（**表Ⅲ-3-5**）を示す．受給要件でもある納付要件を満たしているか，事前に年金事務所で相談しておくとよい．

表Ⅲ-3-4 障害年金受給要件

初診日	障害の原因となった病気の初診日に年金に加入していること ※初診日とは，初めてクリニックや病院を受診した日（診断日とは限らない）
保険料 納付要件	保険料の納付要件を満たしていること ・初診日の前々月までの年金加入期間の3分の2以上の期間について，保険料が納付または免除されていること ・初診日のある月の前々月までの1年間に保険料の未納がないこと，など
障害認定日 障害状態	障害認定日（初診から1年6カ月）に，障害等級表の1～3級（国民年金の場合は1級または2級）に該当していること

表Ⅲ-3-5 障害等級とその障害の状態

障害等級	障害の状態
1級	**重い障害：常時介護を要する人** ・身のまわりのことができない ・おおむね活動の範囲がベッド周辺
2級	**やや重い障害：常時ではないが随時介護を必要とする人** ・活動範囲がおおむね家屋内（自力で外出不可） ・家事50％以下 ・時間は多少かかることもあるが身の回りのことはできる ・労働困難
3級 ＊初診日に 　厚生年金加入者 　のみ	**やや軽い障害：労働が著しく制限を受ける人** ・身のまわりのことはできる ・家事70％以上 ・労働に制限（軽労働に限られる）
障害手当金	**病気は治っているが，働くことに制限を受ける人**

4）Q3の相談の場合

　この相談の場合，生活や労働の実態を詳しくメモして医師に伝えるとともに，事務作業などの軽い労働はできるが，副作用で生じただるさ，作業途中での休憩の必要性，しびれ，痛みによる歩行制限があることを「その他の障害」に加え「肢体」の診断を併用して申請し，障害厚生年金3級が認定された．

2 相談対応時のポイント

　がんの治療中・治療後も患者，家族らの人生は続く．患者が抱える生活への影響や深刻さは千差万別である．相談員は患者の立場でその苦悩を理解するよう努め，適切な社会資源は何かを同定し支援する．ただ，社会資源の相談は難しいのも事実である．看護職の相談員は福祉職の相談員の相談に同席する，就労支援や障害年金については社労士の相談に同席をお願いし，学びをスタートするとよい．

> ### ❖ よくあるQ&A
> **Q** 人工肛門を造設し，身体障害者手帳4級です．障害年金は対象外でしょうか．(53歳，国民年金加入中)
>
> **A** 障害者手帳と障害年金は別々の制度です．永久的な人工肛門を造設した場合，一般的には障害年金3級と認定されます．ただし，3級は厚生年金にしかない等級なので，初診日に厚生年金に加入していることが必要です．国民年金に加入中の場合は，人工膀胱も造設するなど，障害年金2級以上に認定されると，年金の支給が得られます．

第4章 就労支援

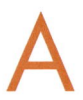

> **Q1** がんになりました．これから治療と生活がどのようになるのか想像もつきません．仕事と治療の両立ができる自信もありません．仕事は辞めたほうがいいですか？
>
> **A** がんと診断され，早々に仕事を辞めてしまう方がいます．**がんになったからといって，すぐに仕事を辞めないでください．**治療を続けながら仕事をしている人が増えています．
>
> がんになっても日常生活は続いていきます．経済的な安定は重要であり，仕事をしていることで受けられる社会保障もあります．また，仕事は生活のリズムや社会とのつながりを維持したり，生き甲斐にもつながります．仕事と治療を両立できないか，早まらず，焦らず，無理をせず，一緒に考えていきましょう．

1 相談対応時に活用できる知識・制度

1）経済的な問題とQOL（quality of life：生活の質）

　がん種や患者の年齢，持病の有無などにもよるが，治療の進歩により，進行がんであったとしても病状をコントロールしながらがんと長く付き合うことができるようになった．治療の長期化に伴い治療費や生活費，通院費などが必要であり，患者・家族にとって経済的な基盤は重要である．治療や合併症，がんの進行により仕事の継続が困難となれば減収となり，深刻な経済的問題を抱え悩む患者・家族は少なくない．

　経済的な問題（貯蓄額）と疼痛の増強，QOLの低下には有意な関係が認められており，収入を確保するための就労支援は身体・心理・その他の社会的側面への支援に直結する．離職しなければ保障される制度や権利は複数あるが，離職により利用できなくなったり，希望通りの再就職が困難となったりする現実もある．治療後にサバイバーとして生きていくためにも，経済的な基盤の確保および就労支援は欠かせない．

2）仕事の意義

　就労は収入を得る目的以外にも，「生き甲斐」，「社会とのつながり」，「社会への貢献」，「自己実現」としての意味がある．就労支援は患者の仕事に対する価値観を共有することから始まるものでもあり，人としての尊厳を保ちながら治療と仕事を両立するための全人的な支援となる．

3）がんと働く世代をとりまく現状

　わが国では年間約 90 万人が新たにがんと診断され，そのうち働く世代の 20 ～ 64 歳の患者は，がん患者全体の約 30% を占める（全国がん罹患モニタリング集計 2015 年）．また，がんの治療のため仕事を続けながら通院している人は 44.8 万人で，はがん患者全体の約 50% にあたる（2019 年国民生活基礎調査）．

　一方で，日本の雇用情勢を概観すると，2022 年の非正規雇用者は雇用者全体の 36.9% をしめ（労働力調査特別調査 2022 年），正規職員としての再雇用が困難な現状がある．つまり，がんと診断されて仕事を辞めてしまうと，その後の再雇用が難しくなることが懸念される．

　第 4 期がん対策推進基本計画では，がんとの共生の中で，働く世代のがん患者の離職防止への対応が取り組むべき課題の一つに挙げられている．このような社会状況からも，仕事を辞めずに，仕事と治療を両立できるような支援が必要であることが分かる．

4）他職種や専門家との連携

　就労に関する問題・課題をがん患者・家族が単独で解決することは困難な場合が多い．治療内容や治療計画と今後の見通しの理解，医師とのコミュニケーション，労働契約や就業規則の理解，社会保障制度の知識，会社や上司とのコミュニケーション，履歴書や自己 PR の書き方など問題・課題は多岐にわたる．問題の内容により，院内の他職種や就労支援に関わる専門施設・専門家（両立支援コーディネーター，社会保険労務士，産業医，ハローワークなど）との連携が必要となる．

5）就労支援に関わる専門施設・専門家

　病院では両立支援コーディネーターに相談できるほか，社会保険労務士の個別相談やハローワークの出張相談を行っている医療機関も増えている．各都道府県の実施情報を収集・共有し，最新の情報を提供できることが望ましい．また会社

では，産業医や産業保健師に相談できる場合がある．

① 両立支援コーディネーター

治療と就労の両立支援チームの一員として，労働者（患者），医療機関，事業場の関係者間の仲介・調整のほか，治療方針，職場環境，社会資源などに関する情報の収集・整理などを実施する中心的な役割を担う．養成研修の受講者の職種は MSW（医療ソーシャルワーカー）や看護師，がん相談員などが多い．

② 社会保険労務士(社労士)

社会保険労務士は国家資格で，企業における相談，指導を業務とする社会保険制度や人事労務管理の専門家である．現在，全国社会保険労務士会連合会では，「がん患者の治療と就労の両立支援」について組織を挙げ取り組んでいる．具体的には，傷病手当金や雇用保険などの仕事に関連する社会保障制度，障害年金などの相談ができる．全国 47 都道府県にある社会保険労務士会では，職場のトラブルなどを無料で相談できる「総合労働相談所」もある．

③ 産業保健総合支援センター

独立行政法人労働者健康安全機構が全国 47 都道府県に設置しており，産業医，産業看護職，衛生管理者などの産業保健関係者を支援するとともに，事業主などに対し職場の健康管理への啓発を行う．治療と仕事の両立支援について事業主および労働者が無料で相談できる窓口．両立支援促進員（社労士，MSW，保健師など）が企業から依頼を受けて，職場環境の整備の助言や両立支援プラン・復職プランの作成を助言，支援する．両立支援コーディネーター研修も実施している．地域の窓口である地域産業保健センターを運営する．

④ 地域産業保健センター

労働者数 50 名未満の規模の小さな事業場の事業者や労働者に対し，健康相談の窓口を開設している．原則無料で，個別訪問による産業保健指導の実施，産業保健情報の提供などを行っている．

⑤ ハローワーク(公共職業安定所)

厚生労働省からの指示を受け，都道府県労働局が地域の産業・雇用失業情勢に応じた雇用対策を展開しており，その窓口がハローワークである．職業紹介，職

業相談，求人開拓，職業訓練の受講斡旋などを行っている．

⑥ 産業医，産業保健師

労働者の健康管理などについて専門的な立場から事業者に対し指導・助言・勧告を行う．労働安全衛生法により，常時 50 名以上の労働者を使用する事業場では，産業医の選任が義務付けられている．

2 相談対応時のポイント

- ・がん患者がいったん仕事を辞めてしまうと，希望どおりの再就職が厳しい状況がある．辞めることはいつでもできること，雇用関係を続けていれば活用できる制度があることを伝え，退職の決定を早まらないよう，就労の継続を支援する．
- ・がんを治療しながら仕事を継続する方も多くなってきていること，治療後復職できる方が多くいることを伝え，治療中 / 後の生活がイメージできるよう生活状況を踏まえ具体的な情報提供をする．
- ・必要に応じて両立支援コーディネーターや社労士と連携する．
- ・希望があれば，相談員などの医療者が職場関係者や産業保健スタッフと情報交換することが可能であることを伝える．

❖ よくあるQ&A

Ｑ ステージⅣと診断され，治療を継続してきました．完治は難しく，残された時間を家族と過ごしたい気持ちもあり，仕事を辞めたいと思っています．

Ａ 仕事の内容や病状，体調，ご本人の希望によっては，退職を選択される人もいます．しかし，活用できる制度や権利 (健康保険の任意継続，障害年金など) がないか，経済的な不安なく生活と治療をその後も継続できるかなど，さまざまなシミュレーションをしてから退職を決断するのでも遅くはありません．

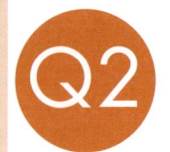 がんと診断され，抗がん剤治療をします．医師からは仕事をしながら治療をすることが可能と言われていますが，仕事を続けていけるか心配です．職場に配慮してもらうために確認しておくことや利用できる制度はありますか？

 まずはがんの種類，進行度，治療内容，治療計画，副作用とその対応策などを医師や薬剤師，看護師に確認しましょう．
会社では，まずは職場の就業規則を確認しましょう．さらに，人事労務課などに相談し，社内で利用できる制度について尋ねてみましょう．

1 相談対応時に活用できる知識・制度

今やがんは2人に1人がなる時代であるが，いまだ多くの人が不治の病というイメージを持っている．そのため，がんと診断されたことを職場に伝えることをためらう人もいるだろう．しかし，手術や薬剤の開発が進みつつある今，治療を経て，復職できる場合も多い．国としても，治療と仕事の両立を推進している．利用できる制度を活用し，仕事が継続できるよう支援する．

1）がん患者の就労をめぐる国の取り組み

第3期がん対策推進基本計画に「がん患者の就労を含めた社会的な問題（サバイバーシップ支援）」が明記され，主治医，会社・産業医，両立支援コーディネーターの三者による「トライアングル型サポート体制」が提案された．また，働き方改革実現会議実行計画に，「病気の治療と仕事の両立」が明記された．

2018年4月には「療養・就労両立支援指導料」が診療報酬として新設された．これは，患者の同意を得て主治医が病状，治療計画，就労上の措置に関する意見を産業医に提供した上で，産業医からの助言を得て，主治医が患者の治療計画を再検討した場合に算定できるものである．これは就労支援が評価された大きな一歩であったが，産業医が不在の中小・零細企業の労働者は利用できないことが課題となり，現在では産業医の他，産業看護職，総括安全衛生管理者，衛生管理者，安全衛生推進者などの産業保健スタッフも対象となっている．

2) 治療と仕事の両立を支援するときに確認すべきこと

① 潜在する就労に関する問題，課題

　入院期間の短縮化や外来時も短時間のかかわりとなるため，医療者は患者の就労や経済的問題に気づくことができない場合がある．患者・家族も就労に関する問題を医療機関で相談できることを知らず，仕事に関する相談をすることへの抵抗や躊躇がある人もいるだろう．病院を挙げた取り組みとして，就労支援のニーズを把握する機会を作ったり，日々の相談の中で就労に関する問題が潜在していないかをアセスメントしたり，いつでも就労支援の相談ができることを院内掲示することも一つの策だろう．

　がん患者が潜在的に就労に関する悩みを持っていそうなときには以下のような項目を確認する（**表Ⅲ-4-1**）．

表Ⅲ-4-1 患者に確認するポイント

就労状況	雇用形態，契約期間や更新の基準，勤続年数，職位や職種，具体的な仕事の内容，職場環境，通勤時間や通勤方法，加入している健康保険
家族環境	家族構成，家族の理解やサポート，経済状況
希望・思い	仕事への思い，相談者にとっての仕事の意味，今後どのような生活や働き方をしたいか

東京都社会保険労務士会 がん患者・障がい者等就労支援特別委員会 編(2020)
『がん治療と就労の両立支援相談対応ハンドブック』p.22，日本法令を元に作成

② 会社に確認する点

　がんに特化した法律で義務付けられた休職制度はないが，常時従業員が 10 名以上いる会社には就業規則があるので必ず確認する．就業規則は会社の裁量で決めることができる．また，職場の上司を交えながら，人事労務課に社内で利用できる制度について確認する（**表Ⅲ-4-2**）．会社の規模によっては，産業医や産業保健師がいて相談できる場合もある．

表Ⅲ-4-2 会社に確認するポイント

- 就業規則（休職期間や休職期間中の給与の条件）
- 時間単位の年次有給休暇
- 時短制度，フレックス勤務，時差出勤制度，在宅勤務の有無
- 辞めると失ってしまう権利
- 保険組合独自の高額療養費制度や傷病手当金の付加給付制度
- 相談可能な産業保健スタッフ（産業医や産業保健師）の有無

国立がん研究センター「仕事とがん治療の両立お役立ちノート Scen02」
https://tomonihataraku.jp/fukki/scene2/form01/

③ 医師・薬剤師・看護師などに確認する点

　がんの種類，進行度，治療内容，治療計画，期待できる治療効果，副作用とその対応策などを確認する（**表Ⅲ-4-3**）．

表Ⅲ-4-3 医師に確認するポイント

手術の場合	・何日くらい休みが必要か ・手術の前後にどの程度通院が必要になるか ・手術を受けることで，できなくなること，難しくなることはあるか ・手術の後に追加で治療をする可能性はあるか．どのくらいの期間か
放射線治療の場合	・治療は何回受けることになるか ・1 回の治療にかかる時間はどのくらいか ・治療を受ける時間について相談はできるか（仕事との兼ね合いで希望があれば伝えてみることも大切である） ・どのような副作用があるか ・抗がん剤治療を並行して受けることはあるか（その場合のスケジュールについても確認する）
薬物療法の場合	・入院・外来通院，どちらで受ける治療か ・通院や入院の頻度はどのくらいか ・治療の頻度はどのくらいか ・1 回の治療にかかる期間（時間）はどのくらいか ・どのような副作用が，どのくらいの期間続くか ・よく起きる副作用で気を付けたほうがよいことはあるか（車の運転など，自身の職務内容を伝えながら質問する） ・治療の前後に出勤することは可能か

国立がん研究センター「仕事とがん治療の両立お役立ちノート Scen02」
https://tomonihataraku.jp/fukki/scene2/form01/

④ 診断書，意見書

　会社の制度を利用する場合は，医師の診断書（主治医意見書）が必要な場合が多い．診断書に反映してもらいたい項目（配慮してもらいたい点，治療の見通しなど）があれば，あらかじめお願いできるか確認する．

　「事業場における治療と仕事の両立支援のためのガイドライン（厚生労働省）」に，様式の例（**表Ⅲ-4-4**）が掲載されている．

表Ⅲ-4-4 治療と仕事の両立支援関係様式

- 勤務状況提供書
- 主治医意見書
- 職場復帰主治医意見書
- 両立支援／復帰支援プラン

厚生労働省「治療と仕事の両立支援ガイドライン」
https://chiryoutoshigoto.mhlw.go.jp/guideline/

3）自営業者や零細企業の場合

　自営業者や零細企業で常時従業員 10 名未満の会社の場合，就業規則の作成は義務付けられておらず，休職制度などは整備されていない場合も多い．休んだ分だけ収入が減ってしまう可能性がある．会社側や取引先と個別の相談が必要になる．

2 相談のポイント

　両立支援では，仕事の内容，治療内容，就業規則，本人の希望などを確認し，配慮が必要なことと利用できる制度について，相談者とともに確認，整理できるとよい．両立支援が必要な人に確実に支援を届けるためには，外来，入院，地域など様々な場所で両立支援について相談できる窓口があることをポスターや人を介して広く周知することも必要である．

❖ よくあるQ&A

Q 抗がん剤治療が終了しましたが，手足のしびれが残っていて，以前の力仕事はできそうもありません．

A 力仕事が難しい場合は，仕事内容の見直しや職場での配置転換を検討できるか，上司などに相談してみましょう．また，障害年金を受給できる場合もあるので，対象であるかを社会保険労務士などに相談できるとよいでしょう．

Q 再就職を考えていますが，なにか支援制度はありますか．履歴書や面接でがんであることを伝えたほうがよいでしょうか．

A 長期にわたる治療などが必要な疾病をもつ求職者に対し，就職支援事業という支援があります．一部のハローワーク内には専門の相談員がいたり，ハローワークの就職支援ナビゲーターががん診療連携拠点病院に定期的に出張し，求職活動の支援を行っているので利用してみてもよいでしょう．
がんの病歴は必ずしも伝える必要はありませんが，就職した後に配慮が必要な場合（通院のための休暇取得，副作用で職務の一部がこなせないなど）は，事前に告げておいた方がよいかもしれません．就職活動で人事担当者が最も知りたいのは，その応募者に職務をこなす能力があるかどうかです，働き手としてのあなたの能力や長所，可能な範囲を最大限アピールして，多少の欠勤があっても総合的に職場にとってプラスの人材になると理解してもらえるとよいでしょう．

Q 抗がん剤の治療で外見が変わり，自分に自信が持てません．仕事に復帰したら，取引先やお客さんなど，自分のがんを知らない人たちと接する機会が増え不安です．

A がん治療によって外見が変化した場合，自信を失い，社会に出ることが難しいと感じることがあるかもしれません．「病気だということが周りに分かってしまう」という心配やつらさを感じる人もいます．
治療によって起こる外見の変化に対して行うケアを「アピアランスケア（外見へのケア）」といいます．アピアランスケアを通して，少しでも気持ちが楽になり，自信を取り戻し，自分らしい生活を送ることにつながるでしょう．

 **がんと診断され，手術と抗がん剤治療をする予定です．職場にがんや治療のことをどう話せばよいでしょうか？**

 　職場に病気のことを，伝えるタイミングや方法についてはご自身の気持ちを最優先に考えましょう．伝えられると思うタイミングで構いません．ただし，利用する制度のことで話す必要がある場合もあります．心の準備ができていなかったり，今は伝えることに消極的な場合は，伝える人や内容を絞るとよいでしょう．その際，伝える内容について，相談員と一緒に考えることもできます．最初から全てを話す必要はありません．

　ある程度治療の見通しがたった時点で，治療の概要，必要な配慮，利用したい制度などを具体的に伝えることで，職場側も対応しやすくなります．また，できないことに着目するのではなく，できる範囲や仕事を頑張りたい気持ちも同時に伝えましょう．

1 相談対応時に活用できる知識・制度

1）職場でのコミュニケーション

　職場に病気のことを知らせると，働きづらくならないか，配置換えや解雇されないか，などが気がかりとなり，どのように話せばよいか悩む人は多い．しかし，会社側の理解と協力は，制度を利用する際にも，業務上の協力や配慮を得るためにも必要である．病名そのものよりも，どのような治療をしてどのくらい休み，どのような配慮が必要であるかを伝えることが大事である．「ここまではできる」，「このくらいの時間は働ける」など可能なことを具体的に伝える．「がん＝死」ではなく，昨今は，がんを抱えながら生きていく時代であること，がん治療は外来治療が主流であり，仕事をしながら治療ができることなども添えるとよい．なお，すべての状況を細かく伝える必要はなく，必要な範囲で伝えればよい．

　また，仕事に関係する人全員に伝える必要は必ずしもなく，どの範囲の人にまで伝えるか，本当に伝えるべき人はだれか，自分からではなく上司から同僚に間接的に伝えてもらうなどして心理的負担を軽くすることもできる．

　現在の職務が十分に遂行できない不安を覚え，会社や同僚への申し訳なさを感じる人は多い．しかし，治療の合併症や副作用は治療が始まってみないと分から

ないことも多い．職場に迷惑をかけてしまうことだけを考えるのではなく，迷惑はかけるかもしれないけれど，働き続けたい気持ちを伝えることが大事である．治療が始まったら，状況を報告し，予定を変更しなければならない場合は，その都度相談をする（**表Ⅲ-4-5**）．

表Ⅲ-4-5 伝える時期と内容

入院治療前	入院治療中	復職前	復職後
・休職を必要とする期間 ・治療の見通し	・会社と相談の上，必要に応じて現状や今後の見通しを報告	・復帰可能な時期 ・復職に向けた段取りを確認 ・病名を伝える範囲	・業務量や勤務時間の相談

国立がん研究センター「仕事とがん治療の両立お役立ちノート Scene03」
https://tomonihataraku.jp/fukki/scene3/organize/

2 相談のポイント

- 必要な配慮を具体化し，職場の上司や同僚，産業医などの産業保健スタッフへの相談を勧める．必要に応じて，職場への報告の方法や相談する内容と範囲を，具体的に一緒に考えられるとよい．
- ある程度治療方針が決定した時点で相談したほうが，見通しがたてやすい場合がある．

❖よくあるQ&A

Q 職場復帰して1年がたち，最初のころは配慮してくれた同僚も，私ががんだったことを忘れているかのようです．病気になる前の体力には戻っておらず，同僚と同じように仕事をするのは大変です．少しは気にかけてほしいのですが……．

A あなたが病気であったことを忘れさせる働きぶりなのかもしれません．しかし，がんやがんの治療の影響は，治療が終わった後も残っていることがあります．見た目では分からず，なかなか他人に伝わらない場合も多いです．配慮してほしい点があれば，上司との面談時などに改めて伝えてみましょう．

就労支援に活用できるWeb情報

- 国立がん研究センターがん情報サービス「がんと仕事のQ&A（第3版）」
  https://ganjoho.jp/public/qa_links/brochure/pdf/cancer-work.pdf

- 厚生労働省「事業場における治療と仕事の両立支援のためのガイドライン」
  https://www.mhlw.go.jp/content/11200000/001225327.pdf

- 厚生労働省「企業・医療機関連携マニュアル」
  https://www.mhlw.go.jp/content/11200000/000780069.pdf

- 厚生労働省「総合労働相談コーナー」
  https://www.mhlw.go.jp/general/seido/chihou/kaiketu/soudan.html

- 全国社会保険労務士会連合会「総合労働相談所」
  https://www.shakaihokenroumushi.jp/consult/tabid/214/Default.aspx

- 厚生労働省「長期療養者就職支援事業（がん患者等就職支援対策事業）」
  https://www.mhlw.go.jp/stf/seisakunitsuite/bunya/0000065173.html

参考資料

- 勝俣範之（2024）『がんと診断されたら最初に読む本』KADOKAWA

第5章 ライフステージ別で生じやすい相談

Q1 〜小児期〜
小学生の子どもががんになりました．どのような治療で，生活にはどのような影響がありますか？

A 　小児がんの治療には，薬物療法や放射線治療，手術，造血幹細胞移植などがあります．小児がんは大人と比べて治療効果の高い薬物療法が治療の中心になることが多く，大人のがんと同じ病名であっても大人の治療法と異なる場合があります．また，病院での生活が長くなることが多く，入院中は子どもが孤立しないように本人と親・きょうだい，医療チームで信頼が築けるような体制を整える必要があります．治療や入院にあたっては，子どもが自分の病気や治療を理解し納得していることがとても重要です．子どもにどう説明するかを悩む親御さんは多くいます．何を，どのように，どのタイミングで説明するかは子どもの年齢や理解力・病状などによって異なりますので，どのように話せばよいか困ったときには相談員だけでなく，担当医や看護師にも相談してみるとよいでしょう．

1 相談対応時に活用できる知識・制度

1）小児がんとは

　小児がんは一般的には15歳未満にみられるがんのことで，1年間に2,000〜2,300人が診断されている．小児がんは白血病や脳腫瘍が多く，他にリンパ腫，胚細胞腫瘍，神経芽腫などがある．大人のがんとは大きく割合が異なり，また大人ではほとんどみられないがんもある．小児がんに対する診断・治療は著しい進歩を遂げており，現在，がんと診断された子どもたちの約70%で長期生存が期待される．しかし，小児がんは5〜9歳の子どもの死因の第1位であり，依然として子どもの生命を脅かす最大の病気となっている．最近では，小児がんの治療後，数年から十数年あるいはそれ以上経ってから，がんそのものや治療の影響によって起こる晩期合併症が問題になっており，適切に対処するための長期フォローアップが重要になっている．

2）がんになった子どもをもつ親の心理社会面への影響

　子どもががんと診断されると，親は何がいけなかったのだろうかという後悔や早く気づけなかったという罪悪感，今後どのように過ごしていけばよいのかという不安，わが子を失ってしまうかもしれないという恐怖など精神的な衝撃を受けることになる．また，子どもを近くで見守り，ともに過ごすことにつらさを感じることもある．親はそういった感情を抱きつつ，担当医から説明される治療を理解し，子どもに病気を説明する必要がでてくる．子どもががんになると，家族それぞれの生活も大きく変わる．検査や治療の際は，親が付き添って病院に泊まり込む場面もある．その他，きょうだいがいる場合はきょうだいの世話や，仕事をしている場合は仕事を続けながら看病する必要がある．

3）患児およびきょうだいの心理社会面への影響

　小児がんの治療は長期にわたり，入退院を繰り返すことが多い．長期入院により両親やきょうだいと接する時間が短くなってしまう場合などは，家族が分離されることによる不安の増強や愛着形成が不十分となることがある．また，検査や処置による心身の負担は，患児にパニックや拒絶・無反応といった影響を及ぼすこともある．さらに，学童期の入院では，入院生活が続くことにより，昼夜逆転や活動量の低下といった生活リズムの変調を起こすこともある．治療後の小児がんサバイバーでは，心的外傷後ストレス障害（post-traumatic stress disorder：PTSD）を引き起こしたり，再発や晩期合併症への不安や今後への不確かさをもたらすことが明らかになっている．また，きょうだいががんになると，親が患児のケアに付きっきりになることから，きょうだいに悲しみや孤独感・嫉妬・自責の念といった感情が生まれることがある．親や医療者が，病気のことや今後の見通しについて，しっかりときょうだいに説明しておくことが大切となる．

4）がんになった子どもに病気を伝えること

　治療や入院生活を乗り越えるためには，子ども自身が自分が病気であること，治療が必要なことを理解しておく必要がある．また，成人後に再発の早期発見や晩期合併症のフォローアップを行っていくためにも，自分の病気や治療経過・晩期合併症のリスクなどを理解しておくことが必要となる．病気を子どもに伝える際に一番大切なのは，嘘をつかないことである．これは子どもとの信頼関係を保つために大切なことである．子どもの意思を尊重しながら，分かりやすく説明することで，病気に立ち向かう力を引き出し，納得して治療に臨めると考えられて

いる．また，子どもの発達段階に応じた説明が重要である．長期フォローアップを目的にした資料であるが，子どもが病気についてなにを理解すればよいかについて，冊子「小児がん経験者のためのトランジション・ステップ」（医療従事者の方向け）の p.8 ～が参考になるかもしれない．

・国立成育医療研究センター
「小児がん経験者のためのトランジション・ステップ」
https://www.ncchd.go.jp/hospital/about/section/cancer/leaflet06.pdf

5) 就学支援

　子どもは療養中であっても，教育を受ける権利が保障されている．子どもが学習を続けることは，学力の面でプラスになるだけでなく，生活にリズムがついたり，学校の先生や友だちと交流できたりする側面もある．学習の場は精神安定の意味でも非常に重要な位置づけとなっているものの，入院によって学業の遅れや周囲の理解，学校との連携，復学など，就学における様々な課題が生じる．治療や入院により，教育の機会が中断されることがないような取り組みが求められる．自治体により教育制度や病院の学習環境などによって方法や内容は異なるものの，入院中の学習の場としては以下がある．

① 特別支援学校（病弱）

　病気により入院している子どもを主な対象にし，病院に隣接・併設されていることが多い特別支援学校で各都道府県に１～２校設置されている．

② 訪問教育

　特別支援学校から先生が来て，訪問教育を受ける．最近では，情報通信技術（ICT）を活用して，遠隔授業で学ぶこともある．遠隔授業は，学校の教室とつなぐ双方向の同時授業や，あらかじめ撮影された授業の動画を視聴するオンデマンド配信による授業がある．

③ 院内分教室等

　病院にある教室は，院内学級と呼ばれる．病状や治療などの状況に応じて，病室から教室に通い，入院している子どもたちと一緒に学ぶ．教室の種類には，特別支援学校の分校や分教室，病院近くの小学校・中学校が開設している病弱・身体虚弱特別支援学級などがある．

2 相談対応時のポイント

　病気になった子どもは，強い不安や混乱が生じることがある．相談員はまず，子どもの心の安寧を保てるように支援する必要がある．また，子どもががんになると，親に後悔や恐怖心などの思いが生じることがある．病気になった子どもとその親に，つらいときには，周囲に助けを求めてもよいことや抱え込まないようにというメッセージを伝えることも大切となる．

> ### ❖ よくあるQ&A
> **Q** 小児がんの医療費は高額になりますか？
>
> **A** 小児がんと診断された場合には，健康保険のほかに，「小児慢性特定疾病医療費助成制度」が利用可能です．対象は18歳未満の児童で，保護者の所得により助成額が変わります．ただし，医療費助成の対象となるのは，「指定医療機関」で受診した際の医療費であり，原則，指定医療機関以外の医療機関で受診した場合の医療費は，この制度の助成対象とはなりませんので注意が必要です．乳幼児医療費助成制度，子ども医療費助成制度とも併用できます．
> そのほかに，特別児童扶養手当，障害児福祉手当などさまざまな支援制度が整っていますので，利用できる制度を確認し申請しましょう．

小児がん患者と家族が活用できるWeb情報

- がん情報サービス「小児の方へ」
  https://ganjoho.jp/public/life_stage/child/index.html

- がん情報サービス「各都道府県で小児のがん情報」
  https://ganjoho.jp/public/life_stage/child/institution/prefectures_child.html

- 国立成育医療研究センター小児がんセンター「小児がん医療相談ホットライン」
  https://www.ncchd.go.jp/hospital/about/section/cancer/hotline.html

- 公益財団法人 がんの子どもを守る会
  https://www.ccaj-found.or.jp/hospital/

- 小児慢性特定疾病情報センター（国立成育医療研究センター内）
  https://www.shouman.jp/

- 公益財団法人 ドナルド・マクドナルド・ハウス・チャリティーズ・ジャパン
  https://www.dmhcj.or.jp/house/

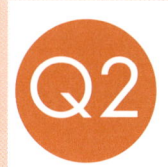

〜小児期〜
Q2　4歳の子どもが脳腫瘍の治療を終えました．晩期合併症が心配です．

A　小児がんの治療成績が著しく向上し，小児がん経験者が増加するにつれて，生活の質に影響を及ぼす晩期合併症が問題になっています．主な晩期合併症には，内分泌系の異常を含む成長発達の異常，中枢神経系の異常，心臓や呼吸器などの臓器の異常，二次がんなどがあります．晩期合併症に適切に対処するためには，長期間のフォローアップが大切です．フォローアップでは定期的な診察と検査に加えて，日常でどのようなことに気をつけて生活したらよいかも教えてもらうことができます．長期フォローアップ外来は小児がんの診療を行っている医療機関に設けられていることが多いですが，どこで受けたらよいか分からない場合は治療を受けた病院の担当医やがん相談支援センターなどに相談してみましょう．

1 相談対応時に活用できる知識・制度

1）晩期合併症

　小児がんは治癒する病になってきたが，子どもの成長や時間の経過に伴って，がんや薬物療法，放射線治療による晩期合併症（**表Ⅲ-5-1**）がおこることがある．晩期合併症の多くはがんの種類や治療の内容，その治療を受けたときの年齢などに関係し，治療終了後何十年も経過してから症状があらわれることもある．国立成育医療研究センターが作成する晩期合併症の情報リーフレット「治療がおわったあとのこと」では，男女別／心臓・肺／二次がんで，治療の影響で起こりうること，影響が出る可能性のある治療などが紹介されている[1]．

表Ⅲ-5-1　小児がんの主な晩期合併症

成長発達の異常	身長発育障害，無月経，不妊，肥満，やせ，糖尿病
中枢神経系の異常	白質脳症，てんかん，学習障害，心的外傷後ストレス障害（PTSD），うつ病
その他の臓器異常	心機能異常，呼吸機能異常，肝機能障害，肝炎，免疫機能低下，視力・聴力
続発腫瘍（二次がん）	白血病，脳腫瘍，甲状腺がん，その他のがん

2）長期フォローアップ

晩期合併症は，成長発達過程において長期にわたり出現するため，治療終了後も継続して定期的な検査と診察を受け，適切なタイミングで告知やアドバイスを得ることが必要となる．診察で異常がみられた場合は各診療科の医師と連携して速やかに治療を行い，QOL への影響を最小限にすることが望まれる．しかし，小児がんの場合，患者である子ども自身が治療内容を理解するのに困難なことが多い．また，子ども自身が将来に対して必要以上に心配しないように，正確な知識や情報を得られるように支援することが大切である．

小児がん経験者が過去に受けた治療内容を把握し，健康管理に役立てられるよう，小児がんの診療を行っている医療機関に長期フォローアップ外来が設けられ始めている．全国の長期フォローアップ外来は，公益財団法人 がんの子どもを守る会「全国長期フォローアップ外来一覧」の Web サイトで確認できる．また，受けた治療や今後のフォローアップ計画を記載するフォローアップ手帳も作成され，治療を行った病院や App Store（iPhone, iPad からの利用）で入手することができる．

> ・がんの子どもを守る会「長期フォローアップ外来一覧」
> https://www.ccaj-found.or.jp/img2017/18-23.pdf

2 相談対応時のポイント

治療が一段落した患者と家族に，晩期合併症という別の悩みが生じることとなる．同じがんや治療であっても晩期合併症の症状・程度は異なり個別対応が必要になること，長期にわたり対応が必要になることから，患者とその家族は将来への不安を抱きやすい．相談員は，そのような患者と家族の心理面に配慮したうえで，患者に起こり得る晩期合併症を把握し，適切なフォローアップや対応を受け続けられるように支援する必要がある．また，進学や就労，恋愛や結婚・妊娠といったライフイベントのタイミングで，自己決定に向けた支援や必要な医療・社会資源につないでいくことも，がん相談支援センターの役割であると考える．もし相談対応を進めていく中で，より詳細な情報を得たい場合や専門的な施設を紹介した方がよいと判断した際は，小児がん診療連携拠点病院のがん相談支援センターを案内できるとよい．

・がん情報サービス「小児の相談先・病院一覧を見る」
　https://hospdb.ganjoho.jp/kyoten/childlist

❖ よくあるQ&A

Q フォローアップはいつまで継続する必要がありますか？

A フォローアップをいつまで継続する必要があるかは，個別性が高いです．基礎疾患の有無，がんの種類，受けた治療内容などにより大きく変わりますので，担当医に相談しましょう．

Q 就学時に，学校側に病気のことをどのくらい伝えたらよいのでしょうか？

A すべてを説明する必要はありませんが，病名や治療のことなど，どこまで話すかを，担当医や子どもと一緒に決めておくとよいでしょう．学校の先生に必要な配慮を伝えておくことで，病気への理解が得られ，クラスメイトへの適切な説明もしてくれます．具体的な注意事項を伝えることで，ふだんの学校生活や行事などへの対応を一緒に考えてもらいましょう．

■ 引用・参考文献 ■

1）国立成育医療センター「治療が終わったあとのこと〜二次性腫瘍〜」
　https://www.ncchd.go.jp/hospital/about/section/cancer/leaflet05.pdf

■ 参考資料 ■

・一般社団法人日本小児血液・がん学会「厚生労働省委託事業：小児・AYA世代のがんの長期フォローアップ体制整備事業 Q & A」
　https://www.jspho.org/lifetime-care-and-support/question_answer/index.html

〜AYA世代（15〜39歳）〜
Q3 20代で大腸がんと診断されました．同世代の患者さんとつながることはできますか？

AYA世代は，進学や就職，恋愛や結婚など人生の大きな転換期を迎える時期であり，がんと診断されることでさらなる悩み・葛藤が生じます．AYA世代のがん治療における悩みは，同じような体験をした方がどのように過ごしていたのか，どのように治療を乗り越えたのかを聞くことで，解決の糸口が見つかることもあります．しかし，AYA世代のがん患者さんは全国を見渡しても人数が少ないです．同じような体験をした方と出会うことは簡単でなく，AYA世代のがん患者さんは孤独を感じてしまうことが少なくなくありません．最近では，SNSの普及やオンライン環境が整備されてきました．さまざまな患者会や患者サロン，オンラインサロンの情報も比較的入手しやすく，SNSでつながることもできるので，調べてみるとよいでしょう．

◼ 相談対応時に活用できる知識・制度

1）AYA世代のがんの特徴

　AYA世代とは adolescent and young adult の頭文字をとったもので，一般的に15〜39歳までの年齢を指すことが多い．日本では毎年約2万人がAYA世代でがんを発症すると推定されており，がんと診断される人全体の約2.3％にあたる．AYA世代は子どもから大人への移行期が含まれるため，小児で発症することが多いがんと成人で発症することが多いがんの両方の種類が存在する．そのため，AYA世代に多いがんの種類は年代によって違いがある[1]（**表Ⅲ-5-2**）．

| 表Ⅲ-5-2 | AYA 世代のがん種の内訳 | | | | |

	1 位	2 位	3 位	4 位	5 位
15 ～ 19 歳	白血病 [24%]	胚細胞腫瘍・性腺腫瘍 [17%]	リンパ腫 [13%]	脳腫瘍 [10%]	骨腫瘍 [9%]
20 ～ 29 歳	胚細胞腫瘍・性腺腫瘍 [16%]	甲状腺がん [12%]	白血病 [11%]	リンパ腫 [10%]	子宮頸がん [9%]
30 ～ 39 歳	女性乳がん [22%]	子宮頸がん [13%]	胚細胞腫瘍・性腺腫瘍 [8%]	甲状腺がん [8%]	大腸がん [8%]

国立がん研究センター「がん情報：がん統計 小児・AYA世代のがん罹患」
https://ganjoho.jp/reg_stat/statistics/stat/child_aya.html

2）心理社会面への影響

　AYA 世代は，進学や就職，恋愛や結婚など，人生の大きな転換期を迎える時期である．この時期は現在・未来に対して漠然とした悩みを抱えることが多く，がんと診断されることで日常生活やライフプランに大きな影響を与えることとなる．このような日常生活やライフプランに関連した悩みを解消するための考え方や手段は様々であり，時には医療者からの情報提供では満足できないことがある．そういった場合に，同じ世代でがんになった患者が "どのように過ごしたのか"，"どのように乗り越えたのか" といった体験談は有効な解決策となる場合がある．それゆえ，AYA 世代がん患者が集う交流の場の確保することは，AYA世代がん患者の孤立化を防ぎ，今後に向けた解決策を提案できるという点で重要な意味を持つことが多い．

3）AYA世代がん患者の交流の場

　近年では，メディアの影響や SNS の普及などにより，AYA 世代がん患者の交流の場が増えてきた．がんの種類や地域を限定した患者会などもあり，患者本人が患者会の趣旨や Web サイトの印象などを通して，決めていけるとよい．また，AYA 世代のがん患者が多い病院では，AYA 世代の患者が参加できる院内サロンや患者サロンを行っているところがある．院内の患者を対象としたものが多いが，患者会などと連携して，院外患者を対象としているサロンもある．

・AYA世代がん相談情報センター

東京都は，AYA世代がん患者に対し，世代の特性に応じた医療提供・相談支援が行われるよう AYA世代がん相談情報センターを運営している．AYA世代がん相談情報センターでは AYA世代がん患者の個々の悩みだけでなく，がん患者同士が交流できるイベントの開催，都内の医療機関の相談員同士の交流の機会を確保し，AYA世代がん患者への支援の充実を図っている．また，AYA世代がん相談情報センターでは，AYA世代がん患者への相談支援マニュアルを作成した．マニュアルには，妊孕性や生殖医療の基本的知識、がん・生殖医療連携ネットワークなどの医療体制，Q&Aや事例集が含まれている．

> • 東京都保健医療局「AYA世代がん患者・家族への相談支援マニュアル」
> https://www.hokeniryo.metro.tokyo.lg.jp/iryo/iryo_hoken/gan_portal/
> staff_iryou/aya-gan-manual

2 相談対応時のポイント

AYA世代がん患者は孤立しやすい傾向があり，相談員はまず相談者の心理的苦痛に寄り添うことが大切である．そして，進学や恋愛，就職，結婚といった人生の大きなライフイベントに加えて，がんという予測不能の危機に対処しようとする相談者を理解することが必要となる．また，AYA世代は親からの自立の程度もさまざまで，自分で物事に対処していくことに慣れていない場合もある．がん相談支援センターは気軽に相談でき，情報が入手できる場所であると周知することも，AYA世代の孤立化を防ぐ一つの方法となる．そのうえで，AYA世代がん患者同士で交流できる場を紹介し，社会的つながりを保つことは相談者にとっての有用な支援になると考えられる．がん相談支援センターでは，該当する地域の AYA世代を対象とした患者会や患者サロンの情報を持ち合わせておけるとよい．

引用・参考文献

1）国立がん研究センター「がん情報：がん統計 小児・AYA世代のがん罹患」
https://ganjoho.jp/reg_stat/statistics/stat/child_aya.html

~AYA世代（15～39歳）~

30代で乳がんと診断されました．小学生の子どもに病気のことを伝えた方がよいでしょうか？

子どもに病気のことを伝えるかどうかは，患者本人の意向や心理状態，病気や治療の状況，子どもの年齢や発達，家族関係，家族の生活，育児の方針などによって異なります．子どもに病気のことを伝える伝えないに決まった答えはありません．また，伝えると決めた場合でも，一度にすべての内容を伝える必要はありません．まず配偶者やパートナー，家族とともに，子どもに病気を伝えることについての思いや方針，子どもへのサポートをどうしていくかを共有することが大切です．また，治療が進むにつれて，子どもに伝えてよかったのか・伝えなくてよかったのか，子どもとの関わり方について悩むこともあるかもしれません．そういった場合は，担当医やあなたの周りの医療者，がん相談支援センターの相談員，子どもが通う園や学校の先生などに相談してみるとよいでしょう．

1 相談対応時に活用できる知識・制度

1）子どもに病気を伝えるか伝えないか

がんと診断されると，患者は「子育てをしながらどうやって治療を受けていこうか」，「子どもに心配をかけてしまう」など，さまざまな心配や不安，悩みや困りごとを抱えることがある．まずは自身ががんの診断を受け止めて，治療をどのように進めていくかを考えることが大切となる．そのうえで，子どもとの関わり方をどうするか，病気について子どもに伝えるかどうかを考えていけるとよい．子どもが親の病状がよくないことを偶然耳にすることで，誤解したまま心配を募らせたり，不信感をいだいてしまうことがある．子どもの変化に目を向けて，伝えるタイミングを逃さないようにするなど，気をつける必要がある．

2）がんについて子どもと話すときのヒント

子どもへの病気の伝え方にも決まった答えはない．子どもに伝える具体的な内容や伝え方は，子どもの性格や発達段階に応じて異なる．病気について子どもに伝えたいと思ったときのポイントを次頁にまとめた．大事なことは，自分の気持ちと子どもに話す言葉にズレがないこと，できる範囲で子どもに本当のことを伝えることである．

> - 病気について話すタイミング（いつ話してよいか）を子どもに尋ねる
> - 一度にすべてを話そうと考えずに，一番伝えたいことから段階的に話す
> - 分かりやすく，子どもが理解できる表現で，できるだけ具体的な内容を伝える
> - 子どものせいで病気になったわけではないこと，ほかの人にうつしたり，ほかの人からうつらないことを伝える
> - 日々の生活でこれまでと「変わること」と「変わらないこと」を伝える
> - 親としての自分の気持ちを伝える

　病気を伝えたあとの子どものフォローを心配する親が多いが，病気の親を持つ子どもは，家族，学校，友人からの支援で状況にうまく順応できることが多い．しかし，子どもの不安な様子が長引いていたり，子どもの日常活動が妨げられているといったときは，心理の専門家に助けを求めた方がよい場合，保育園，幼稚園,学校とやりとりをしながら,子どもの変化がないか目を向けていけるとよい.

3）伝える・伝えないを考えるときに活用できる資源

　子どもにがんを伝える・伝えないを考えるための参考資料を**表Ⅲ-5-3**に示す．

表Ⅲ-5-3 伝える・伝えないを考えるときに活用できる資源

がん情報サービス	「未成年の子どもがいるがんと診断された方へ：子どもとのかかわりを考えるときに」 (https://ganjoho.jp/public/support/communication/children/index.html)  ▶病気をどのように伝えるかの視点だけではなく，伝えたくない方・伝えられない方や伝えることを迷っている方も参考にできる内容になっている 「病気について子どもに伝える」 (https://ganjoho.jp/public/support/communication/children/01.html)  「病気について子どもに伝える」Q & A (https://ganjoho.jp/public/support/communication/children/qa.html) 
NPO法人ホープツリー	「子どもとがんについて話してみませんか」 (https://hope-tree.jp/wp-content/uploads/2021/01/kodomotohanashite_190623.pdf)  ▶親ががんになった子ども，患者，家族を支援するNPO法人が作成した冊子で，がんについて子どもと話をするときのヒントを得ることができる 「CLIMB プログラム」(https://hope-tree.jp/program/climb/) ▶がんの親をもつ学齢期の子どもを対象とした構造化されたサポートグループのプログラム（全6回）で，ホープツリーを中心に，全国のいくつかの病院で行われている

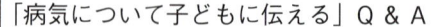

4）子育てで活用できる主な制度・資源

　子どもにとって辛いのは，親の病気そのものよりも，家族の日常が混乱することであると言われている．診断直後は生活が今までと変わってきてしまうことは避けられないが，家庭や学校など，普段通りの生活を取り戻せるよう，生活環境を整えたい．子どもが未就学児や小学生の場合，子育て支援の制度を利用できる場合がある．自治体によって利用できる制度や内容は異なるため，市区町村の子育て支援を担当する窓口や地域子育て支援拠点に尋ねるとよい．子育てで活用できる主な制度を，**表Ⅲ-5-4** に示す．また，公的制度を使わない場合でも，保育所や幼稚園の教職員，学校の担任や養護教諭，親の友人などの子どもの周りにいる信頼できる大人に子どものサポートを依頼することも一つの方法となる．

表Ⅲ-5-4 活用できる主な制度

保育認定	子どもが未就学の場合，保護者の病気を理由として，保育所や認定こども園の利用に必要な保育認定を受けることができる
一時預かり	保育認定を受けていない場合であっても，保護者の病気や休息などを理由に，保育所，幼稚園，認定こども園などで未就学児を一時的に預かる制度を利用できることがある
放課後児童クラブ	子どもが小学生の場合，放課後児童クラブを利用できることがある
子育て短期支援	子どもが未就学児〜18歳までの場合，一時的に児童養護施設などで預かる子育て短期支援を利用できることがある また，日曜日や祝日などの休日に保育を実施する「休日保育」や夜間に保育をする「夜間保育」を行っている自治体もある
ファミリー・サポート・センター	地域にファミリー・サポート・センターがある場合は，事前に会員登録をしておくことで，受診の際の預かりや保育施設などの送迎などのサポートを依頼できることがある 利用できる子どもの年齢やサポートの内容は，自治体によって異なる
地域子育て拠点	子育て中の親子の交流の場の提供，子育てに関する情報提供などが受けられ，子育てに関する相談もできる

2 相談対応時のポイント

　がんと診断されたことに加えて，治療と子育てをどのように両立していこうかなどの悩みや困りごとを抱える相談者に，まずは心理的サポートが必要となる．そのうえで，子どもに伝えるかどうかについて一緒に考えていけることが望ましい．子どもに病気を伝える際は，子どもに心配をかけてしまうのではないか，伝えた後の子どものフォローをどうするかについて悩むことが多い．子どもとの関わり方や病気を子どもに伝えるかは人それぞれである．病気を伝えるかどうかに

悩む相談者の思いを理解し，子どもに伝える際のメリット・デメリット，伝えない際のメリット・デメリットをまず整理できるとよい．また，どのような選択をした場合でも相談員は相談者の思いを支持することが求められる．

　治療が進むにつれて，副作用や合併症が出てきたり，子どもの様子が以前とは異なったりなど，子育てについて支援が必要な状況が出てくることも考えられる．子育てで活用できる社会資源を紹介したり，必要時にスクールカウンセラーや養護教諭など子どもが心理的支援につながれるよう促し，子どもの環境を整えることも，相談員にとって重要な支援となる．

❖ よくあるQ&A

Q 子どもに心配をかけたくないため，病気について伝えないことにしました．どうやって子どもと接すればいいですか？

A 病気以外のことは，無理をしない範囲でいつものように話をし，子どもとの時間を過ごしましょう．子どもとのかかわりで大切なことは，これまで通りに子どもとコミュニケーションをとり，関係を保っていくことです．

Q 自分の病気のことで子どもをできるだけ不安にさせたくないのですが，どんなタイミングで何を伝えたらいいですか？

A 子どもが不安を抱えてしまう原因の一つは「見聞きして理解していること」と「現状」にギャップがあることです．治療の副作用などによる目に見える変化や生活上の変化があるタイミング（治療開始時など）で，これからおこりうる変化に関する説明をするとよいでしょう．また，話す際は「なぜ伝えようと思ったか」の理由も伝えるとよいでしょう．

国立がん研究センター
「がん情報サービス：未成年の子どもがいるがんと診断された方へ 病気について子どもに伝える Q & A」
https : //ganjoho.jp/public/support/communication/children/qa.html より転載

参考資料

・ ポーラ・ラウフ，アンナ・ミュリエル，慶應義塾大学医学部心理研究グループ 訳 (2018)『子どもを持つ親が病気になった時に読む本』創元社．p.215

〜壮年期〜

Q5 50代で3年ほど治療を続けています．収入が減っていることに加えて，医療費の負担，また住宅ローンや教育費もかかっています．生活が苦しいです．

　がん医療の進歩に伴い，治療を長期にわたり続けることができる時代となりました．それゆえ数年単位での治療費の支払いが必要になるケースが増えてきています．また治療によって今まで通りの収入が得られない場合も多くあり，住宅ローンや教育費などの固定費に加えて，健康な時は考えられなかった予期せぬ出費も重なります．家計の見直しや傷病手当金などの公的制度の利用の可能性について，社会保険労務士やファイナンシャルプランナーに相談してみることもよいかもしれません．

1 相談対応時に活用できる知識・制度

1）患者が個別で契約している民間の制度

　患者が契約をしている場合には，医療保険，生命保険のリビングニーズ特約（余命6カ月以内と判断される場合に，死亡保険金の一部または全部を生前に受け取ることができる）や，住宅ローン借入時の団体信用生命保険（万一のことが発生した場合に，生命保険会社の保険金より住宅ローンの一部または全部を返済する制度）などを活用できることもある．加入している保険商品によって、保障される給付金・保険金の内容・支払われる条件などに違いがあるため，契約内容と保障の範囲を確認する必要がある．

2）社会的役割の喪失・交代（職場や家庭内など）

　壮年期は，働いたり，結婚して子どもを生み育てるなど，社会の中で責任のあるかつ複数の役割を担う世代である．職場では，プロジェクトを任されることや管理職などの役職を担うことがあったり，また自営業や個人事業主などとして自らが中心となって働いていたりする．仕事を通して自己実現や社会貢献している人も多く，がんになっても働き続けることに意味をもつ．さらに，家庭内の役割としては，家事，育児，介護，収入を得る役割がある．患者は，がんの罹患によ

り，今まで担ってきたこれらの役割が担えなくなってしまう場合がある．患者が治療に専念できるように，担ってきたこれまでの役割を職場や家族の中で可能な限り交代できるよう調整することも必要となる．

2 相談対応時のポイント

　がん治療では治療費などの支出が増えることに加えて，治療や治療の影響により仕事を継続することが難しく収入が減ることが多い．このような事例の場合には，すでに利用可能な公的支援制度を使い切り，対応が難しいことがある．公的資源だけでなく，治療の見直しや治療方法の工夫，支払いの工夫などにも目を向けながら，相談対応できるとよい．また，壮年期は，社会の中でも，家庭の中でも責任のあるかつ複数の役割を担う年代である．壮年期でのがんの罹患は，家庭内での役割交代を余儀なくさせることがある．もし患者が家庭で収入を得る役割を担っている場合，治療が長期化するにつれて収入が減少し，医療費や通院費，生活費などの負担が大きくなり，家計や生活設計を見直す必要がでてくることもある．また，家族は，患者の治療のサポートに加えて，患者が今まで担っていた役割を引き受ける必要性が出てくる場合があり，家族の身体面や心理社会面にも目を向けられるとよい．

❖ よくあるQ&A

Q 最近がんと診断されましたが，介護しなければならない家族がいます．どうすればよいでしょうか？

A 介護も治療も両立できる方法を一緒に検討してみましょう．まずは家庭内で役割を分担・交代できるか，要介護者が現在のサービスに加えデイサービスやショートステイが利用できるかなど，担当のケアマネージャーに治療のことを伝え，ともに確認するとよいでしょう．

Q 高齢の両親にがんのことを伝えた方がよいでしょうか？

A 両親に心配をかけたくないといった思いから，がんになった事実を伝えられない，伝えたくないという患者さんもいます．伝えるなら，どのようなタイミングでどのように伝えるとよいかなど，相談員が一緒に考えます．あなたの状況，ご両親の状況をまずはお聞かせください．

~高齢者~

Q6 80代の父が手術を勧められました．父は医師に任せると言っていますが，高齢の父が手術を受けることは不安です．どのように治療方針を決めたらよいか分かりません．

A 　高齢者は個人差が大きく，治療については実年齢だけで判断することはできません．高齢者でも治療可能な全身状態であれば，他の世代の患者と同じ治療が提案され，治療効果も望めます．一方で，合併症は増加すると言われています．担当医は，患者の病状，全身状態，日常生活の制限の程度，余命，病気や治療に対する患者本人の考えなどを踏まえて，その方にとって最善と考える治療は何かを考えます．まずは担当医から提案された治療の効果と副作用や合併症，今後の見通しなどを整理できるとよいでしょう．そのうえで，お父様が大切にしたいことは何か，嫌なことは何か，お父様と他の家族とも十分に話し合って決めましょう．

1 相談対応時に活用できる知識・制度

1）高齢者の身体的な特徴

　高齢者の身体的特徴には，①臓器機能の低下，②予備力・回復力の低下，③恒常性維持機能の低下（体温調節能力の低下や脱水症状が起こりやすくなるなど），④複数の症状や病気を抱えやすい，⑤ADL（日常生活活動）が低下しやすい，⑥典型的な症状に当てはまらないことが多い，⑦重篤化しやすいことがあげられる[1]．高齢者は多面的に機能低下がみられる状態であり，些細なできごとをきっかけにして健康障害や身体機能障害を生じることが多い．それゆえ一つの治療をきっかけに，併存疾患が悪化する，治療によって要介護状態になるなどの問題が生じる可能性がある．

2）高齢者の心理・社会的な特徴

　高齢者は心理・社会面でも個人差が大きい．一般的には，新しいことを覚える記銘力やものごとを思い出す想起力，状況を理解し瞬時に反応する理解力や判断力，新しい環境に適応して問題を解決する社会適応力などは加齢によって低下すると言われている．また，これらの認知機能の低下とならび，高齢者のうつ病が

問題となっている．認知症とうつ病は合併することも多く，認知症の前触れとしてうつ症状が現れたり，うつ症状の結果，認知症を発症しているようにみえることもある．一方で，さまざまな人生経験の蓄積がもたらす高齢者のポジティブな側面も知られている．がん体験もまた人生のひとつの試練と受け止める忍耐強さ，重要なものごとを見極める力，人生の意味や目的に対する考えの深まりは，高齢がん患者の精神的な安寧につながる．社会的な面では，一人暮らしの高齢者や高齢者夫婦の世帯数が年々増加している．社会的なつながりが薄く孤立している高齢者，経済的問題を抱えている高齢者，老老介護や認認介護している高齢者など，さまざまな問題を抱える高齢者も増加している．

3）フレイル

日本老年医学会では，フレイルを「高齢期に生理的予備能が低下することで，ストレスに対する脆弱性が亢進し，生活機能障害，要介護状態，死亡などの転帰に陥りやすい状態で，筋力の低下により動作の敏捷性が失われて転倒しやすくなるような身体的問題のみならず，認知機能障害やうつなどの精神・心理的問題，独居や経済的困窮などの社会的問題を含む概念である」としている．フレイルには身体的フレイル，精神的・心理的フレイル，社会的フレイルなどがあるが，自分の状態と向き合い，予防に取り組むことでその進行を緩やかにし，健康に過ごせていた状態に戻すことができると言われている．

4）高齢者のがん治療の基本的な考え方

高齢がん患者の特徴は，①寿命が短い（余命が限られている），②併存疾患が（複数）ある，③多数の薬剤を服用している，④生理学的機能が低下している，⑤認知機能が低下している，⑥社会的・経済的に制限がある，⑦個人差が極めて大きいことがあげられる[2]．そのため高齢がん患者の治療選択は，実年齢よりも体力的な年齢を優先して行う．例えば，身体機能が落ちている（Performance Status が3か4の）場合，標準治療の適応外となることがある．また，認知症やうつ病などで認知機能の低下があると，治療を安全に遂行できない，治療の同意が得られないなどの点から，積極的ながん治療が困難な場合もある．担当医が高齢がん患者の検査や治療を考える際は fit・unfit[※] の考えた方を用いることがあり，**図Ⅲ-5-1** に fit・unfit の際の治療方針を示す．

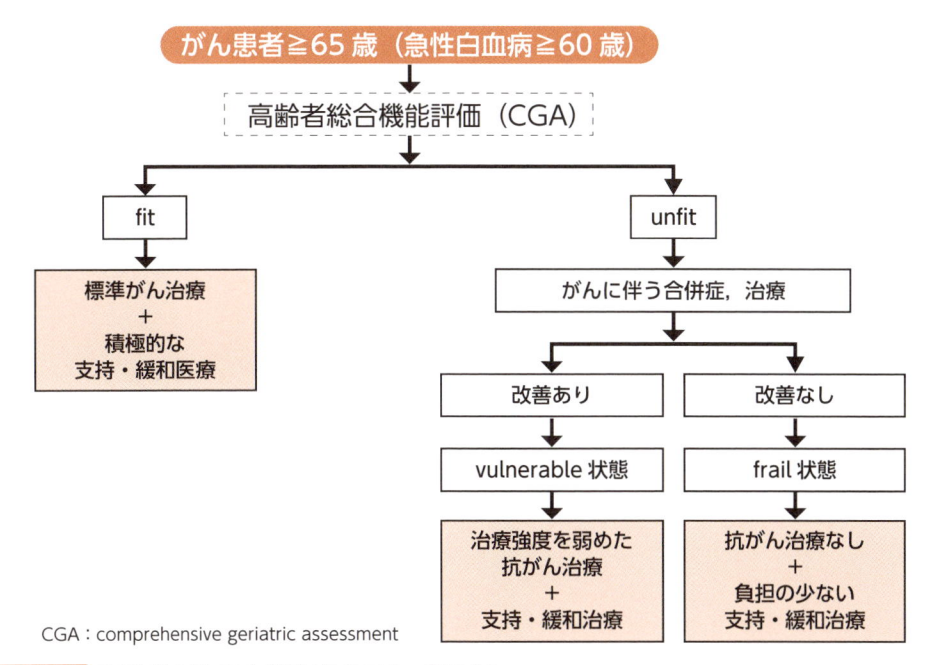

CGA : comprehensive geriatric assessment

図Ⅲ-5-1 高齢者の治療方針決定のアルゴリズム
厚生労働省 第 82 回がん対策推進協議会 参考資料 14（令和 4 年 9 月 20 日）「高齢者がん医療 Q&A 総論」p.5
https://www.mhlw.go.jp/content/10901000/000991069.pdf

5）高齢者総合的機能評価（CGA）

　CGA は，高齢者の疾患の評価だけでなく，日常生活動作（ADL），精神・心理的機能，社会・経済的機能に加えて，QOL などを総合的に評価するものである．CGA の評価項目には，①基本的 ADL・手段的 ADL，②認知機能・気分・情緒・幸福度，③運動機能，④排尿機能，⑤コミュニケーション能力，⑥家庭環境やケアの体制，などがある．CGA の目的は，合併症やリスクがある高齢者を早めに特定して，治療やケアにつなげることである．

2 相談対応時のポイント

　高齢者のがん治療では，どの治療を選択するかによって，その後の生活やQOL が大きく変わることが多い．相談員は，患者および家族が担当医より提案

※fit・unfit
・fit：成人と同様の標準治療が受けられる状態
・unfit：がん治療ができない状態（frail）とがん治療がある程度可能な状態（vulnerable）に分類
　　　　 frail：積極的ながん治療の適応がないと考えらうれる状態（患者），すなわち治療の効果が望めないあるいは耐えられないほど状態が悪い．
　　　　 vulnerable：元気な成人と同じ標準治療を受けることはできないが，治療強度を弱めるか，毒性の少ない治療が可能な状態．

された治療の目的，治療の副作用や合併症，治療後の具体的な生活のイメージなどが理解できているかを確認する．もしイメージがついていない場合は，治療後や治療しなかった場合に起こりうる一般的な状況について説明したり，治療ごとのメリット・デメリットの整理を支援したりする．

また，高齢期はライフステージの完結期ともいわれ，身体面だけでなく，生活歴や生活環境もさまざまである．相談員は，フレイルや CGA などの視点をもち，患者のアセスメントをできるとよい．

さらに，高齢者の治療の意向は，「治療をして1日でも長く生きたい」，「ADL を維持したい」，「家族に迷惑をかけたくない」など，個々で異なる．患者と家族が治療選択に悩む場合は，それぞれの大切なこと，心配ごと，避けたいことなどを具体的に話してもらう機会をつくり，問題を分解したり整理したりできるとよい．積極的ながん治療を行わずに緩和ケアに専念するという選択も，患者本人の意思を尊重した結果である場合も少なくない．これら一般的な高齢者のがん治療の考え方や他の高齢者の意思決定の例を紹介することは，患者と家族が納得して治療を選択するために相談員ができる役割である．

❖ よくあるQ&A

Ｑ 患者が認知症の場合，どのように治療の選択をすればいいでしょうか？

Ａ 認知症を患っていても，患者さんを中心に治療について説明を受けて理解し，納得した上で治療決定することに変わりはありません．視線を合わせて説明する，分かりやすい言葉を使う，文字に書く，意見を聞くときは二択にする，重要な点はくり返すなどして，患者さん自らが考え，決定し，意思を伝えられるよう対話を重ねましょう．また，家族の意見を押しつけない，患者さんを焦らせないことも重要です．もし認知症が進み，患者本人の意思が確認できない場合には，本人だったら何を望むのかを，家族と医療者とで話し合うことが大切です．治療選択に悩んだら，家族の中で抱え込まずに，私たち相談員や担当医・看護師に相談してください．

引用・参考文献

1）公益財団法人長寿科学振興財団　「健康長寿ネット」
　　https://www.tyojyu.or.jp/net/kenkou-tyoju/kenkou-undou/shintaiteki-tokucho.html
2）厚生労働省 第82回がん対策推進協議会 参考資料14（令和4年9月20日）「高齢者がん医療 Q&A 総論」p.5
　　https://www.mhlw.go.jp/content/10901000/000991069.pdf

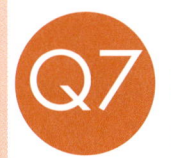

~高齢者~

副作用がつらく，治療の効果も出ていないため，母が抗がん剤治療の中止を希望しています．私は治療を続けてほしいのですが，どうすればよいでしょうか？

　高齢者であっても，治療の選択は，患者さん本人が決めることがふさわしいと一般的には考えられています．家族として治療を続けてほしいという思いを伝えるとともに，なぜ治療の中止を望むのかを尋ねてみてください．お互いの気持ちや考え方などをすり合わせながら，どのようにするのがよさそうかを一緒に考えてみましょう．

1 相談対応時に活用できる知識・制度

1) 高齢者の治療・療養と家族の関係

　高齢者の治療や療養には，服薬の管理や副作用の対応，病院への送り迎えといった家族による日々の生活の支援が必要となる場合が多い．家族による支援は，治療や療養場所の選択，治療継続の一つの大きな要素となり，患者の認知機能や身体機能が低下している場合は特に重要となってくる．

　近年では，独居高齢者や高齢夫婦世帯が顕著に増加している．また，子どもが遠方に居住，子どもと同居していても日中は独居，介護者自身も要介護状態といった場合も多い．たとえ家族がいたとしても，家族自身も自らの生活を維持する必要があることから，家族の支援を受けられず，治療選択や継続に影響がでることもある．そのようなときは，訪問診療・看護・介護といったサービスを受けることによって暮らしを安定させられる場合がある．

　一方で，家族の存在が，患者の治療や療養に影響する場合もある．「子どもに迷惑をかけたくない」，「子どもが治療してほしいと言うので頑張りたい」，「孫の卒業式に参加したい」といった思いを抱く患者も存在する．家族による支援の有無や状況，患者と家族の関係性が，患者の治療や療養に影響する場合も多い．

2 相談対応時のポイント

　患者を大切に思うがゆえの家族の心理として，患者の病気に戸惑ったり，患者を失ってしまうかもしれないという恐怖や予期悲嘆が生じることがある．また，患者に少しでも長生きしてほしいという思いがある一方，患者の意思を尊重したいという思いもある．そのような家族からの相談を受けたとき，相談員は家族自身もケアを必要とする存在であることを意識し，家族の思いを否定することなく受けとめて寄り添うことが必要となる．また，家族が遠方に住んでいる場合，家族は患者が若い頃の元気な時をイメージしていることも多く，家族のイメージと現状が乖離していることもある．相談員は「患者さんはどう話されましたか」，「患者さんの生活状況はどうでしょうか」などと患者の思いや生活状況を家族が意識できる質問を行って，思いや生活状況を家族自身が整理できるよう支援ができるとよい．

❖ よくあるQ&A

Q 遠方に住む独居の高齢の父が進行がんになりました．娘である私の自宅近くの病院で，治療を受けた方がいいでしょうか？

A "積極的な治療を受けるか受けないか"，"治療を受ける場合，どこで治療を受けたいか"といったお父様の意向を，まず確認してみましょう．地元の病院を選んだ場合でも，介護保険などを利用してサポート体制を整えられることが多いです．もし生活の場所を変更した場合は，家族からのサポートは得やすいですが，新たな環境に適応していくことが必要になります．それぞれの病院や生活の場所を選んだ際の治療と生活のイメージが持てるとよいでしょう．

第6章 がん予防・検診

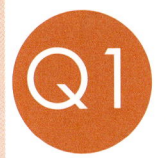

〜がん予防〜
がんを予防する方法について教えてください.

　　がんは日本人にとって身近な病気で，日本人の2人に1人が一生のうち一度はがんになるというデータがあります．日本人のがんの予防では「禁煙」，「節酒」，「食生活」，「身体活動」，「適正体重の維持」の5つの改善可能な生活習慣に，「感染」を加えた6つの要因が重要と考えらえています．男性のがんの43.4%，女性のがんの25.3%は，生活習慣や感染が原因でがんになったとも言われています[1]．これらの生活習慣および感染に気をつけることで，がん予防に取り組むことができます．

1 相談対応時に活用できる知識・制度

1）日本人のためのがん予防法（5+1）

　　日本人のためのがん予防では，「禁煙」，「節酒」，「食生活」，「身体活動」，「適正体重の維持」および「感染」が重要となる（**表Ⅲ-6-1**）．どの程度の摂取量や運動量が求められているかは，健康日本21や"健康に配慮した飲酒に関するガイドライン"，"健康づくりのための身体活動・運動ガイド2023"に掲載されている[2〜4]．がんを予防するための5つの生活習慣および感染の具体的な内容を知り，がんの予防行動をとることが大切となる．

2）生活習慣とがんとの関連

　　がんの予防策に，食生活や運動習慣の改善がある．がんのリスクおよび予防につながる要因を，以下の表（**表Ⅲ-6-2**）に示す．

表Ⅲ-6-1 日本人のためのがん予防法（5+1）

禁 煙	**たばこは吸わない．他人のたばこの煙を避ける** **目標** たばこを吸っている人は禁煙をしましょう． 吸わない人も他人のたばこの煙を避けましょう．
節 酒	**飲むなら，節度のある飲酒をする** **目標** 飲む場合はアルコール換算で1日あたり約23g程度まで（日本酒なら1合，ビールなら大瓶1本，焼酎や泡盛なら1合の2/3，ウイスキーやブランデーならダブル1杯，ワインならグラス2杯程度）．飲まない人，飲めない人は無理に飲まないようにしましょう．
食生活	**偏らずバランスよくとる** ●塩蔵食品，食塩の摂取は最小限にする ●野菜や果物不足にならない ●飲食物を熱い状態でとらない **目標** 食塩は1日あたり男性7.5g未満，女性6.5g未満，特に，高塩分食品（例えば塩辛，練りうになど）は週に1回未満に控えましょう．
身体活動	**日常生活を活動的に** **目標** 例えば，歩行またはそれと同等以上の強度の身体活動を1日60分行いましょう． また，息がはずみ汗をかく程度の運動は1週間に60分程度行いましょう．
適正体重	**適正な範囲内に** **目標** 中高年期男性の適正なBMI値（body mass index：肥満度）は21〜27，中高年期女性では21〜25です．この範囲内になるように体重を管理しましょう．
感 染	●肝炎ウイルス感染の有無を知り，感染している場合は治療を受ける ●ピロリ菌感染の有無を知り，感染している場合は除菌を検討する ●該当する年齢の人は，子宮頸がんワクチンの定期接種を受ける **目標** ・地域の保健所や医療機関で，一度は肝炎ウイルスの検査を受けましょう． 感染している場合は専門医に相談し，特にC型肝炎の場合は積極的に治療を受けましょう． ・機会があればピロリ菌の検査を受けましょう．定期的に胃がんの検診を受けるとともに，除菌については利益と不利益を考えたうえで主治医と相談して決めましょう． ・肝炎ウイルスやピロリ菌に感染している場合は，肝がんや胃がんに関係の深い生活習慣にも注意しましょう． ・子宮頸がんの検診を定期的に受け，該当する年齢の人は子宮頸がんワクチンの定期接種を受けましょう

国立がん研究センター「日本人のためのがん予防法（5+1）」
https://epi.ncc.go.jp/can_prev/index.html

表Ⅲ-6-2 がんのリスク・予防要因評価一覧

		全部位	肺	肝	胃	大腸	結腸	直腸	乳房	膵	前立腺
喫煙		確実↑	確実↑	確実↑	確実↑	確実↑			可能性あり↑	確実↑	データ不十分
受動喫煙		データ不十分	確実↑	データ不十分	データ不十分	データ不十分			可能性あり↑	データ不十分	データ不十分
飲酒		確実↑	データ不十分	確実↑	(男)ほぼ確実↑ / (女)データ不十分	確実↑	確実↑	確実↑	(閉経前)ほぼ確実↑ / (閉経後)データ不十分	データ不十分	データ不十分
食品	野菜	データ不十分	データ不十分	データ不十分	可能性あり↓	データ不十分			データ不十分	データ不十分	データ不十分
食品	果物	データ不十分	可能性あり↓	データ不十分	可能性あり↓	データ不十分			データ不十分	データ不十分	データ不十分
肥満		可能性あり↑ (BMI 男18.5未満、女30以上)	データ不十分	確実↑	データ不十分	ほぼ確実↑	ほぼ確実↑	ほぼ確実↑	(閉経前)可能性あり↑ (BMI 30以上) / (閉経後)確実↑	(男)可能性あり↑ (BMI 30以上) / データ不十分	データ不十分
運動		データ不十分	データ不十分			ほぼ確実↓	ほぼ確実↓	データ不十分	可能性あり↓		データ不十分

国立がん研究センター　がん対策研究所　予防関連プロジェクト
「科学的根拠に基づくがんリスク評価とがん予防ガイドライン提言に関する研究: エビデンスの評価」より抜粋
https://epi.ncc.go.jp/cgi-bin/cms/public/index.cgi/nccepi/can_prev/outcome/index

3）がんと感染

　感染は日本人のがんの原因の約20％を占めると推計され，女性で1番目，男性で2番目に多い原因となっている．がんの発生に関係するウイルス・細菌はいくつか存在し，感染したら必ずがんになるわけではない．それぞれの感染の状況に応じた対応をとり，がん予防につなげることが重要である（**表Ⅲ-6-3**）．

表Ⅲ-6-3 がんの発生に関係するウイルス・細菌の感染経路と感染時の対応

原因となるウイルス・細菌	がんの種類	主な感染経路	感染時の対応
ヘリコバクター・ピロリ（*H.pylori*）	胃がん，胃MALTリンパ腫	経口感染（と考えられている） ＊衛生環境が整ったことで感染は減少 ＊成人での感染はまれ	感染しても無症状であることが多く，慢性胃炎，胃潰瘍や十二指腸潰瘍などの発症に関連 →ヘリコバクター・ピロリの除菌が有効
B型肝炎ウイルス（HBV）	肝臓がん	母子感染,性交渉,輸血	感染しても自覚症状がないままで経過，一過性感染の場合は20～30％で急性肝炎，持続感染の場合は10～15％で慢性肝炎などを発症 →専門医を定期的に受診
C型肝炎ウイルス（HCV）	肝臓がん	輸血，母子感染,性交渉	感染しても慢性肝炎の段階ではほとんどが自覚症状なし，感染した人の60～80％で慢性化，うち30～40％が肝硬変へ移行 →専門医を受診し，内服を中心とした治療（経過観察の場合もある）
ヒトパピローマウイルス（HPV）	子宮頸がん，陰茎がん，外陰部がん，腟がん，口腔がん，中咽頭がん	性交渉	感染しても約90％で自然に排除されるが，持続的に感染した場合は子宮頸がんの発症と関連があり →子宮頸がん検診の受診が重要
エプスタイン・バール・ウイルス（EBV）	上咽頭がん，バーキットリンパ腫,ホジキンリンパ腫	経口感染（唾液）	感染してもほとんどは無症状で，伝染性単核球症をはじめとする病気の発症に関連
ヒトT細胞白血病ウイルスⅠ型（HTLV-1）	成人T細胞白血病／リンパ腫	母子感染,性交渉,輸血	感染しても自覚症状がなく，約5％でHTLV-1関連疾患を発症

次頁の関連Webサイトを参考に作成

▌がん発生に関係するウイルス・細菌の関連Webサイト▌

・国立がん研究センター「がん情報サービス：がんの発生要因」
　https://ganjoho.jp/public/pre_scr/cause_prevention/factor.html
・厚生労働省「関西空港検疫所」
　https://www.forth.go.jp/keneki/kanku/disease/dis10_03hepb.html
・日本ヘリコバクター学会「ピロリ菌に関するＱ＆Ａ」
　https://www.jshr.jp/citizen/info/question.html
・（公益財団法人）ウイルス肝炎研究財団「B型肝炎について」，「C型肝炎について」
　https://vhfj.or.jp/qab/，https://vhfj.or.jp/qac/
・肝炎情報センター「B型肝炎について」，「C型肝炎について」
　https://www.kanen.ncgm.go.jp/cont/010/b_gata.html
　https://www.kanen.ncgm.go.jp/cont/010/c_gata.html
・厚生労働省「知ってるだけで味方になれる．HTV-1のこと．」
　https://www.mhlw.go.jp/bunya/kenkou/kekkaku-kansenshou29/dl/htlv-3_web.pdf

② 相談対応時のポイント

　がん予防に関連する情報は，エビデンスが確実に明らかになっているものから，ほぼ確実なもの，可能性があるのものと，それぞれの段階も異なっている．科学的根拠が明らかになっていない場合は，「情報がないこと」を情報提供するのも１つの答えとなる．また，インターネットやマスメディアでは連日，がんに効果があるという多種多様な情報が取り上げられている．そういった報道は，「正しさ」よりも「分かりやすさ」，「エビデンス」よりも「目新しさ」，「プラスとマイナスのバランス」よりも「善悪二元論」に価値を置く傾向がある．相談員は，信頼のおける情報源から科学的根拠に基づいた正しい情報を伝えることが求められる．また，相談者はがんに対する不安や恐怖心により，新しく分かりやすい情報を信じてしまう場合があることも理解しておく．

❖ よくあるQ&A

Q がんの治療後，再発しないようにするための予防法はありますか．

A がんの再発に特化した予防策は現時点ではとくにありませんが[5]，禁煙や節酒，適正体重の維持など，がんの一般的な予防行動を取るとよいでしょう．

Q 効果がある食品や免疫力をあげる食品はありますか．

A 食生活とがんの関連についてさまざまな研究が行われていますが，確実にがんになるまたはがんが予防できると明らかになっている食品は多くありません．免疫力をあげる食品についても，十分な根拠はありません．どれか一つの食べ物を過剰に摂取するまたは摂取しないといった偏った食生活ではなく，バランスよく食べましょう．

Q がんはうつりますか．

A 一部には，がんの発生にウイルスや細菌感染が関係している場合がありますが，咳やくしゃみなどの飛沫や他人との日常的な接触などによって，がん自体がうつることはありません．

Q 加熱式たばこは身体に悪いですか．

A 加熱式たばこの煙にはニコチンや発がん性物質などの有害な物質が含まれ，健康への悪影響が否定できません．また，販売されてから間がなく，研究が十分に行われていないため，現段階での健康への予測はできていません．

引用・参考文献

1) Inoue M, et al（2022）『Glob Health Med』「Burden of cancer attributable to modifiable factors in Japan in 2015」4. pp.26-36. NCGM
2) 厚生労働省「健康日本21（第三次）の推進のための説明資料（その1，その2）」
　https://www.mhlw.go.jp/content/001234702.pdf
　https://www.mhlw.go.jp/content/001158871.pdf
3) 厚生労働省「健康に配慮した飲酒に関するガイドライン」
　https://www.mhlw.go.jp/content/12200000/001211974.pdf
4) 厚生労働省「健康づくりのための身体活動・運動ガイド2023」
　https://www.mhlw.go.jp/content/10904750/001171393.pdf
5) Rock CL, et al（2012）『CA Cancer J Clin』62「American Cancer Society nutrition and physical activity guideline for cancer survivors」pp.243-74.WILEY
　https://acsjournals.onlinelibrary.wiley.com/doi/10.3322/caac.21719

参考資料

・国立がん研究センター「がん情報サービス：科学的根拠に基づくがん予防」
　https://ganjoho.jp/public/pre_scr/cause_prevention/evidence_based.html

・国立がん研究センター「がん情報サービス：がんの発生要因」
　https://ganjoho.jp/public/pre_scr/cause_prevention/factor.html

・国立がん研究センター「がん情報サービス：がんという病気について」
　https://ganjoho.jp/public/knowledge/basic/index.html

・国立がん研究センター「がん情報サービス：加熱式たばこ」
　https://ganjoho.jp/public/pre_scr/cause_prevention/smoking/tobacco04.html

・農林水産省『「食事バランスガイド」について』
　https://www.maff.go.jp/j/balance_guide/

・国立がん研究センター がん対策研究所 予防関連プロジェクト「科学的根拠に基づく
　がんリスク評価とがん予防ガイドライン提言に関する研究 エビデンスの評価」
　https://epi.ncc.go.jp/cgi-bin/cms/public/index.cgi/nccepi/can_prev/outcome/index
　▶ がんのリスクと予防要因の評価結果が一覧で掲載されている.

・国立がん研究センター がん対策研究所 予防関連プロジェクト「科学的根拠に基づく
　がんリスク評価とがん予防ガイドライン提言に関する研究 更新情報」
　https://epi.ncc.go.jp/can_prev/

〜がん予防〜
HPVワクチンについて教えてください.

　現在公費で受けられるHPVワクチンは3種類で，HPV感染を予防することが分かっています．また，接種が進んでいる国では，前がん病変と子宮頸がんそのものを大幅に予防する効果があることも分かっています．日本では，HPVワクチンの副反応が懸念され，公費での定期接種が差し控えられた時期がありました．現在はメリットがデメリットよりも大きいことが確認され，積極的な勧奨が再開されています．接種は本人の自由意思に基づくものです．ワクチンの効果とリスクを十分に理解し，受けるかどうかを判断することが大切です．

1 相談対応時に活用できる知識・制度

1）HPVワクチン

　子宮頸がんの発生には，その多くにヒトパピローマウイルス（human papillomavirus：HPV）の感染が関連している．HPVは性交渉で感染するため，HPVワクチンは初めての性交渉前に接種することが望ましいと考えられている．厚生労働省では安全性や効果などの専門家の評価を受けて，2022年4月からHPVワクチンの接種対象年齢（小学校6年生から高校1年生）の女子への勧奨を再開している．また，対象年齢の時期が積極的な勧奨を差し控えていた期間と重なったために接種機会を逃した女性（1997年4月2日〜2007年4月1日生まれで，過去にHPVワクチンの接種を合計3回受けていない）へのキャッチアップ接種が，2025年3月までの間，行われている．

2）HPVワクチンの効果

　現在，公費で受けられるHPVワクチンは3種類（2価・4価・9価）ある．2価ワクチン（サーバリックス）および4価ワクチン（ガーダシル）は，HPVの中でも子宮頸がんを特におこしやすい種類（型）であるHPV16型と18型の感染を防ぐことに特化し，子宮頸がんの原因の50〜70％を防ぐ．9価ワクチン（シルガー

ド9）は，HPV16型と18型に加え，31型，33型，45型，52型，58型の感染も防ぐため，子宮頸がんの原因の80～90%を防ぐ（**図III-6-1**）．接種が進んでいる一部の国では前がん病変や子宮頸がんそのものを大きく予防する効果があることも分かってきており，日本でも接種を勧める取り組みが行われている．

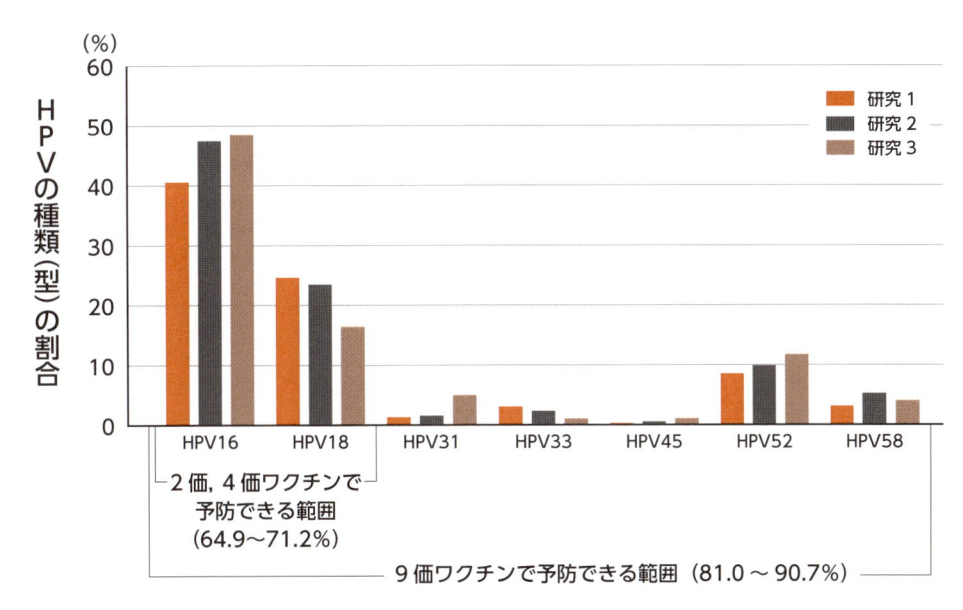

研究1：Onuki M et al: Cancereer Sci 100: 1312-1316, 2009
研究2：Azuma Y et al: Jpn J Clin Oncol 44: 910-917, 2014
研究3：Sakamoto J et al: Papillomavirus Res 6:46-51, 2018

図III-6-1 日本人女性の子宮頸がんにおけるHPVの種類（型）の割合と，ワクチンで予防できる範囲

国立感染研究所「9価ヒトパピローマウイルス（HPV）ワクチン ファクトシート」
https://www.mhlw.go.jp/stf/seisakunitsuite/bunya/kenkou/hpv_qa.html

3）HPVワクチンの副反応と安全性

HPVワクチン接種後にみられる主な副反応として，発熱や接種した部位の痛みや腫れ，注射による痛みなどがあげられる（**表III-6-4**）．接種後に体調の変化や気になる症状が現れた場合は，まずは接種を行った医療機関の医師またはかかりつけの医師など地域の医療機関に相談し，協力医療機関と連携して対応することになっている．また，HPVワクチンの定期接種に関する相談支援体制・医療体制などを強化するために，全国を8の地域ブロックにわけ，ブロックごとに拠点病院を設けている．

表Ⅲ-6-4 HPVワクチン接種後の主な副反応

発生頻度	2価ワクチン（サーバリックス®）	4価ワクチン（ガーダシル®）	9価ワクチン（シルガード®9）
50%以上	疼痛*，発赤，腫脹，疲労	疼痛*	疼痛*
10〜50%未満	瘙痒（かゆみ），腹痛，筋痛，関節痛，頭痛など	紅斑*，腫脹*	腫脹*，紅斑*，頭痛
1〜10%未満	じんましん，めまい，発熱など	頭痛，瘙痒感*，発熱	浮動性めまい，悪心，下痢，瘙痒感*，発熱，疲労，内出血*など
1%未満	知覚異常*，感覚鈍麻，全身の脱力	下痢，腹痛，四肢痛，筋骨格硬直，硬結*，出血*，不快感*，倦怠感など	嘔吐，腹痛，筋肉痛，関節痛，出血*，血腫*，倦怠感，硬結*など
頻度不明	四肢痛，失神，リンパ節症など	失神，嘔吐，関節痛，筋肉痛，疲労など	感覚鈍麻，失神，四肢痛など

＊接種した部位の症状
サーバリックス®添付文書(第14版)，ガーダシル®添付文書(第2版)，
シルガード®9添付文書(第1版)より改編
厚生労働省「HPVワクチンに関するQ&A」
https://www.mhlw.go.jp/stf/seisakunitsuite/bunya/kenkou/hpv_qa.html

4）HPVワクチンに関連した相談先

　HPVワクチンについては，接種後に異常があるとき，不安や疑問があるとき，予防接種による健康被害救済に関する相談などと相談先がいくつかにわけられ，厚生労働省「HPVワクチンに関する相談先一覧」でまとめて掲載されている．

> ・厚生労働省「ヒトパピローマウイルス感染症〜子宮頸がん（子宮けいがん）とHPVワクチン〜：HPVワクチンに関する相談先一覧」
> https://www.mhlw.go.jp/bunya/kenkou/kekkaku-kansenshou28/index.html

2 相談対応時のポイント

　HPVワクチンの副反応がマスメディアで取り上げられ，公費での定期接種が一時期差し控えられていたことから，HPVワクチンの安全性を心配する国民は多い．相談では，HPVワクチンの有効性および安全性などの正しい情報提供を行って，本人および保護者が接種するかの選択を決定できるように支援する．

❖ よくあるQ&A

Q HPVワクチンを子どもに受けさせた方がいいですか？

A 子どものHPVワクチンの接種は，保護者の意向が強く反映されることが分かっています．ワクチンの接種は，効果とリスクについての正しい情報を入手し，家族内で相談し合って決定しましょう．

Q HPVワクチンは男性も受けた方がいいですか？

A HPVウイルスは子宮頸がん以外にも中咽頭がん，肛門がん，腟がん，外陰がん，陰茎がんなどにも関わっていると考えられています．現在，男性のワクチン接種は任意ですが，厚生労働省では男性のワクチンの接種の検討が進められています．自治体によっては，男性への任意予防接種費用の助成があります．

Q 子宮頸がん検診とHPVワクチンは両方受けなければいけませんか？

A 子宮頸がん検診とHPVワクチンは，どちらも子宮頸がんの予防に有効であることが分かっています．ただし，HPVワクチンがすべてのHPV感染を予防できるわけではないため，子宮頸がん検診も定期的に受診すること，つまり両方受けることが重要です．

第Ⅲ部　第6章　がん予防・検診

▌参考資料

・国立がん研究センター「がん情報サービス：子宮頸がん 予防・検診」
　https://ganjoho.jp/public/cancer/cervix_uteri/prevention_screening.html

・日本婦人科腫瘍学会「動画アニメで婦人科がんのことを知ろう／患者さん向け動画アニメーション」
　▶ HPVワクチンの患者向け動画が掲載されている．
　https://jsgo.or.jp/animationlist/1279/

・国立がん研究センター
　「子宮頸がんとその他のヒトパピローマウイルス（HPV）関連がんの予防 ファクトシート2023」
　https://www.ncc.go.jp/html/icc/hpvcancer/index.html

Q3 〜がん検診〜
がん検診について教えてください.

がん検診を受けることは，がんを無症状のうちに早期発見・早期治療し，がんで亡くなることを防ぐことにつながります．ただ，がん検診には利益だけでなく，さまざまな不利益もありますので，数多く受ければよいというものではありません．一口にがん検診といっても対策型検診（住民検診），個人で受ける検診（人間ドックなど），事業者や保険者が実施する職域検診があります．対策型検診とは主に市町村が実施する住民検診のことで，対象集団全体の死亡率減少を目的とし，厚生労働省が推奨した検査が行われます．一方，人間ドックなどの任意型検診は個人の死亡リスクを下げることが目的であり，費用も全額自己負担であることや，受ける受けない，どのような内容を受けるのかということも個人の判断となります．どちらのがん検診であっても，適切な間隔で継続的に受診すること，検診の結果が陽性であった場合は精密検査を受けることが重要です．

1 相談対応時に活用できる知識・制度

1) 対策型検診と任意型検診

対策型検診と任意型検診の概要を，**表Ⅲ-6-5** に示す．対策型検診と任意型検診では，がん検診の目的が大きく異なっていることを理解しておく．

また，日本医師会のホームページには各自治体のがん検診窓口の電話番号と Web サイトへのリンクが貼られているので参考にしてほしい.

- 日本医師会「各自治体のがん検診窓口／都道府県」
  https://www.med.or.jp/forest/gankenshin/contact/map/

表Ⅲ-6-5 対策型検診と任意型検診

	対策型検診		任意型検診
目的	地域や職場などを対象に，対象集団全体の死亡率を下げる		個人の死亡リスクを下げる
概要	予防対策として行われる公共的なサービス		医療機関・検診機関などが任意で提供するサービス
検診費用	無料または少額の自己負担		全額自己負担
利益と不利益	限られた資源の中で，利益と不利益のバランスを考慮し，集団にとっての利益を最大化		個人のレベルで，利益と不利益のバランスを判断
検診例	住民検診	職域検診	人間ドック
	市区町村 ○○区役所 対象者にがん検診の受診を勧める	事業者 保険者 ○○株式会社 健康保険組合 対象者にがん検診の受診を勧める	病院 自分で探して受けに行く
相談先	住民検診は市区町村のがん検診窓口 職域検診は会社の人事や労務か，健康保険組合		

国立がん研究センター「がん情報サービス：がん検診について」
https://ganjoho.jp/public/pre_scr/screening/about_scr01.html を元に作成

2) がん検診の利益・不利益

　がん検診の不利益も十分に理解し，がん検診の受診を進めることが大切である（**表Ⅲ-6-6**）.

表Ⅲ-6-6 がん検診の利益・不利益

利益	・標的とするがんによる死亡を防ぐことができる場合がある. ・早期発見できれば，治療が軽度ですむ. ・検診で「異常なし」と診断されることで，安心して生活を送ることができる. ・子宮頸がんと大腸がん検診ではがんになる前の病変も見つけることができ，治療することでがんになることを防ぐことができる. その結果，がんで亡くなることを防ぐことができる.
不利益	・**偽陰性**：実際にはがんがあるのに，精密検査が不要と判定されること 偽陰性と判定されることにより，がんの治療が遅れる. がんは発生してから一定の大きさになるまでは発見できないため，1回の検診で確実に見つかるとは限らない. そのため，がん検診は1回だけではなく，適切な間隔で定期的に受け続けることが大事となる. ・**偽陽性**：実際にはがんがないのに，がんの疑いあり（精密検査が必要）と判定されること 偽陽性と判定されることにより，本来受ける必要のない精密検査で心身に負担がかかる. また，精密検査で問題ないことが判明するまで，不安な日々を過ごすことになる. ・**過剰診断**：命に別条のないがん（成長スピードが極めて遅いなどの理由により，治療をしなくても命を脅かさないがん）を検診で発見すること 発見したがんが本当に治療しなくてもよいかを正確に識別することは難しいため，治療が行われる. その結果，本来不要な治療により，身体的，心理的，経済的負担がかかる. ・**偶発症**：検診や精密検査による合併症 例として，内視鏡による出血や穿孔，バリウムの誤嚥や腸閉塞，放射線被ばくなどがある.

2 相談対応時のポイント

　がん検診（がんの2次予防）は第4期がん対策推進基本計画の分野別施策の一つで，がん対策の重要な柱として認識されている. がん検診は自治体や職場，病院などさまざまな場所で行われているが，それぞれ目的が異なっており，相談者は混同しやすい. 相談員は，がん検診の利益と不利益，がん検診の注意点などの知識を整理するとともに，相談者が指しているがん検診が何の目的で行われているかを理解する. また，がん検診を受けた後はエビデンスや医師の判断に基づく適切な間隔で継続的にがん検診を受診すること，結果が陽性であった場合は精密検査を受けることが重要であることを説明する.

❖ よくあるQ&A

Q がん検診を受けていたのに，がんになったのはなぜですか．

A がん検診の目的はがんを無症状のうちに早期発見・早期治療することで，がんになること自体を予防するわけではありません．また，どの検査にも限界があり，がん検診を受けることで，がんが100%見つかるわけでもありません．

Q がん検診は，何歳まで受ける必要があるのでしょうか．

A 市町村で行うがん検診の対象年齢に上限はありません．がん検診を受けるかどうかは，利益と不利益，平均余命，自身の体力や希望などを含めて，検討する必要があります．なお，厚生労働省「がん予防重点健康教育及びがん検診実施のための指針（令和3年10月1日一部改正）」[3]では，積極的に受診勧奨を行う対象者の年齢上限として69歳を推奨しています．

第Ⅲ部

第6章　がん予防・検診

参考資料

・厚生労働省「HPVワクチンに関するQ&A」
　https://www.mhlw.go.jp/stf/seisakunitsuite/bunya/kenkou/hpv_qa.html

・国立がん研究センター「がん情報サービス：がん検診について」
　https://ganjoho.jp/public/pre_scr/screening/about_scr01.html

・厚生労働省
　「がん予防重点健康教育及びがん検診実施のための指針
　 子宮頸がん検診における HPV 検査単独法に関する Q & A」
　https://www.mhlw.go.jp/content/10900000/001266939.pdf

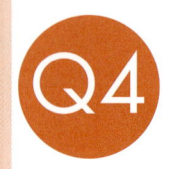

〜がん検診〜

Q4 国が推奨するがん検診以外の検査は，自主的に受けた方がよいですか？

国が推奨するがん検診には胃がん・大腸がん・肺がん・乳がん・子宮頸がん検診があります．がん検診の有効性は，いかに多くのがんを発見できたか（発見率）ではなく，がんを発見できたことでいかに死亡率を下げることができたかを基準に評価します．国が推奨する検診以外の検査やメディアで取り上げられる新しい検査法は，まだ検診としての有効性評価が固まっておらず，注意が必要です．

1 相談対応時に活用できる知識・制度

1) 国が推奨するがん検診

国が推奨するがん検診は胃がん検診，大腸がん検診，肺がん検診，乳がん検診，子宮頸がん検診の5つあり，対象年齢や受診間隔はそれぞれのがんで異なっている（**表Ⅲ-6-7**）．これら5つの検診では，死亡率を下げることが証明されている．また，いくつかの自治体では，オプションとして前立腺がんの PSA 検査※が行われている．しかし，死亡率減少効果の有無を判断する証拠が現状では不十分であり，治療の必要のないがんを見つけてしまう過剰診断のリスクが指摘されている．さらに，2024 年 4 月より，厚生労働省の要件を満たす一部の自治体に限り，HPV 検査単独法も住民検診で実施することが可能になった．HPV 検査単独法も対象年齢と受診間隔を守り，定期的に受けることが大切である．

※PSA検査
PSA（前立腺特異抗原）とは前立腺から分泌されるタンパク質の一種であり，PSA検査では血液を採取し，血液中に含まれるPSAの濃度を測定する．前立腺に異常があると血液中に大量に放出され，前立腺がんがあるとPSA値が高い数値を示すため，前立腺がんの腫瘍マーカーとして使われている．しかし，前立腺肥大症や前立腺炎などでも，PSA上昇することもある．

表Ⅲ-6-7 国が推奨するがん検診の一覧

種類	検査項目	対象年齢	受診間隔
胃がん検診	問診および，胃部 X 線検査[1] または胃内視鏡検査のいずれかを選択	50 歳以上	（いずれか一方を）2 年に 1 回
大腸がん検診	問診および便潜血検査（免疫法）	40 歳以上	1 年に 1 回
肺がん検診	問診[2] および胸部 X 線検査および喀痰細胞診[3]	40 歳以上	1 年に 1 回
乳がん検診	問診[2] および，マンモグラフィ ※視診・触診の単独実施は推奨しない	40 歳以上	2 年に 1 回
子宮頸がん検診	問診，視診，子宮頸部の細胞診および内診	20 歳以上	2 年に 1 回

※1 当分の間，胃部X線検査については40歳以上，1年に1回の実施も可とされている．
※2 肺・乳がん検診の問診では必ずしも医師が対面で聴取する必要はなく，自記式の質問用紙に記入することで問診の代わりとしてよいことになっている．
※3 喀痰細胞診の対象は，50歳以上で，喫煙指数（1日本数×年数）が600以上の方．
　厚生労働省「がん予防重点健康教育及びがん検診実施のための指針」
　https://www.mhlw.go.jp/content/10901000/000754489.pdf
「職域におけるがん検診に関するマニュアル」
　https://www.mhlw.go.jp/file/05-Shingikai-10901000-Kenkoukyoku-Soumuka/0000204422.pdf を元に作成

2 相談対応時のポイント

　国が推奨する検診以外の検査として，自治体がオプションとして実施する前立腺がんの PSA 検査，人間ドックでの腫瘍マーカー検査や PET 検査，大腸内視鏡検査，低線量胸部 CT 肺がん検診などがある．また最近では，血液や尿・呼気からがんのリスクを調べる新たな検査法が開発されている．しかし，これらの検査は研究途中のものが多く，国が推奨するがん検診（対策型検診）としての有効性評価は固まっていない．相談員は，国が推奨するがん検診以外はがん検診として推奨されているわけではないことを伝え，相談者が正しい情報をもとに判断できるよう支援する．

❖ よくあるQ&A

Q 便潜血の検査が陽性でした．精密検査は受けた方がいいですか？

A 症状がないから大丈夫と自己判断していては，がん検診を受診した意味がありません．便潜血検査は便中の血液を検出する検査で，がんやポリープなどの大腸疾患があると，便潜血検査が陽性になることがあります．陽性となった場合は，全大腸内視鏡検査などの精密検査を受けましょう．

Q 検診でX線検査がありますが，被ばくが心配です．

A 胸部X線撮影ではX線が使われますが，発がんリスクの観点から見ると少量の放射線量とされ，人体への影響はほとんどありません．ただし，妊娠中の場合は胎児への被ばく線量はきわめて少ないとはいえ，避けた方がよく注意が必要です．

■参考資料■

- 国立がん研究センター がん対策研究所「前立腺がん（最新：2008年度版）」
  https://canscreen.ncc.go.jp/guideline/zenritsusengan.html

- 国立がん研究センター 「がん情報サービス：大腸がん検診について」
  https://ganjoho.jp/public/pre_scr/screening/colon.html

- 国立がん研究センター 「がん情報サービス：がん検診の受け方」
  https://ganjoho.jp/public/qa_links/brochure/leaflet/pdf/screening.pdf

- 国立がん研究センター 「がん情報サービス：がん検診の適切な受け方 紹介動画」
  https://ganjoho.jp/public/pre_scr/screening/mp4/screening.mp4

- 日本医師会「知っておきたいがん検診」
  https://www.med.or.jp/forest/gankenshin/contact/map/

- 厚生労働省「がん検診」
  https://www.mhlw.go.jp/stf/seisakunitsuite/bunya/0000059490.html

第7章 がんゲノム医療

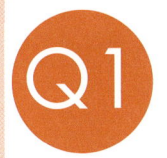

がんゲノム医療とは何ですか？

　がんゲノム医療とは，がんの組織や血液を用いて，**数十から数百の遺伝子を一度に調べ（がん遺伝子パネル検査），患者のがんに起きている遺伝子の変化を明らかにし，その特徴に基づいて治療法を決めていく医療**のことです．がんゲノム医療の対象は，標準治療がないまたは局所進行または転移が認められ標準治療が終了となった固形がんの患者（終了が見込まれる方を含む）です．期待が大きい治療ですが，自分のがんの遺伝子に合わせた薬の使用に結びつく人は全体の**1割弱です**（2024年8月現在）.

1 相談対応時に活用できる知識・制度

1) がん遺伝子検査と個別化医療

　2000年代半ばより，肺がん，大腸がん，乳がんなどの一部のがんでは，それぞれのがん種に対し，一つまたは少数の特徴的な遺伝子の変化を特定し（がん遺伝子検査やコンパニオン検査と呼ばれる），特定の遺伝子変異に応じて分子標的薬や免疫療法を選択する個別化医療が保険適用内で行われている.

2) がん遺伝子パネル検査とがんゲノム医療

　がんゲノム医療では，高速で大量のゲノムの情報を読み取る「次世代シークエンサー」という解析装置を用いて，1回の検査で多数（数十～数百）のがんに関連する遺伝子を同時に調べる（がん遺伝子パネル検査）.検査の結果，見つかった遺伝子変異に対して効果が期待できる分子標的薬や免疫療法などがある場合には，その薬剤で治療することを検討する（**図Ⅲ-7-1**）.このように，がんゲノム医療は，患者個々のがんの遺伝子の変化に合わせて「効きやすい」，「効きにくい」といった治療効果を予測した薬剤を選択することを可能にする.2024年現在，遺伝子パネル検査は病状や治療歴の基準を満たせば保険適用されるが，検査後の治療で保険適用されていない薬剤を用いる場合は，臨床試験などを利用する.

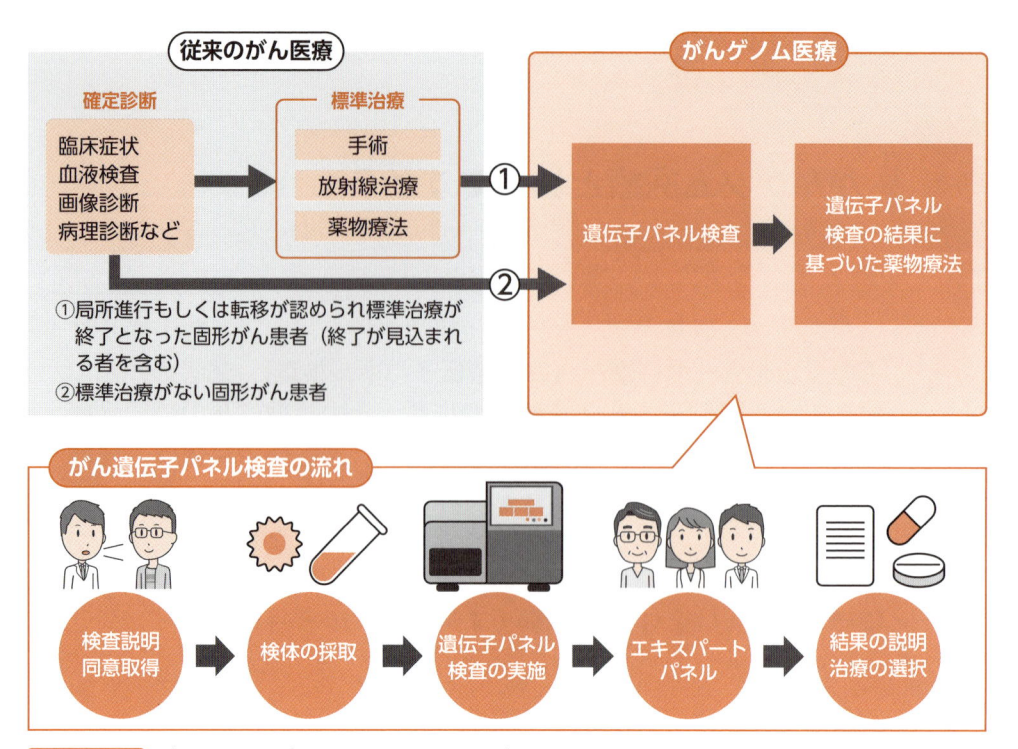

図Ⅲ-7-1 がん遺伝子パネル検査を用いたがん医療の流れ

厚生労働省 健康局 がん・疾病対策課 第12回がん診療提供体制のあり方に関する検討会 資料2-1（令和元年6月12日）「がん診療提供体制の方向性及び現状について」
https://www.mhlw.go.jp/content/10901000/000517447.pdfを参考に作成

　がんゲノム医療はマスメディアでも取り上げられ，医療者にとっても患者や家族にとっても期待が大きいが，自分のがんの遺伝子に合った薬の使用に結びつく人は全体の1割弱である（2024年8月現在）．その理由は，薬剤の効果に結びつく遺伝子の変化が見つからない，患者の病状などに適した臨床試験がない，患者の体調悪化などである．

　現在，血液がんに向けた遺伝子パネル検査も保険適用となる見込みであり，患者への薬剤の到達が進むよう，今後がんゲノム医療は加速していくことが予測されている（2024年11月現在）．

2 相談対応時のポイント

- 上述のように，一つまたは少数の遺伝子変異を見つける「がん遺伝子検査（コンパニオン検査）」と多数のがんの遺伝子変異を見つける「遺伝子パネル検査」を区別して説明できるとよい．
- 薬剤の使用に結びつく人は全体の 1 割弱，遺伝子変異が見つかっても薬剤の使用に結び付かない場合も合わせると 9 割強が治療に結び付かない．患者が過度な期待を抱かないよう，相談員は検査や治療について正しい理解がすすむよう説明できるとよい．
- がんゲノム医療の対象は標準治療がないまたは局所進行または転移が認められ標準治療が終了となった固形がんの患者（終了が見込まれる方を含む）である．そのため，必死に治療を探したり，がんゲノム医療に過度な期待している患者も多い．相談員はその状況を理解し，相談者の思いを受け止め，寄り添う姿勢が重要となる．

> ❖ **よくあるQ&A**
>
> **Q** 自由診療でがん遺伝子治療がよく行われているようですが，がんゲノム医療とは異なるものですか？
>
> **A** 異なります．情報があふれる昨今，インターネットで遺伝子治療と検索するとさまざまな「遺伝子治療」がでてきます．自由診療で行われる遺伝子治療は効果が科学的に証明されていない治療であることが多いため，慎重な確認が必要です．

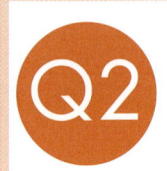 **がん遺伝子パネル検査はどんな検査ですか？**

 　がん遺伝子パネル検査は，遺伝子変異を調べ，その結果に基づいて，患者の治療方針を決めていくために行う検査です．検査には，がんの組織や血液を用います．対象者は，薬物療法の対象となる固形がん患者で，①標準治療がない方（薬物療法開始前），②局所進行または転移が認められ，標準治療が終了した方または標準治療の終了が見込まれる方です．年齢制限はありませんが，検査終了後に治療が受けられる体調であることが求められます．これらの基準を満たす場合，健康保険が適用されます．

　検査はがんゲノム医療中核拠点病院，がんゲノム医療連携病院，がんゲノム医療拠点病院で受けられます．

① 相談対応時に活用できる知識・制度

1）がん遺伝子パネル検査とは

　がん遺伝子パネル検査は遺伝子変異を調べ，その結果に基づいて，効果が期待できる薬，あるいは効果が期待できない薬があるかなど，がんの特徴を知り，患者の治療方針を決めていくために行う検査である．2024年8月現在，がん遺伝子パネル検査のうち以下のものが保険適用されている．

- OncoGuide™ NCC オンコパネル システム
- FoundationOne® CDx がんゲノムプロファイル
- FoundationOne Liquid CDx がんゲノムプロファイル
- Guardant360 CDxがん遺伝子パネル
- GenMineTOP がんゲノムプロファイリングシステム

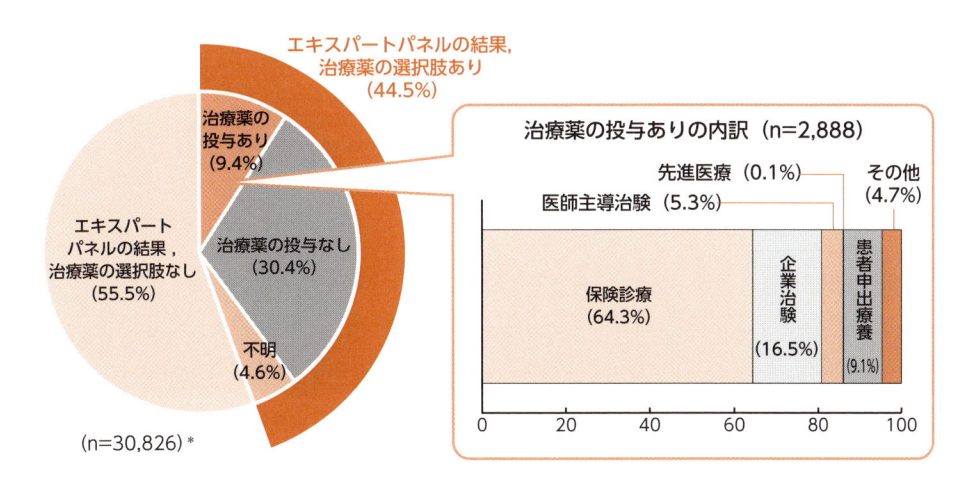

＊未入力 28 例，「エキスパートパネルの結果 治療薬の選択肢が提示された」の項目が C-CAT 未入力 4 例を含む
方法：2019 年 6 月 1 日～ 2022 年 6 月 30 日の期間に C-CAT 調査結果が返却され，臨床情報収集項目 ver. 1.2.1
　　　以降の 30,826 例を対象とし，2022 年 12 月時点で C-CAT に登録されていたデータを集計した．

図Ⅲ-7-2 エキスパートパネルの結果と提示された治療薬投与の有無
厚生労働省健康局がん・疾病対策課 第 4 回がんゲノム医療中核拠点病院等の指定に関する検討会 (令和 5 年 3 月 15 日)
「がんゲノム医療中核拠点病院等の指定について」
https://www.mhlw.go.jp/content/10901000/001056905.pdf

　それぞれの検査では調べる遺伝子数や検査項目，用いる検体の種類に違いがあり，患者の状態，施設の体制などに応じて医師が選択する．どの検査も精度が管理され，検査の結果はエキスパートパネルで検討され，治療方針が決定される（**図Ⅲ-7-2**）．

　検査には，がんの組織を用いる場合は手術で摘出されたがん組織，または，診断目的で採取（生検）されたがん組織のうち，保存されているものを使用する．原則として 3 年以内のものが検査に適している．「FoundationOne Liquid CDx がんゲノムプロファイル」，「Guardant360 CDx がん遺伝子パネル」では血液を用いる．がんの組織があれば優先されることが多いが，患者の病状などによって医師が検査を選択する．

　がん遺伝子パネル検査の種類によらず，保険診療で受けられるがん遺伝子パネル検査は，生涯で一回と決められている．

2) がん遺伝子パネル検査の対象

　がん遺伝子パネル検査の対象となるのは，①標準治療がない，または，②局所進行または転移が認められ，標準治療が終了となったまたは終了が見込まれる固形がんの患者である．そのため，手術が推奨されている場合や標準治療による薬物療法が提案されている場合は対象にならず，まずは標準治療を受けることが

奨められる．標準治療実施前や血液がんの場合は，保険診療で検査を受けることはできない（2024年11月現在）．なお，年齢制限はない．

　また，がん遺伝子パネル検査の結果が明らかになるまでは通常1～2カ月かかる．この期間待機できる身体状況か，薬物療法を受けるための十分な体力や臓器機能があるか，がんゲノム医療を実施する病院に受診可能かなども重要である．全身状態が思わしくない場合は検査を受けることができない場合がある．

3) がん遺伝子パネル検査を実施している病院

　がんゲノム医療中核拠点病院，がんゲノム医療拠点病院，がんゲノム医療連携病院が，がん遺伝子パネル検査およびがんゲノム医療を行う施設として登録されている．ここで行われるがん遺伝子パネル検査は，遺伝子の解析のみではない．遺伝子の検査結果を基に，担当医，病理医，遺伝医療の専門家，がんゲノム医療の専門家，生命情報科学の専門家等が集まり，患者の臨床情報を確認しながら，遺伝子の検査結果を基に臨床的意義づけ（結果の解釈や薬剤との関連性の検討）を行い，候補となる臨床試験を検討している（エキスパートパネル）（**図Ⅲ-7-3**）．

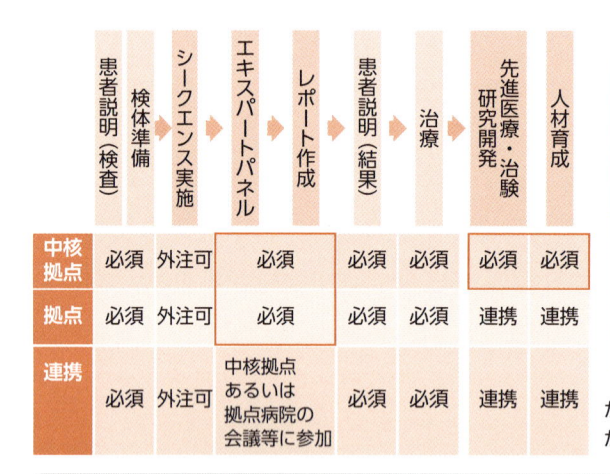

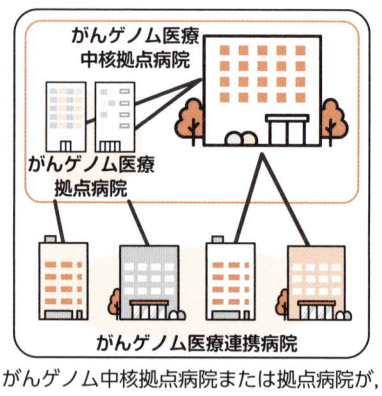

がんゲノム中核拠点病院または拠点病院が，がんゲノム医療連携病院を選定する．

がんゲノム医療中核拠点病院:
人材育成，診療支援，治験・先進医療主導，研究開発を担い，がんゲノム医療を牽引する．

がんゲノム医療連携病院:
がん遺伝子パネル検査の医学的解釈が自施設で完結できる医療機関．医療提供体制については中核拠点病院と同等．人材育成，治験・先進医療等については中核拠点病院と連携．

がんゲノム医療連携病院:
中核拠点病院・拠点病院と連携してがん遺伝子パネル検査を実施する医療機関．

図Ⅲ-7-3 がんゲノム医療中核拠点病院等の全体像
厚生労働省 健康・生活衛生局がん・疾病対策課 第5回がんゲノム医療中核拠点病院等の指定要件に関するワーキンググループ 資料1（令和5年12月1日）「エキスパートパネルの効率的かつ効果的な運用について」
https://www.mhlw.go.jp/content/10901000/001173154.pdf

> **がん遺伝子パネル検査に関する相談先**
>
> 　がん遺伝子パネル検査に関する説明や相談は，**がんゲノム医療コーディネーター**[1]が担っている．がん遺伝子パネル検査やがんゲノム医療について正しい知識を得たい，詳細を知りたい等の希望がある場合は，がんゲノム医療コーディネーターを紹介するとよい．また，患者に C-CAT(シー・キャット) のホームページを紹介することも，理解の一助となる．
>
> ● 国立がん研究センターがんゲノム情報管理センター(C-CAT)
> 「よく分かるがんゲノム医療と C-CAT」
> https://for-patients.c-cat.ncc.go.jp/knowledge/cancer_genomic_medicine/about.html

2 相談対応時のポイント

　がん遺伝子パネル検査やがんゲノム医療は，ここ数年で刻々と変化している．患者，家族の期待も大きく，実施施設や保険収載状況など動向を注視し最新情報を収集しておくとよい．

> ❖ **よくあるQ&A**
>
> **Q** 治療を希望していませんが，がん遺伝子パネル検査は受けたほうがよいですか？
>
> **A** がん遺伝子パネル検査はがんゲノム医療を受けられる可能性があるか調べる検査です．継続して治療を希望することが前提となります．

※1がんゲノム医療コーディネーター
厚生労働省事業「がんのゲノム医療従事者研修事業」（平成29年度〜）の研修修了者

Q3 がん遺伝子パネル検査を行い，遺伝子変異が見つかりました．治療は受けられますか？

見つかった遺伝子変異に対して効果が期待できる薬剤（分子標的薬や免疫チェックポイント阻害薬など）がある場合は，治療にすすみます．保険適用される薬剤がない場合は，保険適用外薬・未承認薬を検討します．その場合，自分の遺伝子変異にあった臨床試験など（臨床試験，治験，先進医療，患者申出療養）を行っている病院で治療を受けるため，現在通っている病院で必ずしも治療を受けられない場合があります．

■1 相談対応時に活用できる知識・制度

1）遺伝子変異があった場合のがん治療

　がんゲノム医療は臓器別ではなく，遺伝子変異にあった治療を行う．すでに他のがん種でその遺伝子変異に対する薬物療法を行っていたり，遺伝子変異に合った臨床試験などが実施されていれば，それに参加できるかどうか，試験実施機関への問い合わせや受診が必要である．

　現在進行中の臨床試験に該当するものがない場合は，拡大治験，患者申出療養[※2]といった特定臨床研究などを行うことができないかを検討する．2019年10月より，「遺伝子パネル検査による包括的ゲノムプロファイリングに基づく複数の分子標的治療に関する患者申出療養（いわゆる「受け皿試験」）」が開始となっている．なお，保険適用外の医療費は臨床試験ごとに異なる．

　がんゲノム医療を受けられる場所は，がんゲノム医療中核拠点病院，がんゲノム医療拠点病院，がんゲノム医療連携病院で該当する臨床試験などを行っている病院が主であるが，近隣の病院で治療を受けられることも患者にとっては重要である．転院や治療を受ける，受けないということについては担当医とよく相談すべきである．

※2患者申出療養
承認されていない治療法を，患者の申し出により臨床試験として実施する制度．一定の安全性および有効性が確認された国内の未承認・適応外の治療法に限られる．実施するためには専門家からなる会議でその治療法の妥当性について評価等を受けるため，申し出をしても必ず実施できるとは限らない．

2 相談対応時のポイント

- 臨床試験などは適応条件が細かく設定されており，条件に合わないと参加できない場合もあることを理解しておく．
- 臨床試験などの手続き中に体調が変化する場合もある．なるべくスムーズに新しい治療法につながるようにサポートする．
- 臨床試験などは，薬剤の有効性・安全性を確認している段階の治療である．効果が得られない場合や予想しない副作用が起こる場合などリスクもあることを理解しておく．

❖ よくあるQ&A

Q がんと診断されこれから治療を受けます．標準治療を提案されていますが，最初からがん遺伝子パネル検査を受けてがんゲノム医療をしたいです．

A 2024年現在，がんゲノム医療を初回治療から行う方が標準治療より効果があるかどうか，科学的根拠は十分ではありません．最も効果が期待できるのは標準治療であり，がんゲノム医療は，標準治療で効果が得られなくなった場合に「がんの特徴に基づいて，患者の治療方針を探索的に決めていく」ために行われています．そのため標準治療がないまたは標準治療が終了および終了見込みの方が対象になります．

がんゲノム医療に関するWebサイト

・日本臨床腫瘍学会編集・発行：
がん専門相談員のためのがんゲノム医療　相談支援マニュアル（2022年3月版）
http://www.jsmocgt.jp/index.html

・国立がん研究センターがんゲノム情報管理センター（C-CAT）
https://for-patients.c-cat.ncc.go.jp/

・国立がん研究センター「がん情報サービス：がんゲノム医療とがん遺伝子検査」
https://ganjoho.jp/public/dia_tre/treatment/genomic_medicine/index.html

参考資料

・厚生労働省健康局がん・疾病対策課 第5回がんゲノム医療中核拠点病院等の指定に関する検討会 参考資料3（令和5年3月15日）「がんゲノム医療中核拠点病院等の指定について」
https://www.mhlw.go.jp/content/10901000/001072561.pdf
・厚生労働省 健康・生活衛生局がん・疾病対策課 第5回がんゲノム医療中核拠点病院等の指定要件に関するワーキンググループ 資料1（令和5年12月1日）「エキスパートパネルの効率的かつ効果的な運用について」
https://www.mhlw.go.jp/content/10901000/001173154.pdf

第Ⅲ部

第7章　がんゲノム医療

がんゲノム情報管理センター（C-CAT）の開設

　第3期がん対策推進基本計画に「がんゲノム医療」の推進が明記されました．これを受け，国のがん対策の一つとして，がんゲノム医療を支援するために2018年には国立がん研究センターがんゲノム情報管理センター（C-CAT：Center for Cancer Genomics and Advanced Therapeutics）が開設されました．

　C-CATの主な役割は3つで，①がんゲノム診断の質の確保・向上，②がんゲノム医療に関する情報の共有，③患者に薬を届けるための研究開発の促進です．C-CATは全国のがんゲノム医療に関する情報を集約，管理し，新たな医療の創出のために適切に利活用していく仕組みを構築することを目的としており，日本におけるがんゲノム医療を推進しています．

　日本国内でがん遺伝子パネル検査を受ける患者から同意を得た場合，検査データや診療情報はC-CATに登録されます．登録されたデータは大切に保管され，患者自身の治療支援に用いる（一次利用）のはもちろんのこと，日本人のがんの特徴を知り新しい治療法を開発するなど，将来の医療のために用いられています（二次利用）（図Ⅲ-7-4）．

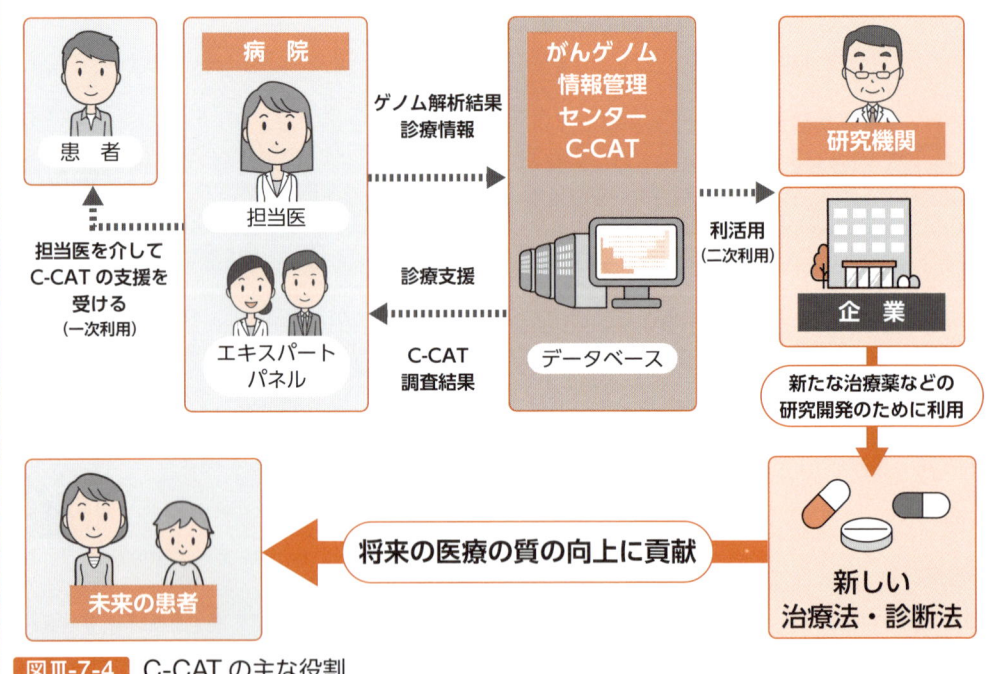

図Ⅲ-7-4　C-CATの主な役割
国立がん研究センター がんゲノム情報管理センター「C-CAT よく分かるがんゲノム医療とC-CAT」
https://for-patients.c-cat.ncc.go.jp/knowledge/c_cat/history.html

　また，医師は，C-CAT のデータを搭載した「診療検索ポータル」で，担当する患者や全国の患者について遺伝子変異や診療情報を調べたり，臨床試験を探したりすることができます．例えば，担当の患者と同じ遺伝子変異を持つ全国の患者が受けた治療とその効果について調べることができます．また，「CKDB ポータル」を使って，遺伝子変異やがん種の情報をもとに，国内の臨床試験を調べることができます．

　現在日本では，患者に最適な治療薬を届けるために，がんの遺伝子変化を調べる臨床試験が盛んに行われています．まだ研究段階ですが，すべて（約 2 万）の遺伝子を調べる全ゲノム解析も国のプロジェクトとして行われています（**図Ⅲ-7-5**）．

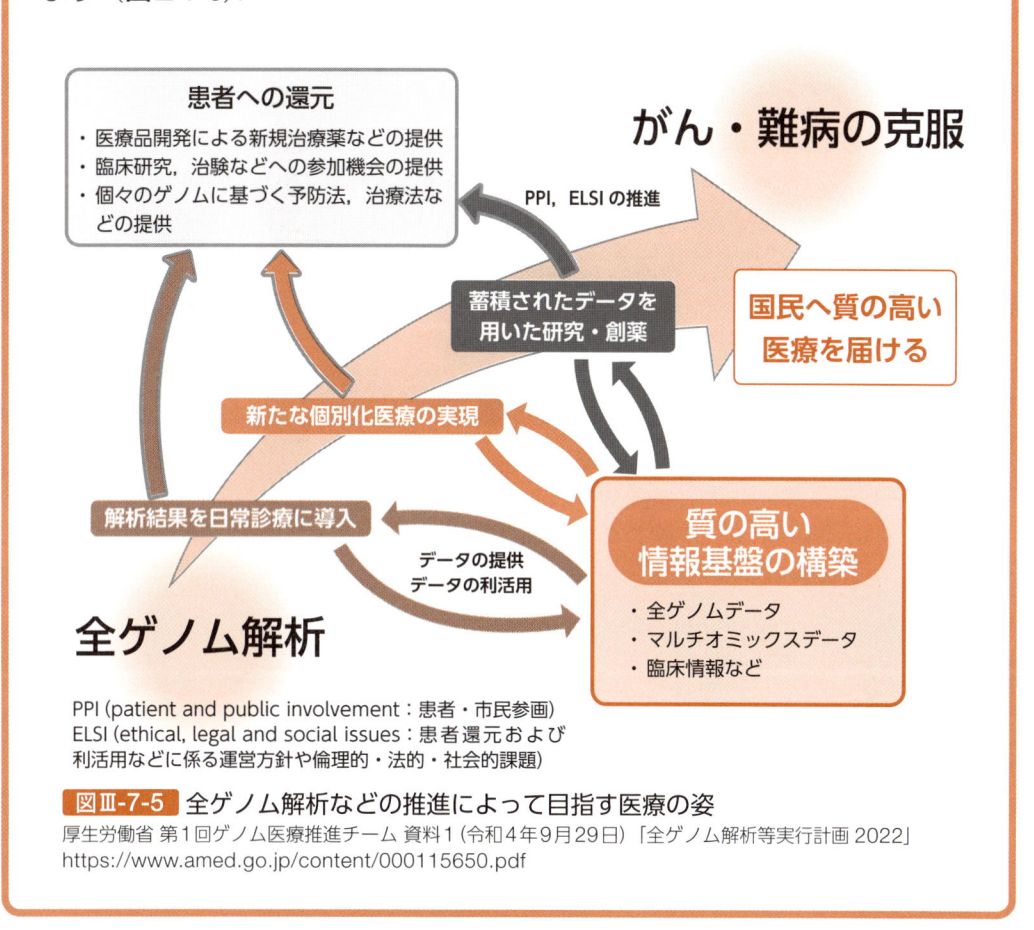

図Ⅲ-7-5 全ゲノム解析などの推進によって目指す医療の姿

厚生労働省 第1回ゲノム医療推進チーム 資料1（令和4年9月29日）「全ゲノム解析等実行計画2022」
https://www.amed.go.jp/content/000115650.pdf

第8章 遺伝性腫瘍

遺伝性腫瘍について教えてください.

　遺伝性腫瘍とは，**生まれながらにもつ遺伝子の変化（病的バリアント）**が原因で起こるがんの総称のことです．どの遺伝子に変化（病的バリアント）があるかによって，発症するリスクが高くなるがんが異なります．がん全体の**約5～10％は遺伝性腫瘍**であると見積もられています．それぞれの遺伝性腫瘍は，血液などを用いた遺伝学的検査で確定診断がされますが，以下のような特徴をもつ家系の場合は遺伝性腫瘍を念頭に置く必要があります．

- **比較的若い年齢でがんを発症する**
- **一人が同時，または複数，多発，両側のがんを経験する**
- **特定の種類のがんに罹患している人が家系内に複数いる**

なお，がんそのものが遺伝することはありません．

1 相談対応時に活用できる知識・制度

1）主な遺伝性腫瘍と発症する確率

　多くの遺伝性腫瘍は，常染色体顕性遺伝（優性遺伝）と呼ばれる遺伝形式で，親から子に病的バリアントが受け継がれる．その病的バリアントが次の世代に遺伝する確率は2分の1（50％）である．原因となる病的バリアントを保持している場合，その遺伝子が関係するがんを発症する確率は高まる（**表Ⅲ-8-1**）．ただし，原因となる病的バリアントを受け継いだからといって全ての人が遺伝性腫瘍を発症するわけではない．また，過去に遺伝性腫瘍である家族がいなくても，突然遺伝性腫瘍が発症する場合もある．遺伝性腫瘍はどの病的バリアントがあるかによって，発症リスクが高くなるがんが異なる（**表Ⅲ-8-2**）．

表Ⅲ-8-1　主な遺伝性腫瘍一覧

遺伝性腫瘍の名称	主な腫瘍	主な関連遺伝子	その他に併発しやすい腫瘍
遺伝性乳がん・卵巣がん症候群（HBOC）	乳がん 卵巣がん	BRCA1 BRCA2	前立腺がん，膵臓がん
リンチ症候群／遺伝性非ポリポーシス性大腸がん（HNPCC）	大腸がん	MLH1 MSH2 PMS2 MSH6	子宮体がん，卵巣がん，胃がん，小腸がん，腎盂・尿管がん，脳腫瘍，脳腫瘍（膠芽腫）
家族性大腸腺腫症／家族性大腸ポリポーシス（FAP）		APC	胃がん，十二指腸がん，Gardner症候群（骨腫，軟部腫瘍，デスモイド腫瘍，類表皮囊胞などの合併）
リ・フラウメニ症候群	骨軟部肉腫	TP53	乳がん，急性白血病，脳腫瘍，副腎皮質腫瘍
	皮膚がん	CDKN2A/p16	膵臓がん
	泌尿器がん	WT1	
		MET	
フォン・ヒッペル・リンドウ病（VHL）	脳腫瘍	VHL	中枢神経血管芽腫，網膜血管芽腫，腎がん，褐色細胞腫，膵内分泌腫瘍
	眼のがん	RB1	骨肉腫，軟部肉腫
多発性内分泌腫瘍症（MEN）1 型	内分泌系腫瘍	MEN1	下垂体腫瘍，膵消化管神経内分泌腫瘍，副腎皮質腫瘍，皮膚腫瘍
多発性内分泌腫瘍症（MEN）2 型		RET	甲状腺髄様がん，褐色細胞腫，粘膜神経腫

福嶋義光 監修 (2016)『遺伝カウンセリングマニュアル (改訂第 3 版)』南江堂を参考に作成

表Ⅲ-8-2　*BRCA* 遺伝子が関係するがんと発症する確率

	乳がん	男性の乳がん	卵巣がん	前立腺がん	膵臓がん
BRCA1 遺伝子が関係するHBOC の場合	57%（70歳までに）	1.2%	40%（70歳までに）	2 ～ 6 倍リスクが上昇と報告	2.4 ～ 6 倍リスクが上昇と報告
BRCA2 遺伝子が関係するHBOC の場合	49%（70歳までに）	7 ～ 8%	18%（70歳までに）		
一般頻度	10.9%	0.6%	1.6%	10.8%	2.6%

日本遺伝性乳癌卵巣癌総合診療制度機構「遺伝性乳がん卵巣がんを知ろう！HBOC と診断されたら，どのようながんになりやすいのでしょうか？」https://johboc.jp/guidebook_g2022/q2/
日本遺伝性乳癌卵巣癌総合診療制度機構 編（2021）『遺伝性乳癌卵巣癌（HBOC）診療ガイドライン 2021 年版』金原出版
国立がん研究センターがん情報サービス「最新がん統計」https://ganjoho.jp/reg_stat/statistics/stat/summary.html
を元に作成

2 相談対応時のポイント

　遺伝性腫瘍は悪性腫瘍全体の5〜10%程度といわれているが，近年のがん遺伝子パネル検査の普及に伴って，家族歴のない場合でも遺伝性腫瘍が判明するケースが増えている．また，血縁者が遺伝性腫瘍と診断されたことがきっかけで，自身の遺伝性腫瘍が診断される場合もある．遺伝子パネル検査や遺伝学的検査で何が分かるのか，どのようなメリットやデメリットがあるのか，次のQ2も参照しながら，遺伝性腫瘍についても相談者に概説できるように準備しておきたい．思いがけずに遺伝性腫瘍であることが判明した場合には，社会生活への影響や心理状態にも配慮した相談対応が求められる．

　病的バリアントを保持していることに対し，自責の念にかられる方もいる．生殖細胞系列の病的バリアントは本人の不摂生や不注意などによって生じるものではなく，誰の責任でもない．自分を責めることのないよう伝え，がん相談支援センターでいつでも相談できることを伝える．

❖よくあるQ&A

Q 両親もがんで，私もがんになりました．遺伝ですか．

A 家系にがんが多いことと，病的バリアントによる遺伝性腫瘍であることは必ずしも一致するわけではありません．多くのがんは，環境的要因(喫煙，感染，食事，生活習慣など)と遺伝的要因(遺伝的な体質)，加齢などが複合的に影響し合って発症します．そのため，遺伝的要因ばかりではありません．また，病的バリアントを受け継いでも必ずがんを発症するわけではありません．

Q 病的バリアントがあると分かりました．がんを予防する方法はありますか？

A 遺伝的要因があることが分かっても，がんを予防することは困難な場合が多いです．ただし，一部の遺伝子が関係するがんでは，リスク低減手術を行うことができます．また，サーベイランス(診断された遺伝性腫瘍に応じた定期的な検査)を行って，がんの発症を早期発見に努めることが可能な場合があります．

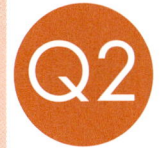

遺伝性腫瘍が疑われていますが，遺伝学的検査を受けるか迷っています．

　遺伝性腫瘍診断のための遺伝学的検査は，自分のがん発症リスクを知り，効果的なサーベイランス※や遺伝的な診断に応じた医療を受けるために行われます．一方で，自分だけでなく血縁者の遺伝情報を知ることにもつながり，家族同士の関係性や，結婚，出産などについて新たな悩みや不安が出てくることもあるかもしれません．検査を受けるメリット・デメリットについての十分な説明を受けましょう．また，検査後，遺伝学的検査の結果を家族に伝えるか否か，伝える場合にはどのように伝えるか，医師や遺伝カウンセラー，その他の医療者などと相談して，決めていけるとよいでしょう．

1 相談対応時に活用できる知識・制度

1）遺伝学的検査とは

　遺伝学的検査とは，遺伝性腫瘍の原因となる病的バリアントを保持しているかを調べる検査である．血液検査で分かるため，身体的に大きな負担なく調べることができる．遺伝性腫瘍に関連する多数の遺伝子を同時に調べる，多遺伝子パネル検査が選択できる場合もある．

2）遺伝学的検査を受けるメリット・デメリット

　遺伝学的検査を受けるにあたっては，検査のメリットやデメリットを知っておく必要がある（表Ⅲ-8-3）．

※サーベイランス
遺伝学的検査の結果，がんの発症リスクが高いと推定された方に対して細かく計画的に，がんの早期発見を目的に継続的に行う検査．

表Ⅲ-8-3 遺伝学的検査を受けるメリット・デメリット

メリット	デメリット
・自分のがんの特徴に合わせた治療方針の参考となることがある（術式の選択，薬剤の選択，放射線を用いた検査の選択など）． ・自分や家族の遺伝情報をあらかじめ知っておくことで，生涯にわたるサーベイランスを受ける動機となり早期発見につながる可能性がある． ・血縁者診断で同様の病的バリアントを保持していることが判明した場合，家族にも計画的なサーベイランスやリスク低減の方法を検討できる．	・いつ発病するかなど，精神的な負担を感じる可能性がある． ・遺伝子は親から子へ受け継がれていくため，血縁者全体，何世代にも影響し，家系内の人間関係にも影響をおよぼす可能性がある． ・ライフイベント（結婚や妊娠，出産など）に影響する可能性がある． ・遺伝子変異が確定しても未発症の場合，サーベイランスやリスク低減手術は自費となる場合が多く経済的負担が生じる．

3）ゲノム医療推進法について

　2023年6月，ゲノム医療推進法（良質かつ適切なゲノム医療を国民が安心して受けられるようにするための施策の総合的かつ計画的な推進に関する法律）が制定された．本法では，世界最高水準のゲノム医療を実現し，その恵沢を広く国民が享受できるようにすること，ゲノム医療の研究開発及び提供には，生命倫理への適切な配慮がなされるようにすること，ゲノム情報の保護が十分に図られるようにすることなどが，基本理念としてうたわれている．

　遺伝情報の適切な管理が行われ，不当な差別が行われないよう，医師や研究者などが守るべき事項に関する指針が盛り込まれており，差別や遺伝情報の利用が広がることで起きうる課題に適切な対応をとるよう求めている．また第十三条では，ゲノム医療を受ける方への相談支援に係る体制の整備が述べられている．

4）遺伝に関する個人情報について

　2022年3月改訂の「医療における遺伝学的検査・診断に関するガイドライン（日本医学会）」では，遺伝に関わる個人情報は特別な取り扱いをするのではなく，他の診療情報と同様に扱うよう述べられている[1]．

2 相談対応時のポイント

● 遺伝情報は一生涯変化しない（不変性），将来の疾患発症を予測できることがある（予測性），血縁者が同じ情報を共有する可能性がある（共有性）などの特性があり，遺伝学的検査およびその結果に基づいてなされる診断を行う

際にはこれらの特性を十分考慮する必要がある.

- 相談員は相談者の選択を支持することが原則であるが，相談者が遺伝情報を家族に伝えないと選択した場合には，他の家族が得られる利益を失うことになり，相談員として倫理的ジレンマを感じることもある. また，相談員として対応できる範囲には限界があることも理解し，必要な場合には，遺伝カウンセリングにつなげることが重要となる.

❖ よくあるQ&A

Q もし遺伝学的検査で病的バリアントを保持していると分かったら，生命保険の加入に影響しないか不安です.

A 生命保険協会より，遺伝学的検査結果やゲノム解析情報など遺伝情報の取扱について，生命保険の引受・支払い実務において，遺伝学的検査結果の収集・利用は行わないとする周知文書[2] が出されています.

Q 家族にがんが多く，遺伝性腫瘍の遺伝学的検査を受けたいです. 費用はかかりますか？

A 検査を受ける本人ががんに罹患していない場合は，保険適用にならない（自費診療）ことが多いです（2024年3月現在）. まずは遺伝カウンセリング（次頁Q3参照）で相談しましょう.

Q 市販の遺伝子検査を受けようと思いますが，気をつける点はありますか.

A 市販の遺伝子検査の多くは遺伝や医学を専門とする医師の判断を必要としておらず，科学的な根拠に基づく検査結果やその解釈など信頼性に欠け，遺伝性腫瘍の確定診断に用いられるものではありません. がんと遺伝に関する相談は，専門家が在籍している病院の遺伝カウンセリングや遺伝子診療部門で相談しましょう.

第Ⅲ部

第 8 章　遺伝性腫瘍

引用・参考文献

1）日本医学会（2022）「医療における遺伝学的検査・診断に関するガイドライン」
https://jams.med.or.jp/guideline/genetics-diagnosis_2022.pdf
2）生命保険協会「生命保険の引受・支払実務における遺伝情報の取扱につきまして」
https://www.seiho.or.jp/info/news/2022/pdf/0527.pdf

 **遺伝カウンセリングとは何ですか？**

 遺伝カウンセリングは，遺伝カウンセリングの専門家と相談者が遺伝についてともに考え，遺伝について十分に理解できるよう情報提供し，今後の選択を自らの意思で決定し行動できるよう支援する場です．遺伝性腫瘍に関する具体的な相談だけでなく，遺伝に関する漠然とした疑問や不安も相談ができます．患者だけでなく，家族やがんの発症をしていない人もカウンセリングの対象となります．大学病院やがん専門病院，一部の総合病院などで行われており，遺伝の専門家（臨床遺伝専門医，遺伝性腫瘍専門医，認定遺伝カウンセラー®，遺伝専門看護師など）が対応します．

遺伝性腫瘍が疑われたり診断された場合，遺伝カウンセリングが保険適用になることがありますが，一般的には自由診療となります．なお，遺伝カウンセリングを受けたからといって，遺伝学的検査を必ず受けなければならないということではありません．

1 相談対応時に活用できる知識・制度

1）遺伝カウンセリングを行う専門職

　日本では，大学病院やがん専門病院に設置された「遺伝相談外来」，「遺伝子診療部」，「家族性腫瘍相談室」などで遺伝性腫瘍の遺伝カウンセリングを受けることができる．遺伝カウンセリングは，以下のような専門職が対応している．

- 臨床遺伝専門医
- 遺伝性腫瘍専門医
- 認定遺伝カウンセラー®
- 遺伝性腫瘍コーディネーター
- 遺伝看護専門看護師

　これらの専門職が対応している遺伝カウンセリングでは，適切な情報提供，今後の対策，経済的な負担などに関する丁寧な説明がなされ，プライバシーが適切に保護されている．信頼できる専門機関を選択することが大切である．

2) 遺伝カウンセリングを行う施設

　遺伝カウンセリングを行う施設は年々増加しており，主な遺伝カウンセリング実施施設を検索することが可能である．ただし，全ての施設が遺伝性腫瘍に詳しいとは限らないため，希望の相談内容に応じてもらえるか事前の確認が必要である．また，遺伝カウンセリングおよび遺伝学的検査は自由診療である場合が多いため，費用についても事前に確認する．

- 日本遺伝性腫瘍学会（旧：日本家族性腫瘍学会）「専門医・HTC/FTC」
  - ▶遺伝性腫瘍専門医，遺伝性腫瘍指導医，遺伝性腫瘍研修施設，遺伝性腫瘍コーディネーターが検索できる．
  - https://jsht-info.jp/medical_personnel/
- 全国遺伝子医療部門連絡会議「遺伝子医療実施施設検索システム」
  - ▶家族性腫瘍の遺伝子医療を実施している施設を検索できる．
  - http://www.idenshiiryoubumon.org/search/
- 日本遺伝性乳癌卵巣癌総合診療制度機構「認定施設一覧」
  - ▶遺伝性乳癌卵巣癌総合診療基幹施設，連携施設，協力施設が掲載されている．
  - https://johboc.jp/shisetsunintei/shisetsulist/

---

3) 遺伝性腫瘍に関する情報源

　がん情報サービスや遺伝性腫瘍の関連学会から，遺伝性腫瘍の知識，遺伝カウンセリング，患者会などの情報を得ることができる．

遺伝性腫瘍に関するWeb情報

・国立がん研究センター「がん情報サービス：遺伝性腫瘍」
https://ganjoho.jp/public/cancer/hereditary_tumors/index.html

・日本遺伝性腫瘍学会
https://jsht-info.jp/

・日本家族性腫瘍学会ガイドライン委員会・倫理審査委員会
「家族性腫瘍における遺伝学的検査の研究とこれを応用した診療に関する指針（2019年版）」
http://jsht.umin.jp/information/opinion/download/guideline2019040101.pdf

・日本遺伝性腫瘍学会「患者会」
https://jsht-info.jp/medical_personnel/patients_assoc/

・日本遺伝性乳癌卵巣癌総合診療制度機構
https://johboc.jp/

・日本遺伝カウンセリング学会
  http://www.jsgc.jp/

・日本人類遺伝学会
  https://jshg.jp/

・厚生労働省 令和5（2023）年度「厚生労働科学研究成果データベース：ゲノム情報に応じた
  がん予防にかかる指針の策定と遺伝性腫瘍に関する医療・社会体制の整備および国民の理解
  と参画に関する研究（研究代表者：平沢 晃）」
  https://mhlw-grants.niph.go.jp/project/168214

2 相談対応時のポイント

　遺伝に関する相談は専門性が高く，倫理的配慮が必要となる相談も多い．がん相談支援センターで相談支援をした後，さらに希望があれば，専門家と連携を取り，遺伝カウンセリングにつなぐことも相談員の役割である．

❖ よくあるQ&A

Q 親族にがんが多く，自分が遺伝子変異を持っているのではと不安です．遺伝カウンセリングを受けられますか？

A がんに罹患していない場合も，遺伝に関して心配があれば遺伝カウンセリングを受けることは可能です．

Q 遺伝カウンセリングは有料ですか？保険はききますか？

A 遺伝性腫瘍と疑われたり診断された場合，遺伝カウンセリングが保険適用になることがありますが，一般的には自由診療となります．病院によって料金が異なり，1回の受診で5,000〜10,000円かかることが多いです．病院によっては初回は無料で行っている場合もあります．

参考資料

・ゲノム情報を活用した遺伝性腫瘍の先制的医療提供体制の整備に関する研究班 編（2022）『遺伝性乳がん卵巣がんを知ろう！みんなのためのガイドブック 2022年版』金原出版
・大腸癌研究会（2024）『遺伝性大腸癌診療ガイドライン 2024年版』金原出版
・福嶋義光 監修，櫻井晃洋 編（2016）『遺伝カウンセリングマニュアル 改訂第3版』南江堂
・平沢 晃 編（2022）『遺伝子医学 別冊』「遺伝性腫瘍学入門 遺伝性腫瘍の基礎知識」メディカルドゥ

第 9 章 性生活や妊孕性への影響

Q1 がん治療中・後の性生活について，がん相談支援センターで相談できますか？

A がんやがん治療は性生活に影響することがあります．しかし，性生活に関する相談には，羞恥心やためらいを感じる患者さん，パートナーも少なくありません．がん相談支援センターは匿名で相談を受けることが可能です．医師や看護師には聞きにくいことでも，ぜひお気軽にご相談ください．もし対面で相談しづらい場合には，電話相談も可能ですので利用してみるとよいでしょう．

1 相談対応時に活用できる知識・制度

性生活に関する相談をすることに羞恥心やためらいを感じる患者がいるのと同様に，そのような相談を受けることに慣れていない相談員も多い．まずは相談員が，性に関して対話ができるよう心の準備をすることが大切である．がん相談支援センター／がん専門相談員は，療養生活の支援の一環として患者やパートナーの性の悩み相談に応じることは役割の一つである．そのため，相談員は性の相談を受けるにあたっての基本的姿勢を理解し，治療によって起こり得る性生活への影響や対処方法についての知識を得ておくことが大切である．

1) 性と健康

性の喜び，性的なニーズは人間の基本的ニーズの一つであり，睡眠欲，食欲，性欲という人の三大欲求が維持され満たされることで，健康が保持され，生活が豊かになり，生きる原動力につながる．「性」を健康の概念の一つとして捉え，性の健康が保たれるように性に関する悩みやニーズを支援することが大切である．

2) 性生活の相談を受ける姿勢

相談員だけでなく多くの国民が，性に関する知識を学ぶ機会を持たず，自身の性への感情や価値観の傾向を確認する機会も少ない．そのため多くの医療者や患者が，性や生殖を話題にすること自体に羞恥心やためらい，困難感が生じる．

　がん相談支援センターはどんなことでも匿名で相談でき，プライバシーが守られ，医師や看護師には相談しにくいことを相談できる場である．まずは，相談員自身が健康な性に関する知識や，がんや治療に伴う性生活への影響について知識を得て，相談の準備状態を整えることが大切である．また，性に関する感情，価値観，男性観，女性観などは，社会通念や個人の経験，社会的影響を受け多様である．相談員自身の先入観にとらわれることなく，多様性に配慮した支援，性に関してオープンに対話ができるような支援を目指したい．ここで，一般医療従事者による性相談の3原則を共有しておきたい（**表Ⅲ-9-1**）．

表Ⅲ-9-1	一般医療者による性相談の3原則
1	答えを与えるのではなく，当事者が答えを見つけることを支援する．
2	安易な一般化を避ける（性のあり方はカップルによって異なる）．
3	専門家の立場で個人的意見を押し付けない．

日本性科学会 監修（2005）『セックス・カウンセリング入門 改訂第2版』金原出版を参考に作成

　予定される治療によって起こりうる性や生殖機能への影響や，それらの対処方法についての情報は，すべての患者，パートナーに提供される必要がある．しかし何より大切なのは，性の相談に対するハードルを下げることであり，そのために医療者や相談員が「食事のことや性生活のことなど，病気のこと以外でもご相談ください」と声をかけるなど，いつでも相談に応じることができるというメッセージが伝えていくということである．

2 相談対応時のポイント

- 性の喜び，性的なニーズは人間の基本的ニーズの一つであり，恥ずべきことではないと自覚しておく．
- 相談者は性に関する悩みがあっても自分から相談しにくい．信頼関係の構築，性に関することを話しやすい雰囲気づくり，相談員からの声掛けを意識する．
- 性に関する悩みはがん患者本人のみならず，パートナーも深い悩みとなることがあることを理解しておく．
- 性に関する相談は，究極の個人情報であるため，秘密保持については十分な注意を払う．同時に，相談員自身も自己のプライバシーを守りながら相談対応することが大切である．

❖ よくあるQ&A

Q 性に関連した相談を医師や看護師にしづらいです.

A 医師や看護師に直接相談することにハードルを感じる場合は，がん相談支援センターなど相談窓口でも相談できます．がん相談支援センターは電話で匿名の相談も可能です．治療と性生活の兼ね合いは，最終的に医師への確認が必要なことも多くありますので，必要な場合にはどのように聞くか一緒に考えていきましょう．

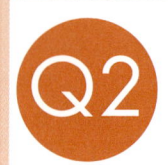 **がんやがん治療は，性生活にどのような影響があるのですか？**

A がんやがん治療により，さまざまな場面で性生活に影響が生じます．例えば，性欲や性的興奮の減少，術後の性生活への不安，性交痛，膣短縮による性交障害，勃起障害，射精障害，生殖能力の低下や喪失，ボディイメージの変化などです．また，自信や自己肯定感，パートナーとの関係性にも影響を及ぼすことがあり，パートナー自身も性の悩みを抱えることが少なくありません．がんやがん治療による性や生殖機能への影響は，病状や治療内容，年齢などによって異なります．自分やパートナーにどのような影響が起こる可能性があるのか具体的に知りたいときは，担当医や看護師などに確認するとよいでしょう．

◼ 相談対応時に活用できる知識・制度

1）薬物療法による性生活への影響

　造血幹細胞移植や一部の薬物療法は精巣機能や卵巣機能に影響を及ぼすものがあり，性欲が減退したりや卵巣機能の低下に伴う膣内乾燥が起こることがあるが，性生活は可能である．薬物療法中に性行為を行う場合，薬物療法による血球減少の時期には感染や出血に注意する必要があり，性感染症の予防のためにもコンドームの使用を説明する．また，抗がん薬治療終了後48時間以内の患者の体液には抗がん薬が精液に排泄されている可能性があるため，避妊およびパートナーへのばく露防止のためにもコンドームの使用を説明する．

　前立腺がんの内分泌治療は性欲減退，勃起障害，射精障害，造精機能を低下させる．乳がんの内分泌療法は，女性ホルモン（エストロゲン）の低下により膣粘膜の萎縮や膣粘膜の分泌物減少による膣の乾燥を生じさせ，性交時に痛みを感じることがあるためゼリーなどを利用することが勧められる．

　薬物療法中であっても，手をつなぐ，軽いキスやハグなどは問題なく，スキンシップによる愛情表現は大切にしたい．

2) 放射線治療による性生活への影響

　前立腺，精巣（男性），子宮，卵巣（女性），膀胱，直腸などの骨盤内の臓器に放射線を照射した場合，男性であれば勃起障害が起こることがある．女性であれば，エストロゲンの低下により腟粘膜の萎縮や腟粘膜の分泌物減少による腟の乾燥を生じることがあり，痛みを伴う場合は潤滑ゼリーなどの利用が勧められる．また，腟の癒着や萎縮が生じることで，性器挿入ができなくなることがある．癒着を防ぐために，腟デイレーターと呼ばれる医療器具を使用できる場合がある．

3) 手術による性生活への影響

① 精巣腫瘍

　精巣を摘出しても，片側のみであれば造精機能は保たれる．なお，後腹膜リンパ節郭清術により性機能を司る自律神経が損傷された場合は，射精障害（精液が膀胱内に逆流する逆行性射精）が起こることがある．

② 前立腺がん

　前立腺全摘除術では，前立腺と精嚢を全摘するため射精が不可能となる．また多くの場合で勃起障害が生じる．勃起障害の回復は勃起神経の温存の程度，年齢，術前の勃起機能などで異なるが，ロボット支援前立腺全摘除術では，開腹手術や腹腔鏡下前立腺全摘術に比べて勃起機能の回復率の改善が認められている．また，勃起神経を温存した場合の勃起障害には飲み薬での治療も有効であるといわれており，泌尿器科医師に相談し，処方を受けることもすすめられる．

③ 膀胱がん

　膀胱全摘除術では，男性の場合，前立腺とともに勃起神経を切除することが多く神経障害に伴い勃起機能の障害を生じる．女性の場合，腟壁を切除するため腟の短縮が起こることがあるが，性生活は可能である．また，尿路変更によるボディイメージの変容も問題となる．人工膀胱によるストーマ装具は性生活に影響するため，性交前にパウチを空にする，ストーマが圧迫されないような体位を工夫（側臥位や後背位）するなどパートナーを含めた支援が必要となる．

④ 直腸がん

　直腸がんでは周囲の神経をできるだけ残す自律神経温存術が増えているが，がんの浸潤によっては神経の温存ができない場合があり，男性では逆行性射精，オ

ルガズム障害，勃起障害，女性ではオルガズム障害が起こり得る．ロボット支援下の手術により性機能温存の向上が期待されている．また，人工膀胱と同様に，人工肛門造設に伴うボディイメージの変化やストーマ装具の装着による心理的な影響もある．心理的支援とともに，担当医に相談し，泌尿器科受診なども考慮する．

⑤ 乳がん

乳がんの治療は，身体的，心理的な側面から性欲や性感に影響を及ぼす．ボディイメージの変化，術後の体をパートナーがどのように受け止めるかを不安に思い，性行為に集中できなくなる場合も少なくない．まず創部の変化に対する患者への心理的支援，パートナーとのコミュニケーションへの支援を行っていく．

⑥ 婦人科がん

婦人科がんの手術により子宮や両側卵巣を摘出した場合は，絶対的不妊となる．ただし，子宮や卵巣を摘出する手術を行っても性生活は可能である．単純子宮全摘術では，女性ホルモン環境に影響はせず術後の性器性交は術前と変わらない膣環境を保つことができる．広汎子宮全摘出術は，膣の切除による短縮はあるが，性交を重ね十分な性的興奮が得られれば膣は伸展するため性器性交を行う上では一般に妨げにならないことが多い．術後は早くて2カ月，遅くとも6カ月経てば性器性交に支障はないといわれている．両側の卵巣摘出は，女性ホルモン（エストロゲン）の低下により膣粘膜の萎縮や膣粘膜の分泌物減少による膣の乾燥を生じさせ，性交時に痛みを感じることがある．ゼリーなどを利用することが勧められる．

② 相談対応時のポイント

- 性機能障害については，年齢による先入観を持たないよう注意したい．壮年期，老年期であっても，男性／女性らしさを保ちたいと感じ，性生活への影響に不安を覚える人もいるため，丁寧な説明や相談対応を心掛ける．
- 性機能障害と妊孕性損失は必ずしもイコールではない．例えば，前立腺や子宮を全摘した場合は妊娠することは困難だが，性行為は可能であることを理解しておく．
- 健康的な性生活を送る権利は誰にでもある．愛し合う形はさまざまにあり，互いを思いやる方法を相談者主体に考えていく．性生活に影響があるとき

も，手をつないだり，優しく抱き合ったり，背中や手足のマッサージをしたりすることなどでも，お互いの愛情を感じることができるかもしれない．

❖ よくあるQ&A

Q 前立腺がん手術後1カ月が経過しました．勃起障害がありますが，改善されますか？

A 改善する場合もありますが，続く場合もあります．神経が温存されていれば薬物療法が有効な場合もあるので，医師に相談しましょう．

Q パートナーががん治療をしました．性生活をしたいのですが，可能ですか？注意することはありますか？

A 治療内容や体調によって可能です．術後であれば，いつから性生活を再開してもよいか医師に確認するようにしましょう．薬物療法中の場合は，一定期間性生活を避けたほうがいい場合があります．がん患者は治療中や治療後，さまざまな苦痛を伴っている場合もあり，患者本人が性生活に気持ちが向かない場合もあります．患者とよく対話をし，ご自身の思いも伝えつつ患者の気持ちも尊重しましょう．

Q 性生活をすることでがんが再発したり悪化することはありますか？

A 乳がんや前立腺がんの患者さんに多い質問ですが，性生活はがんの発症や再発には関係ありません．

妊孕性温存療法や生殖補助医療について おしえてください.

　がん治療に伴い生殖機能が低下または喪失し，妊娠するための力（妊孕性）を失う場合に備え，受精卵（胚）や卵子，卵巣，精子の凍結保存をすることを妊孕性温存療法といいます．妊孕性温存療法は，がん治療と関連するため，まずは主治医とよく相談しましょう．受診中の医療機関で妊孕性温存療法を行っていない場合は，連携する医療機関を紹介されます.

　また，治療終了後に凍結した卵子や受精卵を用いて妊娠を試みる方法を生殖補助医療といいます.

　妊孕性温存療法及び生殖補助医療の一部費用を補助する制度が創設されました.

■1 相談対応時に活用できる知識・制度

　がんの薬物療法や放射線治療では，性腺毒性（薬剤の種類や量，照射量や部位など）の程度によって妊孕性への影響は異なる.

1）薬物療法による妊孕性への影響

① 男性

　無精子症は一般的に薬物療法開始後の2カ月後から生じる．血液がんや精巣腫瘍の患者は，治療開始前より既に造精機能が低下していることもある．精子形成に最も影響が強い薬剤は，造血幹細胞移植の前処置などで用いられるアルキル化薬（イホスファミド，シクロホスファミド，テモゾロミド）である．治療後2〜4年を経過すると精子形成が回復する場合が半数以上であるが，回復しない場合もある．また，催奇形性※の高い薬剤を使用する場合は，一定の期間，避妊することが推奨される．分子標的薬の造精機能への長期的な影響は未だはっきりしていない．また，前立腺がんの内分泌治療は性欲減退，勃起障害，射精障害，造精機能を低下させることが分かっている.

※催奇形性
薬物を服用した際に，胎児に奇形（形態的な異常）を生じさせるリスクを指す.

② 女性

薬物療法による卵巣機能障害により無月経や早発閉経が生じる．薬物療法を受ける全ての女性に卵巣機能障害が生じるわけではないが，造血幹細胞移植の前処置などで用いられるアルキル化薬（イホスファミド，シクロホスファミド，テモゾロミド）が最も卵巣毒性が高い．ただし卵巣機能への影響は年齢が大きく影響する．乳がん患者の治療後の妊娠は標準治療終了後であれば予後を悪化させないことがコンセンサスとなりつつあるが，ホルモン治療は5～10年と長期にわたるため卵巣機能の低下が問題となる．ホルモン療法に使用されるタモキシフェンは催奇形性が報告されており，治療終了後2カ月は妊娠への期間をあけることが望ましいとされている．薬物療法後の妊娠はそれぞれのがん種のガイドラインなどで示されている場合があり，乳がんでは6カ月程度期間をあけることが望ましいとされている．

2) 放射線治療による影響

放射線治療の場合，照射部位と照射量によって卵巣や精巣への影響が異なる．全腹部や骨盤への放射線照射，全身放射線照射，頭部の放射線照射により，一時的な不妊となる場合と，永久的に不妊となる場合とがある．また骨盤内への放射により腟の萎縮が生じ，性器挿入が困難になることがある．

3) 手術による影響

① 精巣腫瘍

精巣を摘出しても，片側のみであれば造精機能は保たれる．なお，後腹膜リンパ節郭清術により性機能を司る自律神経を損傷した場合は射精障害（精液が膀胱内に逆流する逆行性射精）が起こることがある．逆行性射精があっても，残された精巣の機能が回復すれば，精巣から直接精子を採り出すことによって，妊娠は可能である．

② 前立腺がん

前立腺全摘除術では，前立腺と精嚢を全摘するため射精が不可能となる．また，多くの場合で勃起障害が生じる．

③ 進行性膀胱がん

膀胱全摘除術では，男性の場合，前立腺とともに勃起神経を切除することが多

く，神経障害に伴い勃起機能を失う場合がある．女性の場合，子宮も全摘となった場合は絶対的不妊となる．

④ 直腸がん

直腸がんでは周囲の神経をできるだけ残す自律神経温存術が増えているが，がんの浸潤によっては神経の温存ができない場合があり，男性では逆行性射精，オルガズム障害，勃起障害，女性ではオルガズム障害が起こり得る．

⑤ 婦人科がん

婦人科がんの手術により子宮や両側卵巣を摘出した場合は，絶対的不妊となる．早期のがんの場合は，妊孕性の温存が可能となる治療を選択できる場合があるが，再発のリスクを伴うため，患者およびパートナーへの適切な情報提供に基づく意思決定支援が欠かせない．

2 妊孕性温存療法と生殖補助医療

妊孕性とは，「妊娠するための力」を意味する．近年，生殖補助技術（ART）の進歩，凍結技術の発展とともに，がん治療に伴う生殖機能の低下や喪失に備え，受精卵（胚）や卵子，卵巣，精子の凍結保存といった妊孕性温存療法が選択できる．ただ，がんの診断を受けてショックや動揺の最中に妊孕性に関する情報を提供され，時間的猶予なく意思決定しなければならない厳しい現実がある．がん治療や妊孕性温存療法に関する情報整理の支援と，心理・社会的支援の双方が重要となる．なお，妊孕性温存療法を行ったとしても将来の妊娠や出産を保証するものではなく，自己負担の費用も高額になることを合わせて伝える必要がある．

1) 女性の場合

女性の患者が妊孕性を温存する方法には，卵子凍結（未受精卵子凍結，胚凍結：受精卵凍結）と卵巣組織凍結がある．卵子凍結は，卵巣刺激，採卵，卵子凍結を行い，がん治療が終了しその卵子を使用する場合は，卵子融解，顕微授精，胚培養，移植，黄体補充を受けることになる．卵子凍結は，思春期前の女児には適応できない．また，胚凍結にはパートナーの精子が必要となり，一般的には既婚女性に限る．卵巣組織凍結は，初経発来前の患者にも適応となる．腹腔鏡で卵巣を切除することが多く手術が必要であり，凍結卵巣組織を移植することでがん細胞

を再移入するリスクが危惧される．また，実施可能な施設は限られている．

2）男性の場合

　男性の患者が妊孕性を温存する方法は，マスターベーションにより採取する精子凍結保存である．血液がんや精巣腫瘍の患者では治療以前から無精子症の場合もあり，精子が採取困難な場合は心理・社会的ケアが必要となる．また，射精障害がある場合や射精経験がない男児の場合は，精巣内に針を刺し精子を回収する顕微鏡下精巣内精子抽出法（micro-TESE）が試みられている．

　がん治療が終了しその精子を使用する場合は，精子融解，顕微授精，胚培養，移植を受けることになる．勃起障害がある場合は，勃起神経を温存した場合の勃起障害には飲み薬での治療も有効であるといわれており，泌尿器科医師に相談し，処方を受けることもすすめられる．

　思春期の男性がん患者は，性機能障害，妊孕性温存療法に関する話し合いの際，親の同席を嫌がる場合も少なくない．子どもの将来を心配する親の気持ちにも配慮しつつ，思春期の患者の心情を尊重した意思決定支援が大切である．

3）費用

　妊孕性温存療法や生殖補助医療を受ける場合，基本的には自費診療となり経済的な負担が大きい．表Ⅲ-9-2 にそれぞれの費用の目安を示すが，各医療機関によって異なるため，直接確認することを勧める（2024 年 8 月現在）．

　がんの治療によって妊孕性が低下する可能性があると認められた場合は，居住している都道府県から妊孕性温存にかかる費用の助成を受けられる場合がある．助成内容・費用は都道府県によって異なり，詳細は各都道府県の情報を確認する．なお，助成を受けるのに所得制限はない．

表Ⅲ-9-2 妊孕性温存療法にかかる費用の目安

医療内容	費用
カウンセリング料	初回 5,000 円，再診 2,000 円
受精卵凍結	約 40 〜 80 万円＋移植時 25 〜 35 万円
卵子凍結	約 30 〜 70 万円＋移植時 35 〜 45 万円
卵巣組織凍結	約 55 〜 100 万円＋移植時 55 〜 100 万円
精子凍結	約 5 万円
凍結保存した場合の更新料	約 2 〜 10 万円／年

4）妊孕性温存療法と生殖補助医療に対する助成

① 男性の場合

男性の妊孕性温存療法で助成の対象となる治療は**表Ⅲ-9-3** の通りである．助成を受けるには，対象者が 43 歳未満であることや，各都道府県が指定した施設で妊孕性温存療法を受けることなどいくつかの条件がある．

また，生殖補助医療を受ける場合に助成対象となる治療は**表Ⅲ-9-4** の通りである．助成を受けるには，妻の年齢が 43 歳未満の夫婦であることや，各都道府県が指定した施設で生殖補助医療を受けることなどの条件がある．

表Ⅲ-9-3 助成の対象となる妊孕性温存療法と助成上限額（2023 年 6 月現在）

対象[注1]	対象となる治療	助成上限額／1 回[注2]
43 歳未満の方	精子凍結	2 万 5,000 円
	精子凍結（精巣内精子採取）	35 万円

注 1：年齢以外にもいくつかの条件がある．
注 2：助成回数は 2 回までだが，助成回数，助成上限額とも都道府県によって異なる場合がある．
国立がん研究センター「がん情報サービス：妊孕性 男性患者とその関係者の方へ」
https://ganjoho.jp/public/support/fertility/fertility_02.html

表Ⅲ-9-4 助成の対象となる生殖補助医療と助成上限額（2023 年 6 月現在）

対象[注1]	対象となる治療	助成上限額／1 回[注2]
妻の年齢が 43 歳未満の夫婦	凍結した精子を用いた生殖補助医療	30 万円

注 1：妻の年齢以外にもいくつかの条件がある．
注 2：助成上限額は，生殖補助医療の内容や治療を受ける際の，妻の体の状態によって異なる．また，助成回数は妻の年齢などによって異なる．
国立がん研究センター「がん情報サービス：妊孕性 男性患者とその関係者の方へ」
https://ganjoho.jp/public/support/fertility/fertility_02.html

②女性の場合

　女性の妊孕性温存療法で助成対象となる治療は**表Ⅲ-9-5**の通りである．助成を受けるには，対象者が 43 歳未満であることや，各都道府県が指定した施設で妊孕性温存療法を受けることなどいくつかの条件がある．

　がんの治療が終了し，生殖補助医療を受ける場合に助成対象となる治療は**表Ⅲ-9-6**の通りである．助成を受けるには，妻の年齢が 43 歳未満の夫婦であることや，各都道府県が指定した施設で生殖補助医療を受けることなどの条件がある．

表Ⅲ-9-5 助成の対象となる妊孕性温存療法と助成上限額（2023 年 6 月現在）

対象[注1]	対象となる治療	助成上限額／ 1 回[注2]
43 歳未満の方	未受精卵子凍結	20 万円
	胚（受精卵）凍結	35 万円
	卵巣組織凍結	40 万円

注1：年齢以外にもいくつかの条件がある．
注2：助成回数は 2 回まで（卵巣組織凍結の場合は，組織採取時に 1 回，再移植時に 1 回）だが，助成回数，助成上限額とも都道府県によって異なる場合がある．

　　　　　　国立がん研究センター「がん情報サービス：妊孕性 女性患者とその関係者の方へ」
　　　　　　https://ganjoho.jp/public/support/fertility/fertility_03.html

表Ⅲ-9-6 助成の対象となる生殖補助医療と助成上限額（2023 年 6 月現在）

対象[注1]	対象となる治療	助成上限額／ 1 回[注2]
妻の年齢が 43 歳未満の夫婦	凍結した胚（受精卵）を用いた生殖補助医療	10 万円
	凍結した未受精卵子を用いた生殖補助医療	25 万円
	凍結した卵巣組織再移植後の生殖補助医療	30 万円

注1：妻の年齢以外にもいくつかの条件がある．
注2：助成上限額は，生殖補助医療の内容や治療を受ける際の，妻の体の状態によって異なる．また，助成回数は妻の年齢などによって異なる．

　　　　　　国立がん研究センター「がん情報サービス：妊孕性 女性患者とその関係者の方へ」
　　　　　　https://ganjoho.jp/public/support/fertility/fertility_03.html

5) 相談先

妊孕性温存療法と生殖補助医療についての相談先は以下がある.

• 聖路加国際病院「AYAがんサバイバーシップセンター　妊娠とがんホットライン」
https://hospital.luke.ac.jp/guide/aya/hotline.html

• 日本がん・生殖医療学会「がん治療と妊娠 地域医療連携 地域ネットワーク」
▶全国のがん治療施設・生殖医療施設を探すことができます.
https://j-sfp.org/cooperation/network

3 相談対応時のポイント

• 妊孕性の温存は, 主治医と生殖補助医療施設との連携が重要であり, ①予後, ②がん治療の内容と緊急性, ③妊孕性温存のために猶予される時間を共有することから始まる.

• がん治療よりも妊孕性温存を優先することを望むあまり, がん治療が遅延し予後に影響してしまう恐れがあることを認識する.

• がんの進行状況によっては治療を優先せざるを得ない状況も生じる. 治療を優先し, 妊孕性温存ができなかった患者の思いに寄り添う.

• 自分の子どもを産み育てたいというのはごく自然の思いであるが, がん治療を終えたとき, 必ずしも皆が挙児を希望できる状況とは限らない. 自然妊娠の可能性, 子どもを持たない選択, 養子縁組制度や里親制度などの選択肢を含めて検討する.

• その人らしい生活や価値観の再構築に向けて, 相談者が子どもをもつことの意味を再考し, 妊孕性温存療法を一つの選択肢として考え, 家族やパートナーがいる場合は話し合えるよう支援することが重要である. 必ずしも, 子どもをもつことだけが優先されるわけではない. 希望を実現できない場合, どう折り合いをつけていくか揺れる思いに寄り添う支援が重要となる.

• がんと妊孕性温存療法について, 地域ネットワークが全国で構築されつつある. 相談員として, 地域の体制や情報を予め入手し, 相談者に情報提供できるよう準備しておくことも大切な役割である.

❖ よくあるQ&A

Q がんと診断されたばかりで，妊孕性のことまで考えられません．どうしたらよいでしょうか？

A がんと診断され不安でいっぱいだと思います．短い時間の中で決断を迫られ「先のことなんて今考えられない」という気持ちになるのも当然です．しかし，妊孕性は一度失われると取り戻すことが難しくなる場合があります．一人で考えたり決断をすることが難しい場合は，パートナーや周りの人に相談することも大切です．相談員をはじめとする院内の医療者がいつでも相談に応じます．

Q 乳がんで手術と薬物療法をしました．今のところ再発はありません．お付き合いしているパートナーと結婚し子どもを持ちたいと思っていますが，可能でしょうか．

A がんの治療後，妊娠が可能か，どのタイミングで妊娠を試みるかは，治療の内容や再発リスク，現在の体の状態によって違います．治療した病院の医師に希望を伝え，産婦人科の医師とも相談しましょう．パートナーにがんのこと，妊娠ができるかどうかという状況について，どこかのタイミングで話せるとよいですね．また妊娠にあたっては，パートナーとの協力が不可欠です．2人で医師の話を聞きに行き，今後の見通しが立てられるとよいでしょう．

参考資料

- 厚生労働省「小児・AYA世代のがん患者等の妊孕性温存療法研究促進事業」
  https://www.mhlw.go.jp/stf/seisakunitsuite/bunya/kenkou_iryou/kenkou/gan/gan_byoin_00010.html
- アメリカがん協会 編・高橋都 他訳（2007）『がん患者の"幸せな性"―あなたとパートナーのために』春秋社
- 穎川晋 監修（2017）『前立腺がん―より良い選択をするための完全ガイド―』講談社
- 加藤友康 監修（2017）『手術以後の過ごし方　子宮がん・卵巣がんそのあとに…』東京印書館
- 国立がん研究センター 「がん情報サービス：妊孕性」
  https://ganjoho.jp/public/support/fertility/index.html
- 相談員継続研修「妊孕性（2018年6月収録）」奈良和子氏講義資料
- 日本がん治療学会 編（2017）『小児，思春期・若年がん患者の妊孕性温存に関する診療ガイドライン2017年版』金原出版
- 日本性科学会「カウンセリング室」 http://www14.plala.or.jp/jsss/
- 日本性科学会 監修（2005）『セックス・カウンセリング入門 改訂第2版』金原出版
- 日本性科学会 編（2018）『セックス・セラピー入門　性機能不全のカウンセリングから治療まで』金原出版
- 日本がん・生殖医療学会「妊孕性温存 女性の方へ 妊孕性温存方法 卵巣組織凍結・自家移植」
  http://www.j-sfp.org/fertility/method.html
- 日本がん・生殖医療学会 編（2017）『乳がん患者の妊娠・出産と生殖医療に関する診療の手引き2017年版』金原出版
- 日本泌尿器科学会 編（2016）『前立腺癌診療ガイドライン年版』メディカルレビュー社
- 古井辰郎 他（2018）『本邦におけるAYA世代がん患者に対する妊孕性に関する支援体制―がん専門医調査の結果より―』癌と化学療法，45(5)，pp841-846
- 平成28年度厚生労働科学研究費補助金（がん対策推進総合研究事業）「小児・若年がん長期生存者に対する妊孕性のエビデンスと生殖医療ネットワーク構築に関する研究」班（研究代表者：三善陽子）：がんと妊孕性の相談窓口～がん専門相談員向け手引き～第2版
  http://www.j-sfp.org/ped/dl/teaching_material_20161227.pdf

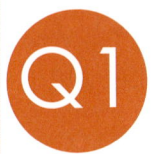

第10章 アピアランスケア

アピアランスケアとはなんですか？

A アピアランスには「外見」という意味があります．アピアランスケアは，がんやがんの治療によって外見（見た目）が変わっても，安心して自分らしく社会で生活を送ることができるように行われるものです．外見に対して行う整容の工夫や手技を習得することにとどまらず，周りの環境や本人の気持ちも整え，変化した自分に折り合いをつけながら社会生活を送ることが目的です．ケアを受ける性別や年齢に制限はありません．

1 相談対応時に活用できる知識・制度

1）アピアランスケアとは

アピアランスケアとは，「がんやその治療に伴う外見変化に起因する身体・心理・社会的な困難に直面している患者とその家族に対し，診断時からの包括的なアセスメントに基づき，多職種で支援する医療者のアプローチ」で，国立がん研究センター中央病院外見関連患者支援チーム（2005～2012年）による造語である．

2023（令和5）年に策定された第4期がん対策推進基本計画には，「がんとの共生」分野の中にがん患者などの社会的な問題への対策としてアピアランスケアが独立した項目として挙げられた．がん診療連携拠点病院ではアピアランスケアにかかる相談支援・情報提供体制の構築を推進するよう明記され，アピアランスケアに取り組む必要性が強調された．

昨今，がんの治療の進歩に伴い，がんサバイバーや治療を継続しながら社会生活を送るがん患者が増加している．また，分子標的薬による特徴的な外見変化を来す副作用が現れ，しかも治療効果と副作用の程度が比例するという薬剤もあり，副作用のコントロールをしながら治療を継続させていくことが非常に重要になってきている．

2) アピアランスケアの基本的な考え方（図Ⅲ-10-1）

がんの治療に伴う外見の変化は生命にかかわるものではないため，「治療中の一過性の症状（副作用）」，「今は仕方がない」と医療者からは軽視されがちである．しかし，手術で体の一部を喪失したり，放射線治療や薬物療法の副作用で脱毛や皮膚の変化が生じることは「自分ががんであること」を常に想起させる．中には外見の変化を理由に治療を拒否したり躊躇する人もいる．また，自分らしさが失われてしまったと感じたり，人前にでることを躊躇するような心理社会的な苦痛を感じる人もいる．ただ単にウィッグや化粧などで整容をし，外見の変化が解決されれば安心感につながるとは限らない．

まずは患者の恐怖感，不安感，喪失感などを，対話を通して汲み取り，傾聴し，共感の気持ちをもって受け止めることから始める．患者がアピアランスケアを受ける心の準備が整ったら，どのような場面で外見が気になるか，治療生活の見通しを確認し必要な対処方法を一緒に考えていく．また，患者自身ががんの治療で生じた外見の変化に対する自分自身への評価やとらえ方を変えようと試みている場合は，それを支持する．

変化した自分に折り合いをつけながら，家族を含む人間関係の中で今までどおりその人らしく生き生きと過ごせるよう，身体的心理的社会的に患者を支援するのがアピアランスケアである．医療の場で外見をサポートするゴールは，人と社会をつなぐことであると意識する．なお，外見の変化がそれほど気にならない場合は必ずしも行う必要はない．また，副作用が日常整容で対応困難な場合は医療的な介入（支持療法）が必要となり，主治医のほか皮膚科や形成外科とも連携する場合もある．

アピアランスケア　≠　美容ケア／ウィッグの紹介／メイク指導

アピアランスケアの理念

医療の場で外見をサポートするゴールは，人と社会をつなぐこと

||

家族を含む人間関係のなかで，今まで通りその人らしく，生き生きと過ごせるための支援

図Ⅲ-10-1 アピアランスケアの基本概念
ケアE-learning「アピアランスケア概論UNITstepⅠ-2」資料を参考に作成

3) アピアランスケアを必要とする治療とその症状，ケア

アピアランスケアを行う対象は年齢性別関係なく，がんやがんの治療により外見が変化し，身体的心理的社会的苦痛を感じているすべての患者だが，特に以下のような治療を受ける場合，アピアランスケアが必要となることが多い．

① 薬物療法

細胞障害性抗がん薬による脱毛，分子標的薬による皮膚障害や手足症候群，抗ホルモン薬による皮膚の乾燥などが起こる．

② 放射線治療

頭部への照射による脱毛，放射線照射部位の皮膚炎などが起こる．放射線皮膚炎は治療開始から 1 〜 2 週間ほどで徐々に照射部位のみに起こり始め，治療終了後 1 週間でピークを迎え，治療後 1 カ月くらいで治療前の状態に回復することが多い．また色素沈着も起こるが，治療後数カ月で元の状態に回復する．まれに，皮膚炎が進行すると，紅斑，落屑，出血をきたす．この場合は，医療的介入が必要である．ケアは保清と保湿が基本であり，患者自身のセルフケアが重要である．治療後に皮膚炎が残存している場合は被覆材を使用することもある．

③ 手術療法

乳がんの乳房切除術，頭頸部がんの手術，四肢のがんの手術，膀胱がんや直腸がんの人工膀胱 / 肛門造設術などによる形態や機能の変化，変形，喪失などが起こる．

手術療法では，大きな外見の変化が起こり，かつ治療部位が常に目に付く．術後の変化 / 変形は時に患者の予想を超える場合があり，精神的な苦痛のみならず社会生活に大きな影響を与える．傷を隠すなど整容もさることながら，傷や変形とともにどのように社会の中で暮らしていくのかのサポートが重要となる．

手術前の説明では，安易に「化粧で隠せます」などと説明すると，患者の期待が大きくなりすぎることがある．完全に元の姿に戻せるわけではないが，生活しやすい工夫ができることなどを伝える．

術後の変化の受け入れは人により個人差がある．患者の気持ちが前向きにならないこともあるが，無理に気持ちを変える必要はなく，患者のペースで変化を受け止められるよう，気持ちに寄り添い，段階を追って支援する．

4）アピアランスケアのアセスメントの視点

アピアランスケアの目的や価値観を患者と一緒に整理するためのアセスメントの視点を以下に挙げる．

- ・対象部位の症状，程度，期間
- ・対象（喪失や変化）部位への価値の大きさ
- ・もともとの外見に対する価値観やこだわり
- ・援助資源の有無（とくに男性，小児や高齢者の患者）
- ・どのようなシーン（仕事，社会生活，友人関係，地域の役割など）で何が気になるのか（対象），なぜ気になるのか（理由）

❷ 相談対応時のポイント

- ・がん患者をからだ，こころ，くらしの視点から捉え，多面的・総合的にアセスメントし支援するがん専門相談員だからこそ，アピアランスケアの基本概念を理解し（**図Ⅲ-10-1**），相談対応に臨みたい．
- ・外見の変化を隠したりカバーしたりすること自体がアピアランスケアではなく，外見の変化に折り合いをつけながら安心して社会生活を送れるよう支援するケアである．
- ・外見の変化に大きな不安や恐怖心を抱き，それが理由で必要な治療を拒否する患者もいる．不安や恐怖をしっかりと受け止め，不安を安心に変えられるよう気にかかっていることを丁寧に聞き，必要な情報提供や具体的なアドバイスを行うことは，がんの治療を遂行する上でも大切である．
- ・本人が外見についてあまり気にしていない場合は，過剰に周りが話題にする必要はない．
- ・治療が終了した後でも，さまざまな悩みが残ったり新たに発生する場合もある．いつでも相談できることを提示しておく．

❖ よくあるQ&A

Q 男性でも，アピアランスケアを受けられますか？

A 受けられます．男性も外見変化により仕事や人間関係，気持ちや生き方に悩みを抱えます．外見ケアの基本的な考え方や対処法について，男女関係なく相談することができます．

Q 高齢ですが，この年になると外見を気にするのは恥ずかしいと感じます

A 年齢は関係ありません．気になることについてまずはご相談ください．どのような対処ができるか，一緒に考えていきましょう．

Q 子どもががんで治療を受けます．外見が大きく変化するようですが，親としてどんな心構えでいればよいでしょうか？

A まずは，治療による外見への影響を子どもに説明します．その上でどんな外見になっても変わらない愛情で自分を受け入れてくれると感じるような接し方をするとよいでしょう．

第Ⅲ部

第10章　アピアランスケア

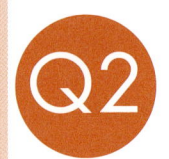

Q2 がんの薬物療法を受ける予定です．どのような アピアランスケアが受けられますか？

A　がん治療に使われる薬物には，その種類により，脱毛，薄毛，皮膚や爪の変化，手足症候群などさまざまな副作用が起こる場合があります（**図Ⅲ-10-2**）．起こる可能性のある症状やその時期，基本的な対処方法，日常生活の工夫などが分かっていると安心できるかもしれません．日常生活や社会生活の環境などを考慮しながら，どのようなケアがあれば自分らしく過ごしていけそうか，一緒に考えていきましょう．もし，外見の変化が気にならなければアピアランスケアを受ける必要はありませんが，アピアランスケアを受けることでより自分らしく過ごせるならばケアを受けるとよいでしょう．

1 脱毛

1）薬物療法による脱毛

　がんの薬物療法により脱毛をきたす場合がある．脱毛のしやすさ（しにくさ）は薬剤によって異なる．脱毛する場合は，頭髪だけではなく，眉毛，まつ毛，腋毛，ひげや陰毛など体毛すべてが脱毛する．初回の薬物療法後1～3週間くらいで抜け始め，治療中は脱毛状態が持続する．脱毛を来す薬物療法の終了後に再発

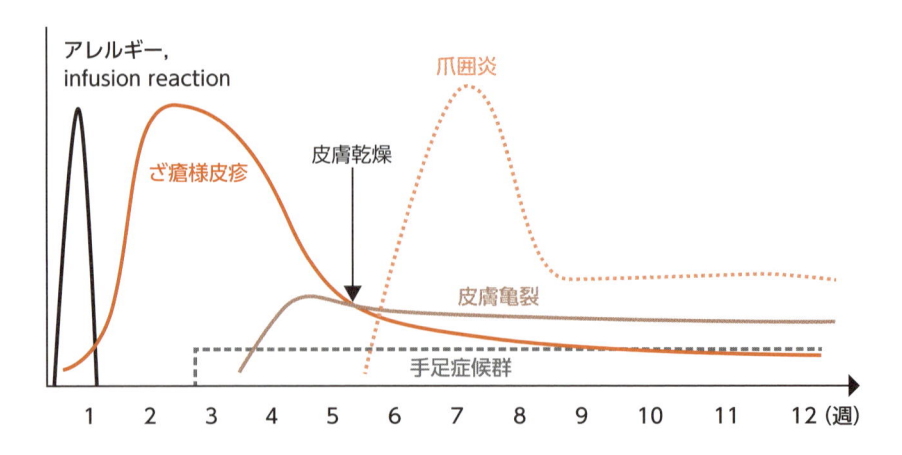

図Ⅲ-10-2 分子標的薬による副作用の発現時期
野澤桂子，藤間勝子 編（2024）『臨床で活かすがん患者のアピアランスケア改訂2版』南山堂より転載

毛が始まり，3カ月ほどで数ミリ程度の長さになる．再発毛時はくせ毛や柔らかい毛が生えてくることがあるが，次第に落ち着いてくる．

2）日常生活への対応や工夫

① 脱毛前

- 治療方法を確認し，用いられる薬剤による脱毛の程度と見通し（どのような外見変化を起こすか，いつどのような形で現れるか，具体的な対処方法，他の患者の対処の仕方）を伝える．
- 脱毛時の負担を考え，あらかじめ髪を短くカットしておくのも一つの方法である．
- 脱毛後は，ウィッグ（かつら）や帽子，スカーフなどを使ってカバーする人もいれば，そのままの姿で過ごす人もいる．慌てて購入する必要はなく，また必ずしも事前に購入する必要もないが，脱毛してから慌てないように，種類や値段，選び方などの情報だけでも事前に集めたり，下見しておくとよい．
- 購入する場合は，仕事や外出など使う場面や着用時間を予測し，通気性や重さ，かぶり心地，デザインの好み，予算などを検討して選ぶ．がん患者用と称されているものを購入する必要はなく，使いやすいもの，心地よいと感じるものでよい．インターネットなどの情報では，「医療用」，「がん患者用」などと称することで高額な製品に誘導する例もあるので注意を促す．製品の購入を検討していて気になること，心配なことがあるときは，購入する前に相談するよう伝える．
- ウィッグを着用することで，他の人にがんと分かってしまうことを恐れる場合は，外見の変化を聞かれたときにどのように答えるか，あらかじめ具体的にシミュレーションしておくとよい．

② 脱毛進行中

- 抜けた頭髪が地毛と絡まないよう，髪を梳くようにして洗うとよい．ヒリヒリして刺激を感じるのであれば無理に洗う必要はない．また，シャンプー剤は使い慣れたものを使用して問題ない．

③ 脱毛終了後（髪のない状態）

- 脱毛後もシャンプー剤を泡立ててかるく洗ってもよいし，ボディソープや

洗顔料を使ってもよい.

④ 再発毛時

- 育毛剤は使用してもよいが,それが発毛の契機となるエビデンスはない.
- 白髪染めやパーマは,皮膚や再発毛の状態を考慮しながら,注意事項を守って行うことを否定はしない.ただし施術により皮膚に異常が起こった場合は皮膚科専門医を受診する.

3) 公的配慮や助成制度

① 免許証など公的なカードを作成するとき

- 運転免許証やパスポート,各種福祉手帳などの写真撮影の際に,がんの治療によって髪の毛が脱毛している人が帽子などを着用することが認められている.

証明書の担当部署の例
運転免許証：運転免許試験場,運転免許センター,警察署など
パスポート：都道府県の旅券事務所,市役所・町村役場の窓口など
各種福祉手帳：市区町村の担当窓口など

---

② ウィッグ購入時の助成制度

多くの自治体がウィッグの購入費用の助成制度を設けている.対象や金額は各市区町村によって異なるため,居住している市区町村の窓口に問い合わせる.

② 爪や皮膚の変化

1) 薬物療法による爪や皮膚の変化

EGFR 阻害薬[※]はざ瘡様皮疹,皮膚の乾燥,瘙痒感,爪囲炎が発現しやすい.これは,EGFR が皮膚,外毛根鞘や汗腺などの正常細胞に発現し皮膚の増殖や分化に大切な役割をもっているためである.また,マルチキナーゼ阻害薬は手足症候群を,細胞障害性抗がん薬は手足症候群や爪の障害を引き起こしやすい.これらの副作用は外見の変化だけでなく,痛みにより手足の機能低下を起こし ADL

※EGFR阻害薬(EGFRチロシンキナーゼ阻害薬)の代表例
主なEGFRチロシンキナーゼ阻害薬としてゲフィチニブ(イレッサ),エルロチニブ(タルセバ),アファチニブ(ジオトリフ),オシメルチニブ(タグリッソ)などがある.

（日常生活動作）が障害されることもあるため，できるだけ予防し，症状がある場合も最小限の変化にとどまるよう症状の出現以前からケアを行う必要がある．これらの薬剤以外にも皮膚の変化をきたす薬剤がある．

2）日常生活への対応と工夫

- ケアの原則は清潔と保湿である．洗浄と乾燥予防（保湿）は，症状が出る前から日常的なケアが必要である．ケア用品は今まで使用していたものでよく，優しく洗うことをこころがける．また，紫外線を避けるため，日焼け止めや帽子，日傘などを利用する．治療中のメイクや髭剃りは基本的に問題ない．症状出現時は，主治医に相談する．
- ざ瘡様皮疹をカバーメイクする場合は，今まで使っていた化粧品でよいが，あざややけどをカバーする医療用ファンデーションを使用してもよい．化粧を落とすときはしっかり洗浄し，清潔を保ち二次感染を防ぐことが大切である．
- 抗 EGFR 阻害薬を使う場合は抗菌薬の予防内服，マルチキナーゼ阻害薬を使う場合は尿素含有軟膏の外用薬など，担当医から提案された予防や悪化防止のためのケアや治療を遵守することが大切である．
- マルチキナーゼ阻害薬による手足症候群は加重部位や角下部におこりやすいため，保湿とともにタコや魚の目の処置をしておく，足に合う靴を履くとよい．
- EGFR 阻害薬による爪囲炎は投与後 7 〜 8 週間後に生じる．初期のケアは保湿を行う．また爪切りは，深爪にならないよう注意しスクエアカットに切るとよい．
  いずれも，症状が悪化した場合は医療的な介入が必要である．

3　相談対応時のポイント

- 治療によって変化した自分を受け入れられるよう，患者の気持ちに寄り添い段階を追って支援する．
- 皮膚のケアをすることで副作用の重症化が防げることを伝える．
- 相談員はアピアランスケアに使用する特定の製品，店舗や業者と利害関係を持たず，公平で安全な情報提供を行う（例：地域店舗一覧を提示するのはよいが，特定の店だけを紹介しないなど）．
- アピアランスケアで提供する情報は，ガイドライン（「がん治療におけるアピアラン

スケアガイドライン 2021 年版（日本サポーティブケア学会編）」が発刊されている）に基づく科学的な根拠のあるものとしたい．一方で，エビデンスが低いもの／ないものも多いため，提供する情報が必要以上に患者の生活を制限していないか，気をつける．

・医療者や相談員からの声掛けや反応により，患者は安心感を得て不安が軽減することがある．できるだけ前向きになれるような声掛けや反応ができるとよい．

❖ よくあるQ&A

Q 脱毛予防に頭皮を冷やすとよいと聞きましたが，本当ですか？

A 化学療法誘発性脱毛の予防や重傷度軽減に対する頭皮クーリングシステムは，周術期化学療法を行う乳がん患者に限定して行うことが弱く推奨されています．ただし，現在のところ健康保険の適用外であり，実施している施設は限られます．また，頭皮クーリングシステム以外の頭皮の冷却については，装置，温度，時間などが標準化されておらず，効果も十分に検証されていません（2024年8月現在）．

参考資料

・ 日本サポーティブケア学会 編（2021）『がん治療におけるアピアランスケアガイドライン 2021年版』金原出版
・ 野澤桂子，藤間勝子 編（2024）『臨床で活かすがん患者のアピアランスケア改訂2版』南山堂

アピアランスケアに役立つWeb情報

・ 国立がん研究センター 「がん情報サービス アピアランスケア：がんの治療による外見の変化とケア」
https://ganjoho.jp/public/support/appearance/index.html
▶ アピアランスケアについて詳しい説明が掲載されています．

・ 国立がん研究センター中央病院「アピアランス支援センター」
https://www.ncc.go.jp/jp/ncch/division/appearance/index.html

・ 東京都保健医療局 がん患者および家族一般都民向けの正しいアピアランスケアの情報
https://www.hokeniryo.metro.tokyo.lg.jp/iryo/iryo_hoken/gan_portal/chiryou/apiaranncecare/appearancecare.html
▶ アピアランスケアの具体的な方法（髪，爪，肌，眉毛，まつ毛など）についてのリーフレットが掲載されています．

- 静岡県立静岡がんセンター「抗がん剤治療と脱毛」
  https://www.scchr.jp/book/manabi2/manabi-body3.html

- 静岡県立静岡がんセンター「放射線治療と脱毛」
  https://www.scchr.jp/book/manabi2/manabi-body4.html
  ▶薬物療法や放射線治療による脱毛に対する具体的なケア方法が紹介されています.

第Ⅲ部

第10章　アピアランスケア

希少がん

1. 希少がんの相談対応

希少がんと診断され，不安です．このまま今の病院で治療を受けても大丈夫でしょうか？

A　医師から希少がんと告げられると，患者さんやご家族は不安になるかもしれません．希少がんはまれな病気ですが，「希少がん＝難治がん」というわけではありません．希少がんであっても，専門施設では一定数の診療が行われ経験が蓄積されているものもあります．診療件数が多い病院で治療を受けたい，通院もできるという場合には，遠方の病院を考慮に入れてもよいでしょう．もし自宅近くの慣れ親しんだ病院で治療を希望する場合には，セカンドオピニオンをうまく活用して，担当医と相談しながら治療を進めていくという選択もできます．

1 相談対応時に活用できる知識・制度

1）希少がんとは

　希少がんとは，『人口10万人あたり6例未満の「まれ」な「がん」，数が少ないがゆえに診療・受療上の課題が他に比べて大きいがん種』の総称で，その種類は200にも及ぶとされている．罹患数の多いがん種の中で，遺伝子型が珍しいというだけでは「希少がん」とは言わない．しかし，罹患数の多いがん種であっても，組織型が特殊型の場合は希少がんとされる場合もある．

　個々の希少がんはいずれもがん全体の1%にも満たない腫瘍であるが，すべての希少がんをあわせると，がん全体の15〜22%にも達する．希少がんの例と特徴には，次のようなものがある．

希少がんの例

- 肉腫（軟部肉腫，骨肉腫，その他の臓器の肉腫）
- GIST
- 悪性黒色腫
- 皮膚腫瘍
- 神経内分泌腫瘍／神経内分泌がん
- 胸腺腫／胸腺がん
- 胚細胞腫瘍
- 悪性中皮腫
- 副腎がん
- 尿膜管がん
- 原発不明がん
- 脳腫瘍
- 成人 T 細胞白血病リンパ腫
- 小腸がん
- 眼腫瘍
- 嗅神経芽細胞腫
- 腺様嚢胞がん
- 聴器がん
- 口腔がん　など

希少がんの特徴

- 小児期から老年期まであらゆる年齢層において発症の可能性がある.
- 小児・AYA 世代のがんの多くは希少がんに分類される[1].
- さまざまな臓器で発生する.
- 病理を含め診断が困難で時間を要する場合があり，専門施設での診断が必要な場合も生じる．専門とする臨床医や病理医，医療機関が限られている場合もある.
- 神経内分泌腫瘍や原発不明がん，GIST，皮膚悪性腫瘍，精巣腫瘍などの一部の希少がんでは診療ガイドラインが発行され標準治療が確立しているが，診断・治療方法が未確立である希少がんも多い．また最近では，標準治療がなく，薬物療法の対象となる固形がん患者に対して，遺伝子パネル検査の結果による遺伝子変異から薬剤を選択して治療することが増えてきている[2].
- 患者にとっても医療者にとっても，病気や治療法に関する正確かつ最新の情報が入手困難である．また，相談できる機関が限られるため，患者や家族は情報の乏しさゆえに不安が増幅する場合もある.

2) 全国の希少がん情報提供・相談支援体制

① 希少がんセンター

　希少がんセンターは，希少がん患者が住み慣れた地域で適切かつ納得のいく情報や診療へアクセスできるように，病院間ネットワークを構築するために設置された．現在，希少がんセンターは，国立がん研究センターを始めとして，全国の各地域に数カ所存在している．各希少がんセンターは，希少がん診療ネットワークを構築しその地域のハブとして機能している．また，各施設において，希少がんの相談窓口（ホットライン）を開設している.

　国立がん研究センター希少がんセンターは 2014 年 6 月に発足後，2018 年 4 月からは国の希少がん対策を担う希少がん中央機関としての役割も果たしている．国立がん研究センター希少がんセンターでは，情報提供（さまざまな希少がんの解説）や患者・家族・一般の方向けセミナー「希少がん Meet the Expert」を開催している.

- 国立がんセンター 希少がんセンター「さまざまな希少がんの解説」
  https://www.ncc.go.jp/jp/rcc/about/index.html
  ▶ 希少がんセンターでは，さまざまな希少がんの解説（基礎知識，症状，診断，治療）を情報提供している．

- 国立がんセンター 希少がんセンター「希少がん Meet the Expert」
  https://www.ncc.go.jp/jp/rcc/Seminar_event/mte/index.html
  ▶ 希少がん Meet the Expert では，専門知識をもった医師が講師となり，最新情報を盛り込んだ分かりやすい解説，また医師と患者とのディスカッションが行われている．希少がんセンターの Web サイトで，過去の動画が確認できる．

② 希少がんホットライン

　希少がんまたは希少がんの疑いのある患者や家族，希少がん診療に関わる医療者などが，希少がんに関して相談できる電話相談窓口で，希少がんに関する情報提供と適切な受診・診療行動への支援を行っている．以下に示すように全国に7カ所の希少がんホットラインがある（2024年12月現在）．

[北海道地方]
北海道大学病院 腫瘍センター「希少がんホットライン」
　https://cancer.huhp.hokudai.ac.jp/about/clinical-support-group-8
[東北地方]
東北大学病院 がん診療相談室（がん相談支援センター）「希少がんホットライン」
　https://www.cancercenter.hosp.tohoku.ac.jp/cmc/hotline.html
[関東地方]
国立がん研究センター中央病院 患者サポートセンター「希少がんホットライン」
　https://www.ncc.go.jp/jp/ncch/division/support/hotline/index.html
[中部地方]
名古屋大学医学部附属病院 希少がんセンター「希少がんホットライン」
　https://www.med.nagoya-u.ac.jp/hospital/departments/rare-cancer-c/
[近畿地方]
大阪国際がんセンター 希少がんセンター「希少がんホットライン」
https://oici.jp/hospital/department/rarecancer/
[中・四国地方]
岡山大学病院 希少がんセンター「希少がんホットライン」
　https://www.okayama-u.ac.jp/user/hospital/index471.html
[九州地方]
九州大学病院 希少がんセンター「希少がんホットライン」
　https://www.gan.med.kyushu-u.ac.jp/center/department/kishogan

---

③ 患者団体や各種イベントなど

- 一般社団法人 全国がん患者団体連合会（全がん連）

  https://zenganren.jp/

  ▶ 希少がんの患者団体などの情報が掲載されている．全がん連に所属して
  いない希少がん団体もある．

- 一般社団法人 日本希少がん患者会ネットワーク

  https://rarecancersjapan.org/

  ▶ 希少がんの患者団体（一覧）や希少がんに関連したイベントなどの情報が
  掲載されている．当ネットワークに所属していない希少がん団体もある．

3）希少がんの診療実績

　がん診療連携拠点病院の整備指針で，がん相談支援センターの業務として「希少がんに関する相談」が明示されている．院内・院外の資源を活用して，必要時診療実績のある医療機関に繋いだり，紹介できたりするとよい．希少がんの診療実績は，以下で確認することができる．診療実績のある病院を紹介する際の注意事項としては，①がん登録をデータベースとする診療実績は2～3年前のデータであり，必ずしも今の状況を反映しているとは限らないこと，②診療実績を提供しても実際に診療してもらえるかは保証できないため各施設への確認が必要であること，などがあげられる．

① 院内の診療科の医師やがん登録実務者に確認する

　まずは院内ネットワークを活用して診療科の医師に確認できることが望ましい．また，院内がん登録実務者は継続的に研修や試験を受講し，がん登録実務にかかるマニュアルに習熟している．組織型や診療実績についての適切な助言ができるため，日頃から連携体制を整えておくことが推奨される．

② 施設別がん登録件数検索システムを活用する

　施設別がん登録件数検索システムは，院内がん登録のデータを利用して，がんの種別に診療実績を検索することができる．2024年12月現在，都道府県がん診療連携拠点病院のがん相談支援センターを中心に64施設で導入されており，導入施設は，がん情報サービス「がん種別の診療数で病院を探してもらう」[3]から確認ができる．導入されていない施設は，運用中の施設に照会をかけることができる．照会

にあたっては，より詳細な組織型の確認が必要となったり，回答に時間を要したりする場合がある.

2 相談対応時のポイント

　希少がんは初めて耳にする診断名も多い．相談では正確な診断名を聴取するために，がん種や組織型の漢字表記，スペル，部位，他の名称，受診中の診療科などをまずは確認することが大切である．これは適切な医療機関を検討，紹介していく上で重要な情報となる．希少がんは相談対応時に提供できる情報が少ないといった特徴があり，希少がんの相談に苦手意識を感じる相談員も少なくない．相談員もまずは前出の希少がんの解説を読んでみたり，「希少がん Meet the Expert」を視聴し，情報提供に備えておくことを勧めたい.

　希少がんの相談でも他のがんの相談と基本的には変わらず，傾聴を主とした心理的サポートを基盤に，情報収集，問題の整理をしながらアセスメントを行い，相談者と問題・課題の明確化と共有を大切にする．そして，相談者の真のニーズおよびヘルスリテラシーに応じた情報支援を行う．患者や家族の心理として，少しでも診療実績の豊富な病院に転院したいと考えることもあれば，慣れ親しんだ地域の病院での診療を希望する場合もある．相談者それぞれの希望や思いに沿って，相談対応することが大切である.

引用・参考文献

1) 川井章 (2021)「希少がん」『日本臨牀』79. pp.7-16. 日本臨牀社
2) 日本臨床腫瘍学会 編 (2022)『がん専門相談員のためのがんゲノム医療相談支援マニュアル2022年3月版』p.7. 日本臨床腫瘍学会
   https://www.jsmo.or.jp/about/doc/manual_supplement_2022.pdf
3) 国立研究開発法人国立がん研究センター「がん種別の診療数で病院を探してもらう」
   https://ganjoho.jp/public/institution/consultation/cisc/hospital_search.html

COLUMN

国立がん研究センター中央病院
がん相談支援センター内 希少がんホットライン相談員より

　当ホットラインには日々全国から相談のお電話があります．主には患者さんやそのご家族からで「○○と言われたがどんな病気なのか」，「地元でこの病気を治療できる病院はあるか」などで，相談員は聞きなれない疾患名への不安に寄り添いながら，確かな情報を提供できるよう努めています．

　時には拠点病院の相談員から，その希少がんを診ている施設・対応件数の検索依頼や，自施設では回答が難しかった相談への対応についての問い合わせもあります．希少がんの相談も心理的サポートや問題・課題の明確化など，通常のがん相談のプロセスと根底にある考え方は変わりません．一方，治験やその疾患独自の治療法をどこで受けられるかなど，専門的な知識が必要な場面も多々あります．このような時には，当院始め全国にある希少がんホットラインを，相談者の居住地に応じてご利用・ご紹介いただければと思います．

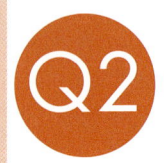

2. 石綿関連疾患の相談対応

Q2 以前アスベスト（石綿）を扱う仕事をしており，中皮腫と診断されました．どのような手続きが必要でしょうか？

過去に石綿を取り扱う業務に従事していた人が，石綿を原因とした肺がんや中皮腫などを発病した場合，労災保険の対象となり，補償が受けられます．労災保険の給付を受けるためには，仕事が原因でその病気を発病したと労働基準監督署長から認定を受ける必要があります．申請方法や補償内容などは，労働基準監督署にお問い合わせください．しかし，これらの病気は潜伏期間が長く，原因の特定が難しいことがあります．労災保険制度で補償されない場合は，「石綿健康被害救済制度」による救済給付や特別遺族給付金を受けられる場合があります．

1 相談対応時に活用できる知識・制度

1）石綿とは

　石綿は，断熱・防音性に優れ，安価であるなどの利便性から，1960 〜 1990 年代にかけて，主に建材製品として広く使用されてきた．繊維が極めて細く，飛散して人が吸入すると肺の組織内に長く滞留し，長期の潜伏期間を経て，中皮腫や肺がんなどの病気を引き起こすおそれがある．石綿による健康被害が確認されて以降，段階的に使用が制限されるようになり，2012 年には石綿製品の製造・使用等が全面禁止となっている．石綿は，その繊維が空気中に浮遊した状態にあると危険であると言われている．石綿を吸い込むおそれのある機会として，職業性ばく露，家庭内ばく露，近隣ばく露などがある．そのうち職業性のものが最も多く，2017 年度の石綿ばく露による労災の支給では製造業と建設業が多くなっている．また，石綿作業従事者が作業衣を家庭内に持ち帰ることなどによる「家庭内ばく露」，石綿鉱山や石綿工場の近隣に居住していたことによる「近隣ばく露」などもある．石綿に関連する情報全般は，厚生労働省「石綿 総合情報ポータルサイト」[1] で確認することができる．

2）石綿を扱う作業に従事していた場合

　石綿による健康被害は長い年月を経て出てくる．呼吸困難，咳，胸痛などの症状がある場合は，病院受診が必要となる．何カ所かの労災病院にはアスベスト疾患セ

ンターが設けられ，アスベスト関連疾患にかかる健康相談や健康診断，治療などが行われている．アスベスト疾患センターは，独立行政法人 環境再生保全機構の「石綿小体の計測が可能なアスベスト疾患センター」[2]で確認することができる．また，症状が出ていない場合でも，自治体が実施するがん検診などの定期的な受診がすすめられる．過去に石綿関連作業に従事していた離職者で一定の要件に該当する方は，申請することにより健康管理手帳が交付される．健康管理手帳の交付を受けると，指定された医療機関等で健康診断を無料で受けることができるため，都道府県に設置されている労働局の健康安全課に問い合わせてみるとよい．

3) 石綿関連疾患

　石綿関連疾患は発症までの潜伏期間が非常に長いことから，石綿のばく露歴が明らかでない場合もある．そのため，過去の石綿ばく露の指標として，胸膜プラークが重要な医学的所見となる．胸膜プラークは，胸部 CT や胸部 X 線（正面）で検出されやすい．石綿関連疾患には，4 つの指定疾病がある（**表Ⅲ-11-1**）．

表Ⅲ-11-1 石綿関連疾患（4 つの指定疾病）[3〜4]

	中皮腫	肺がん	石綿肺	びまん性胸膜肥厚
原因	石綿	石綿以外にもあり（喫煙など）	石綿	石綿以外にもあり（結核性胸膜炎など）
予後	2 年生存率約 30%	5 年生存率約 15%	・症状が徐々に進展し本質的な治療法はない・重症者の予後はよくない	現在のところ特別な治療法はない
潜伏期間	40 〜 50 年前後	20 〜 30 年程度	10 年以上	30 〜 40 年程度
その他の特徴	・肺を取り囲む胸膜（全体の 90%），肝臓や胃などの臓器を囲む腹膜（10%）などに発生する悪性腫瘍である・胸膜中皮腫の発生の危険は，石綿の累積ばく露量が多いほど高くなる・家庭内ばく露や近隣ばく露による発症もある	石綿と喫煙の両方のばく露を受けると，肺がんの危険性は相加〜相乗的に高くなる	吸入により肺が線維化し，呼吸困難に陥る病気である	・ばく露期間は 3 年以上がほとんど・呼吸機能障害が徐々に進行し，慢性呼吸不全に至る

環境再生保全機構「知ってほしい，石綿アスベスト石綿健康被害救済制度のこと．」
https://www.erca.go.jp/asbestos/931/index.html
環境再生保全機構「アスベスト（石綿）による健康被害の救済 アスベスト（石綿）とは」
https://www.erca.go.jp/asbestos/what/index.html　を元に作成

4）石綿健康被害救済制度

　石綿による健康被害の迅速な救済を図るため，石綿による健康被害を受けた方およびその遺族に対し，医療費等の救済給付を支給する．労災保険などで補償されない石綿による病気（中皮腫，石綿による肺がん，著しい呼吸機能障害を伴う石綿肺，著しい呼吸機能障害を伴うびまん性胸膜肥厚）に罹った方や遺族が対象となる．療養者は医療費や療養手当，遺族は特別遺族弔慰金と特別葬祭料などの給付が受けられる．

- 石綿救済相談ダイヤル（独立行政法人 環境再生保全機構）
  https://www.erca.go.jp/asbestos/
  0120-389-931，受付時間 10 ～ 17 時，土日祝と年末年始を除く

---

2 相談対応時のポイント

　石綿による健康被害と言われている胸膜中皮腫の患者は 1960 年代の石綿輸入量の増加した時期に潜伏期間（平均約 40 年）を加えた時期にあたる最近で急増してきており，石綿関連の相談が増える可能性がある．「以前，仕事で石綿を扱っていたが労災になるのか」，「自宅近くに石綿工場があった．肺がんと診断されたが，医療費は保障されるのか」といった，法律・制度適用に関する相談が考えられる．また，当事者や家族のほか，事業主や会社から相談が寄せられる場合もある．

　厚生労働省や環境再生保全機構のホームページを参照し，基本的な内容を説明したうえで，必要に応じて専門の相談窓口を伝えることが望ましい．

❖ よくあるQ&A

Q 検診で「胸膜プラーク[※]」と指摘されましたが申請できますか？

A 胸膜プラークの所見のみでは救済制度の対象にはなりません．定期的に経過をみていき，もし発病してしまった場合には申請を検討してください．

Q 石綿ばく露のリスクが高い作業はなんですか．

A 石綿ばく露のリスクが高い作業としては，①石綿を含有する鉱石または岩石の採掘，搬出または粉砕その他石綿の精製に関連する作業，②石綿原料などの袋詰め作業，③耐熱性の石綿製品を用いて行う断熱もしくは保温のための被覆またはその補修作業，④石綿製品の製造工程における作業，⑤石綿の吹付け作業などがあります．詳しくは，独立行政法人 環境再生保全機構「アスベスト（石綿）とは」[4]に掲載されています．

引用・参考文献

1）厚生労働省「石綿 総合情報ポータルサイト」
https://www.ishiwata.mhlw.go.jp/

2）環境再生保全機構「アスベスト（石綿）健康被害の救済／石綿小体の計測が可能なアスベスト疾患センター」
https://www.erca.go.jp/asbestos/medical/keisoku.html

3）環境再生保全機構「知ってほしい，石綿アスベスト石綿健康被害救済制度のこと．」
https://www.erca.go.jp/asbestos/931/index.html

4）環境再生保全機構「アスベスト（石綿）による健康被害の救済 アスベスト（石綿）とは」
https://www.erca.go.jp/asbestos/what/index.html

参考資料

・厚生労働省「アスベスト（石綿）に関するQ＆A」
https://www.mhlw.go.jp/stf/seisakunitsuite/bunya/koyou_roudou/roudoukijun/sekimen/topics/tp050729-1.html

※胸膜プラーク
石綿を吸入したことによる壁側胸膜に生じた局所的な線維性の肥厚のこと．

第Ⅲ部

第11章 希少がん

3. HTLV-1関連疾患の相談対応

姉がATLになりました．HTLV-1ウイルスが原因と聞きましたが，私も検査した方がよいでしょうか？

　HTLV-1はヒトT細胞白血病ウイルスⅠ型と呼ばれ，感染者のうち約5%で成人T細胞白血病・リンパ腫（ATL）が発症すると言われています．HTLV-1は授乳や性交渉で感染しますが，感染する力がとても弱く，普通の家庭生活において感染することはありません．HTLV-1の感染を調べるための検査は，一部の保健所や医療機関で受けることが可能です．また，妊娠中の方は，妊婦健診の項目にHTLV-1抗体検査が含まれていますので，かかりつけの産婦人科医に尋ねるとよいでしょう．

◼1 相談対応時に活用できる知識・制度

1）HTLV-1とは

　HTLV-1（human T-cell leukemia virus type1）はヒトT細胞白血病ウイルスⅠ型と呼ばれている．HTLV-1の感染は，ウイルスに感染した細胞が母乳による保育や性交渉で体内に入り込むことで成立すると考えられている．感染者の約95%は生涯にわたり発症せず，感染していない人と同じように生活することができる．このように，無症状のままHTLV-1ウイルスを保有し続けている人のことを「キャリア」と言う．外来受診者の中では，献血後の日本赤十字社からの陽性連絡で発覚したという事例も多い．しかし，感染者のうち約5%は成人T細胞白血病・リンパ腫（ATL）を，約0.3%はHTLV-1関連脊髄症（HAM）と呼ばれる神経の病気を発症する．また，感染者10万人あたり90～110人がHTLV-1関連ぶどう膜炎という眼の病気を有している．その他，シェーグレン症候群，筋炎，肺病変，関節炎などとの関連が疑われているが，その因果関係ははっきりしていない．HTLV-1感染者はもともと九州・沖縄地方に多いことが知られていたが，近年では人口の大都市圏への移動，集中に伴って大都市圏で増加傾向にある．

2）成人T細胞白血病・リンパ腫（ATL）

　ATL とは adult T-cell leukemia-lymphoma の略で，HTLV-1 に感染した T 細胞が長い年月をかけてがん化することによって起こる白血病・リンパ腫の一つで，強い倦怠感や高熱，足の付け根・首・脇の下などのリンパ節の腫れなどのさまざまな症状が現れる．男女比は 1.2：1 とやや男性に多い傾向がある．発症のピークは 60 歳代の後半で高齢者が多く，40 歳以下での発症は極めてまれである．ATL は病型によって症状の現れ方や予後が大きく異なり，急性型とリンパ腫型は悪性度が高く予後が悪い．詳しくは，がん情報サービス「成人 T 細胞白血病リンパ腫」で確認できる[1]．

3）HTLV-1 関連脊髄症

　HTLV-1 関連脊髄症（HAM）は，HTLV-1 に感染したリンパ球が，脊髄で慢性的な炎症を引き起こし，それにより脊髄が傷害されるために，両下肢のつっぱり感，歩行困難，しびれ感，排尿困難や便秘などの症状が現れる．HTLV-1 関連脊髄症（HAM）の患者の場合，症状の程度により，特定医療費（指定難病）助成制度や身体障害者福祉制度，重度心身障害者医療費助成制度などの公的支援が受けられることがある．

4）HTLV-1 の支援制度など

① 電話相談

- ・キャリアと医療従事者のための HTLV-1 電話相談
  https://htlv1.jp/telcounseling/telcounseling-top/
  0120-870-556，受付時間は平日 14 〜 17 時
- ・オンライン相談ご案内（医師による相談で有料：30 分税込み 3,300 円，［要予約］）
  https://htlv1.jp/onlinecounseling/onlinecounseling-top/
  ※どちらも「厚生労働行政推進調査事業費新興・再興感染症及び予防接種政策推進研究事業；研究代表者：渡邉 俊樹」が運営

② 情報サイト

- 厚生労働行政推進調査事業費新興・再興感染症及び予防接種政策推進研究事業「HTLV-1 総合対策」推進におけるキャリア対策の基盤整備と適正な研究開発の推進に資する包括的評価と提言のための研究：研究代表者：渡邉 俊樹「HTLV-1 情報ポータルサイト」
  https://htlv1.jp

- がん情報サービス「成人 T 細胞白血病リンパ腫」
  https://ganjoho.jp/public/cancer/ATL/index.html

- 公益財団法人　難病医学研究財団 / 難病情報センター「HTLV-1 関連脊髄症（HAM）（指定難病 26）」
  https://www.nanbyou.or.jp/entry/50

③ 医療機関／相談先の検索

- 厚生労働省「HTLV-1（ヒト T 細胞白血病ウイルス 1 型）に関する情報」
  https://www.mhlw.go.jp/bunya/kenkou/kekkaku-kansenshou29/

- 日本 HTLV-1 学会「日本 HTLV-1 学会登録機関」
  居住の地域で HTLV-1 について相談できる全国の施設や医療機関を検索できる.
  https://square.umin.ac.jp/htlv/info/hospital_ichiran.html
  - ▶ 日本 HTLV-1 学会は，感染者への対応の支援を行うことを目的に「日本 HTLV-1 学会登録医療機関」の制度を開始した.

2 相談対応時のポイント

　HTLV-1 キャリアとなっても，必ず ATL やその他の疾患を発症するわけではない．病院にかかっていないケースも多く考えられるため，不安や心配事を相談できるがん相談支援センターの存在は非常に重要となる．HTLV-1 キャリアや ATL 患者・家族からの相談は，他の主要ながん種と比べて相談が寄せられる頻度が少なく，事前に体制を整えておかなければ，実際に相談があったときにスムーズに対応することが難しい．がん情報サービスや厚生労働省などの Web サイトで，HTLV-1 や ATL について事前に参照しておけるとよい．また，HTLV-1 や ATL の相談を受けて対応に困った場合に，相談員が助言を求める先としての院内外の資源を明確にしておく，あるいは都道府県の相談支援部会の中で ATL の診療実績や相談対応実績の多い医療機関やがん相談支援センターの情報を集約し相談員間で共有しておくといった取り組みが求められる．

❖ よくある Q&A

Q HTLV-1 は日常生活でうつりますか

A くしゃみ，咳，キス，入浴など日常生活で感染することはありませんが，血液には注意が必要です．血液が付着した歯ブラシやかみそりの共用，不特定多数とコンドームをしない性交渉，刺青（タトゥー）を入れることなどは感染の可能性がある危険行為です[2]．

引用・参考文献

1) 国立がん研究センター「がん情報サービス：成人 T 細胞白血病リンパ腫」
　https://ganjoho.jp/public/cancer/ATL/index.html
2) 厚生労働行政推進調査事業費新興・再興感染症及び予防接種政策推進研究事業「HTLV-1 総合対策」推進におけるキャリア対策の基盤整備と適正な研究開発の推進に資する包括的評価と提言のための研究（研究代表：渡邉 俊樹）「ほっとらいぶ HTLV1-1 情報ポータルサイト HTLV-1 基礎知識 Q&A」
　https://htlv1.jp/qa/

第12章　コミュニケーションに配慮が必要な相談者への対応

Q1 コミュニケーションが難しい人への対応（視覚，聴覚，知的な障害のある方，日本語を第一言語としない方）で注意すべきことは何でしょうか？

A コミュニケーションの手段が通訳や筆談など，いつもと異なるとしても，相談者の話を丁寧に聞き，ニーズを把握し，必要な支援を提供するという相談支援の本質は変わりません．また，通訳者が同席したり，支援者が同席したりしている場合でも，「相談者」とコミュニケーションをとり，その人を支援するという原則は常に心に留める必要があります．

■ コミュニケーションが難しい人への対応

　視覚や聴覚，知的な障害などがある人や，日本語を第一言語としない人とのコミュニケーションは，相談員にとって勝手の違うもので，戸惑うかもしれない．視覚障害のある人に紙面，画面の視覚情報を見せて伝えることはできない，また聴覚に障害がある場合には，音声言語での会話が難しく，筆談や手話を用いたコミュニケーションになる．さらに，知的な障害のある人に分かりやすく伝えるには，技術も必要である．日本語以外の言語を第一言語とする人の場合，通訳者がいたとしても，文化的な違いを考慮した受け取り方，伝え方が重要である．しかし，あなたに相談に来た「相談者本人」がどんな状況にあるのか（からだ・こころ・くらし），何に困っているのか，今・ここで何ができるのか，すべきなのかを考えるという点では通常の相談と変わらない．また，情報やコミュニケーションの方法が異なるとしても，適切な代替手段が提供されさえすれば，自分で理解し，判断できる方も多くいる．通訳や支援者として同行した人がいたとしても，相談員が話を聞き，伝えるべき相手は「相談者本人」である．その点を十分に認識して真摯に相談支援を行えば，コミュニケーション上の不自由はあったとしても，さまざまな代替手段や相談者や支援者が日常的に用いているスキルを駆使することで，本質的には変わらない「がん相談」が提供できるはずである．

　必要な医療を受ける権利は，障害があっても，日本語を第一言語としなくても，同等に保障されるべき権利である．その人が必要とする医療を受けるためには，院内だけでなく，院外の支援者と協働して対応する必要がある場合もある．がん専門相談員として培った地域の支援者などとのつながりを駆使しながら，患者本人を取り残すことのない支援が望まれる．

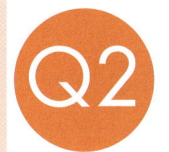 **事業者による障害のある人への「合理的配慮」が義務化されましたが，具体的にはどういった内容でしょうか？**

 「障害を理由とする差別の解消の推進に関する法律」（通称：障害者差別解消法）に定められたもので，「事業者は，その事業を行うに当たり，障害者から現に社会的障壁の除去を必要としている旨の意思の表明があった場合において，その実施に伴う負担が過重でないときは，障害者の権利利益を侵害することとならないよう，当該障害者の性別，年齢及び障害の状態に応じて，社会的障壁の除去の実施について必要かつ合理的な配慮をするように努めなければならない」とされています．2024（令和6）年4月1日からすべての事業者に合理的配慮の提供が義務づけられることになりました．

❶ 合理的配慮とは

合理的配慮の分かりやすい例に，以下のようなものがある．

- 視覚に障害のある患者に，入院時の説明資料を音声やテキストデータ（word ファイルなど）にしたものを渡す．
- 視覚障害の患者のベッドの位置を部屋の入口の近くにする．
- ろう（聴覚障害者）の患者への説明時には，手話通訳が手配できる時間に優先して予約を調整する．
- X 線撮影時の指示が聞こえない患者に，検査時の合図を決めて対応する．
- 慌ただしい場所で長時間の待ち時間に耐えられない発達障害の患者には落ち着ける静かな環境を提供し，順番が来た時には声をかけて知らせる．

いずれの場合も，人によって必要な対応は異なる．「こんな対応をしてもらえないか」という依頼にどうすれば実現できるか，対応可能な範囲を都度検討することにはなるが，一般的にどのような対応が可能であるかはあらかじめ院内で整理しておくとよい．

合理的配慮は障害者本人からの求めに応じて提供するものであるが，患者からの申し出がなければ提供不要ともいえる．しかし，医療機関で不本意な対応を受けたことのある障害者は多く，「不愉快な思いをするぐらいなら黙っていよう」と考えている場合もある．「何か希望される配慮はありますか」と，医療者側から声をかけることは極めて重要である．

2 障害の状況，アイデンティティ，言語，苦手なものなどは多様

　視覚障害の場合，**図Ⅲ-12-1**にあるように人によって見え方は異なる．中心が見えない人，見える範囲が狭い人，全く見えない人など，さまざまである．

　聴覚障害の場合も，生まれつき聞こえない人，大人になってから聞こえなくなった人，補聴器や人工内耳を使う人・そうでない人など，聞こえ方や程度は人によって異なる．また，「ろう者」「難聴者」「中途失聴者」など，自身のことをどう表現するのかというアイデンティティや，育った環境や現在の生活環境などにより，「手話」「文字」「音声」など，使用言語も異なる．場面に応じて適した伝え方，受け取り方が異なる場面もある．本人が普段使っている言語や希望する言語を確認することが重要である．同様に知的・発達障害や肢体不自由のある人も，困りごとや苦手とする刺激なども異なる．患者の不安や困りごとを想像し，理解する姿勢をもち，本人が希望している対応を確認することが重要となる．電子カルテなどに障害の程度や必要な介助をまとめることで，院内共通の対応がしやすくなり，患者・医療者の双方にとって負荷を減らすことができる．

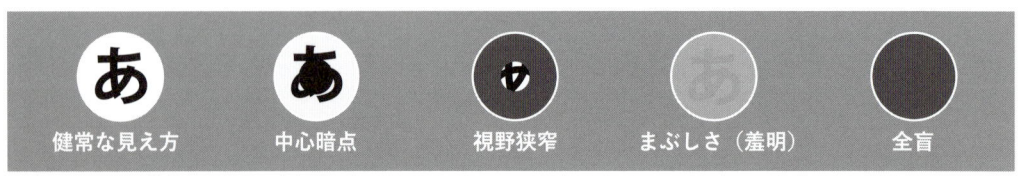

| 健常な見え方 | 中心暗点 | 視野狭窄 | まぶしさ（羞明） | 全盲 |

図Ⅲ-12-1 見え方の違いの例

3 他の公共サービスや自治体とも連携し，安心して受診できる環境づくりを

　配慮の申し出がしやすい環境や体制は重要である．例えば，聴覚障害者への対応としては，受付などによく聞かれる質問や想定される会話や視覚的に提示できるカードなどを用意することでスムーズに対応できる．また，手話や筆談で対応可能であるときには，手話マークや筆談マーク（**図Ⅲ-12-2**）で知らせることができる．

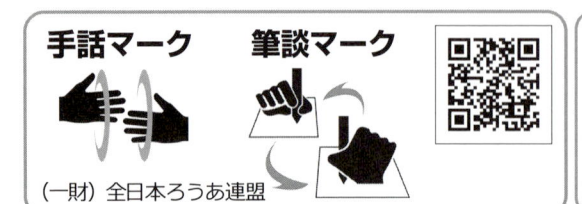

・（一社）全日本難聴者・中途失聴者団体連合会
https://www.zennancho.or.jp/mimimark/mimimark/
▶聞こえが不自由・聞こえない・聞こえにくい人への配慮を表す耳マーク

※マークの使用は利用申請が必要な場合があります．ご確認ください．
図Ⅲ-12-2 手話や筆談で対応できることを伝えるマーク

 私は視覚障害があり，明るさは認識できますが，ほとんど見えません．普段は家事援助のヘルパーさんに来てもらっていますが，日常生活はすべて自分でできます．入院することになりましたが，入院時には何を準備したらよいですか？

 入院の案内や，持ち物リストについて，入院前に紙をお渡しして，口頭でも説明いたします．ご要望があれば，電子のテキストファイルもお渡しします．普段利用されている機器があればお持ちください．また，説明文書については，紙にサインをしていただく必要がありますので，読み上げて説明し，その音声を録音していただけるように調整します．ご自身でサインされる場合には，使い慣れた筆記用具をお持ちいただくとよいと思います．スタッフや，同行される方による代筆も可能です．その他，このような形で準備してほしいというご要望があれば，ぜひお伝えください．

1 視覚障害者への入院時の対応

　視覚障害といっても，全く見えない人，視野の一部が欠ける人，全体として見えにくい人など，見え方はさまざまである．また，視覚障害が生じた時期や環境によって，その人がどれぐらい自分で対応できるかは異なるため，どのような配慮を求めるのか，本人に確認する必要がある．

　多くの人にとって，一番困るのは移動であるが，誘導する人の肩や肘をもってもらい案内するなどの工夫は基本さえ押さえれば誰にでも対応可能である．入院の案内などの紙の資料を読むことは難しいので，拡大コピーをする，またはそれに代わる資料を準備できないか検討する．スマートフォンやパソコンの読み上げ機能などを使える人は，テキストファイルをメールで送れば自分で読めるなど，準備の負荷の小さい代替手段はいろいろある．「これはこのような内容の資料ですが，Word ファイルを送るのがよいですか？」など，本人に聞いてみる，がん情報サービスではがんの冊子を読み上げた音声資料や点字資料を掲載しており，関連する情報があれば紹介するといった平易に提供できる代替手段をあらかじめ準備しておきたい．

　移動についても，全く見えなくても一人で外出できるような方もいれば，自身での移動には不安のある方もいる．一人で自由に動ける方の場合，入院した部屋

の配置や，トイレの場所などを説明し，病室・トイレの入口の手すりに触れば分かる目印をつけておくことで一人でトイレに行ける方もいる．そのような方の場合，医療者側が過度に不安に思い，ベッドから降りないように指導することで不自由さを感じたりもする．一人ひとりのニーズを聞き取り，どのような準備をすることが，患者と病棟スタッフ双方にとって安全で快適なものとなるのかを検討することが重要である．

なお，地域には視覚障害者情報提供施設（いわゆる点字図書館）があり，障害のある方が依頼すれば，代読や音訳，点訳のサービスを受けることができる．

② 視覚障害のある人への合理的配慮の例

1）誘導の仕方

視覚的な表現が制限されるため，情報収集，空間把握，目的地までの距離・経路を確認することが困難となる．誘導の際は視覚障害者の半歩前に立ち，肘のあたりをつかんでもらう．身長差によっては，肩に手をのせてもらう，手首をつかんでもらうこともある．誘導する際は白杖を持っていない側の腕となるが，本人の希望を確認するとよい．また，通路にはなるべくものを置かないことが重要である．

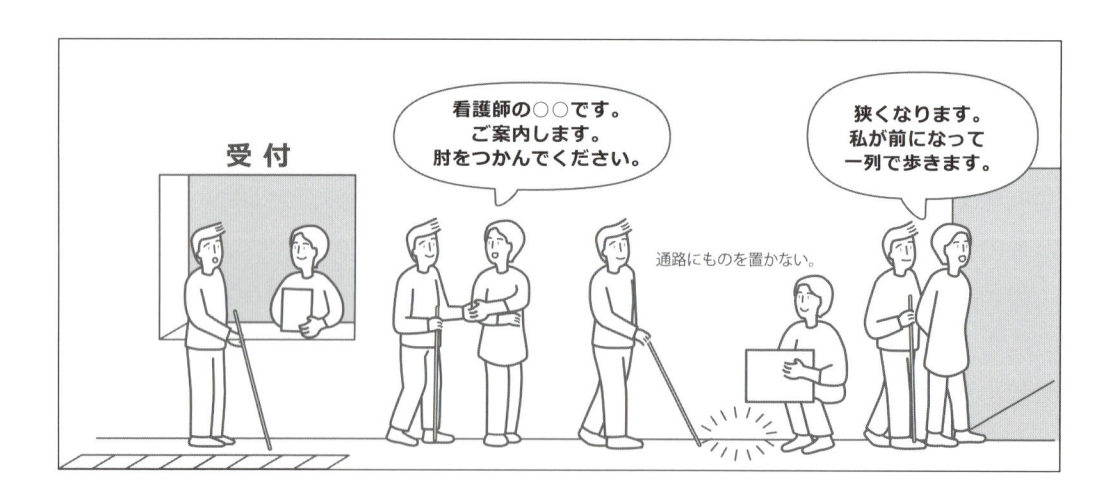

2）見通しを伝える情報を音声で

「どんなことをするのか」「どの程度時間がかかるのか」「実施した結果がどうだったのか」説明することが重要となる．拡大したり，近くで見ると見える人，資料の文字は大きめのゴシック体にすると読みやすくなる人もいる．本人に聞きながら進め，見えない人にこそ画像の説明等を丁寧にするよう心がける．

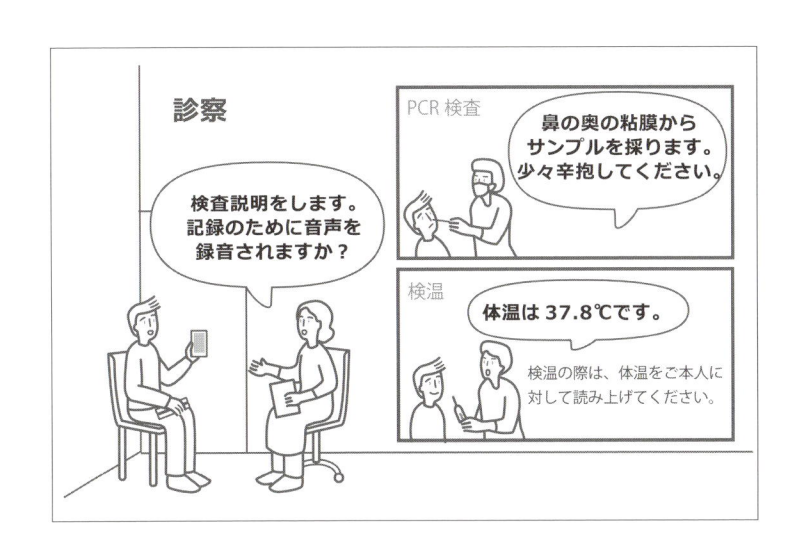

　検査結果については，録音，資料提供等を提案すると安心できる．複数の紙をまとめて渡されてもどれが何の資料か分からないため，複数の資料を渡す際は，それぞれ何の資料かを伝える．同意書などの重要書類は，本人の希望に沿って，拡大文字や録音・点字・テキストデータ等で提供したり，それらが難しい場合は医療相談室で読み上げるなど，支援を工夫することができる．近隣の視覚障害者情報提供施設と連携することもぜひ検討したい．

参考資料

- 全国視覚障害者情報提供施設協議会
  https://www.naiiv.net/zensijokyo/
- 国立がん研究センター「がん情報サービス 資料室 音声・点字資料」
  https://ganjoho.jp/public/qa_links/universal/index.html

 私は耳が聞こえません．手術が必要だと言われました．手術のことなどは誰がどうやって説明してくれますか？

 あなたにとって一番コミュニケーションがとりやすい方法を調整します．手話通訳の同行，筆談，口話など，どのような準備を希望されるかお知らせください．

1 聴覚障害者への入院時の対応

聴覚障害といっても，聞こえなくなった時期や育ってきた環境によって，日本語，日本手話，日本語対応手話など，その人にとっての第一言語は異なる．日本語と日本手話は文法的にも全く異なる言語である．手話を第一言語とする人の場合，日本語の文字の読み書きが得意でない場合もあるが，それは知的な能力が低いということではない．「平易な表現であれば理解はできるが，集中して考えなければ理解できない」ような，外国語の文章で説明されたときに感じる不自由さを想像してほしい．

日本語を獲得した後に失聴した場合，音を聞き取ることはできなくても，日本語を話したり，読んだりする能力は維持されるので，日本語が第一言語で，日本語の文字の読み取りに困難がなく，日本語で発言する人もいる．そのような人は，筆談を希望する場合も多く，必要なことを的確に文字で伝えることが求められる．また，幼少期から日本手話を使ってコミュニケーションをとってきた人の場合，手話通訳を交えたコミュニケーションが適している場合もある．本人にとって最も快適なコミュニケーション方法が何であるのかを確認し，可能な限りそれに合わせることが最も重要である．本人の意向を確認し，必要に応じて，手話通訳を手配したり，筆談で対応する．医療者が直接口頭で説明した内容を，Wordファイルなどに打ち込んで，プリントアウトしたものを渡すなどの工夫も有効である．

いずれも，音が聞こえないことによって生じる不便は，言語でのコミュニケーションに限らない．カーテンを開けるときにカーテンをゆらす，呼ぶときには近くまで行く，バイブレーション機能のあるベルで呼び出すなど，音声だけで伝えていることを視覚やその他の方法で伝える必要があることも意識すべきである．

2 聴覚障害のある人への合理的配慮の例

1）「コミュニケーションの工夫」「視覚的に分かる伝え方」「必要な対応を事前に相談・確認すること」が対応の基本

　手話通訳や筆談，口話，イラスト，身振りなどを組み合わせて場面に応じて使い分ける．呼びかけや検査の指示などは，目で見て分かるように工夫する必要がある．暗い場所（レントゲン室やエコー室など）や，アイコンタクトがとれない場面（遠隔での指示や目の検査など）では，事前に検査内容や所要時間，合図の方法を確認することが重要となる．

　ナースコールでは音声での会話は困難である．呼ばれたら直接行くことが必要となる．また，点滴やモニターの装着などで手腕が使えないと手話や筆談ができず，意思表示が困難となる状況を想定しておこう．

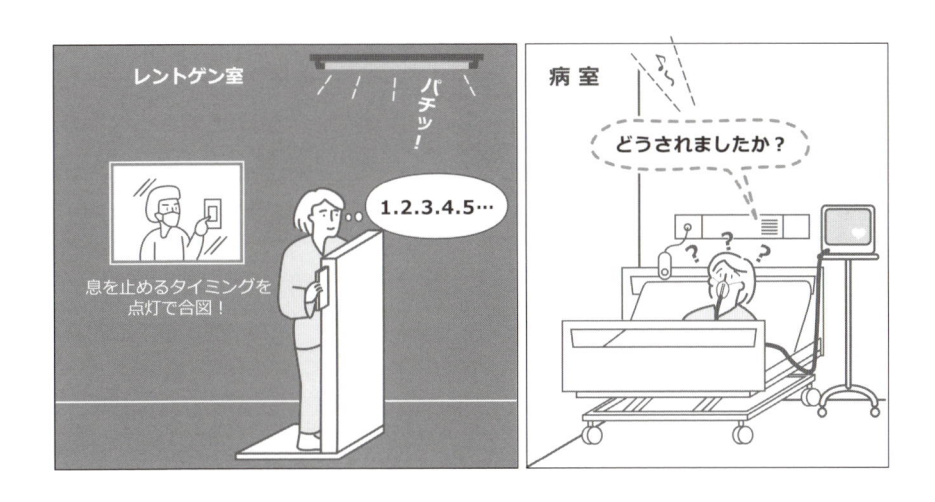

2）患者本人と視線を合わせることが重要

　手話通訳者が同席している場合，通訳者ではなく，患者の目を見て，十分に理解できているか，確認しながら説明する．質問を促す声掛けも重要である．口頭での説明に加え，検査結果や治療方法を説明する視覚情報があるとより正確に伝わる．

3）他の公共サービスや自治体との連携

　連絡方法は，本人の希望に沿って，FAX，メール，電話リレーサービスの活用などが考えられる．ろう・難聴者への対応や困りごとを聴覚障害者情報提供施設に相談することも可能で，手話通訳・要約筆記の問い合わせや派遣依頼は，市町村の障害福祉課が担当となる．

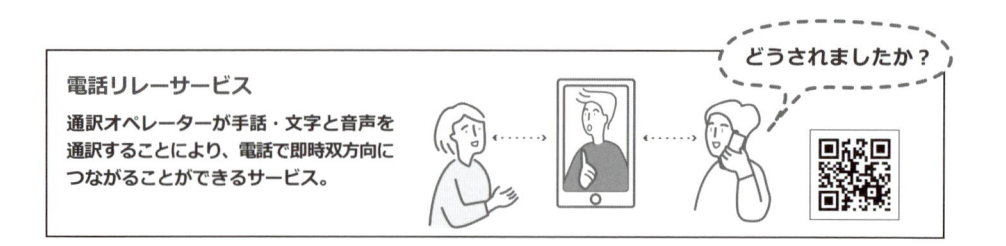

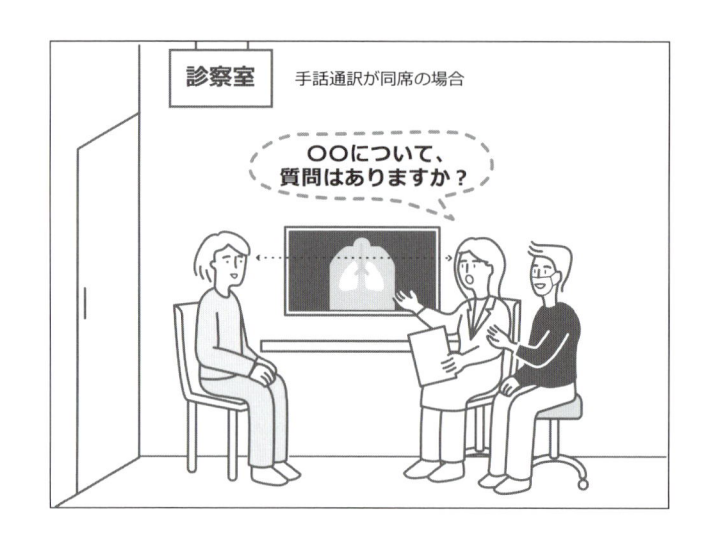

知的障害のある50代の息子ががんと診断されました．本人に伝えるべきでしょうか？

　　本人が理解できる方法で伝えることが大原則であることは，他の障害と変わりません．治療の選択など，本人が決めることが難しい場合には，ご家族など身近な人がその人にとっての最善を検討することになります．とはいえ，できる限り本人が見通しを持てるように，その人にあった方法で伝えるために医療者も最大の努力を払います．一緒に考え，準備していきましょう．

1 知的障害者へのがん告知

　知的障害といっても，一人ひとり特性は違うので，その人を身近で支援している人と一緒に最善を検討していくことになる．

　落ち着ける環境を準備する，急かさない，穏やかな口調で，平易な言葉で伝える，「はい／いいえ」で答えやすい質問をすることなどが基本である．一文は短く，身近な言葉で，二重否定は使わないなどの工夫で伝わりやすくなる．例えば，「症状がないときは飲まなくてよいです」という表現ではなく，「症状があるときだけ飲んでください」と伝える．視覚的な情報が分かりやすい人もいれば，音声の方が分かりやすい人もいる．その人自身が理解しやすい方法で伝えられるよう，どのような形態の資料が最も適しているのか，本人や身近な支援者の方からも聞き取る必要がある．絵や写真で視覚的に情報が伝えられるコミュニケーションボードなども役立つことがある．

　見通しの立たないことで特に不安が強まる場合もある．例えば，今から受ける検査がどのようなもので，始まるまでにどれぐらい待つのか，どれぐらい時間がかかるのか，検査が痛いのか，などを伝えることで，見通しが立ちやすくなる．

2 知的障害のある人への合理的配慮の例

1）落ち着く環境を整えることが重要

　光や音などの刺激に敏感な人もいるため，「患者が少ない静かな時間帯を案内

する」，「空間をパーティションで区切る」など，できる限り刺激が少ない環境を整えることで患者の負担を減らすことができる．事前に病院に相談できる体制があると，知的障害のある患者自身はもちろん，家族や支援者にとっても安心につながる．

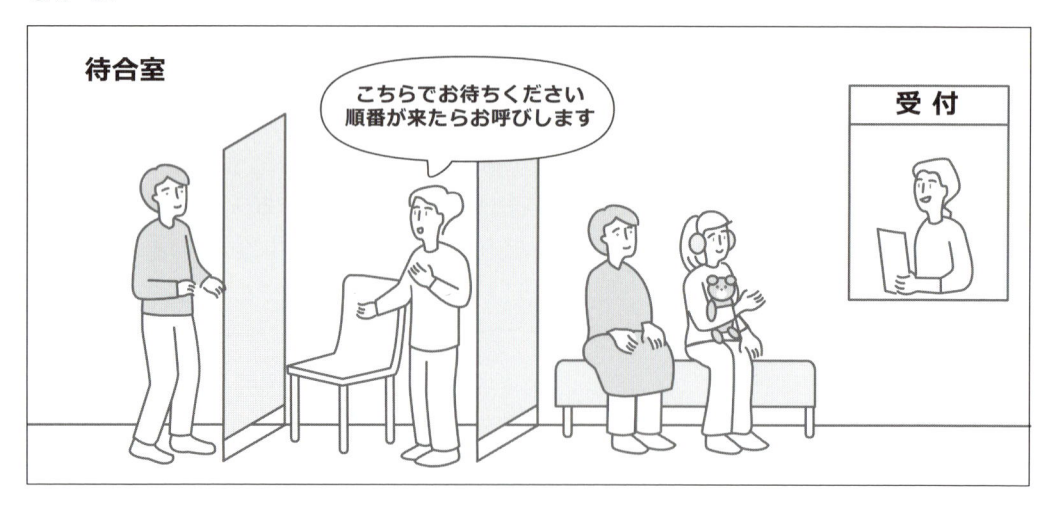

2）その人にとって分かりやすい言葉で穏やかなコミュニケーションを

　言葉に加えて絵，写真，実物で説明するなど，その人の得意なコミュニケーション方法を選択する．イラストなどを指さししてやり取りするためのコミュニケーションボードは意思疎通に役立つ．「○／はい」「×／いいえ」を示せるカードがあるだけでも有用である．

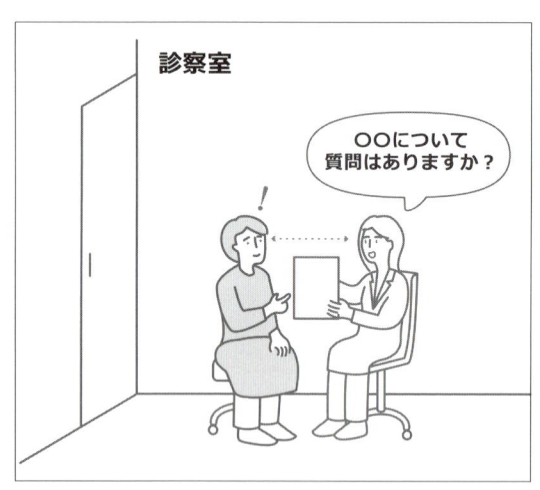

3）しっかりと見通しを伝える

　これから何をされるのかが分からないと，不安につながる．診察・検査の流れやかかる時間，目的などをゆっくり，分かりやすく説明する．使用する医療器具や機器の実物をあらかじめ見たり触ったりして体験することは，理解を促し，不安の解消につながることがある．

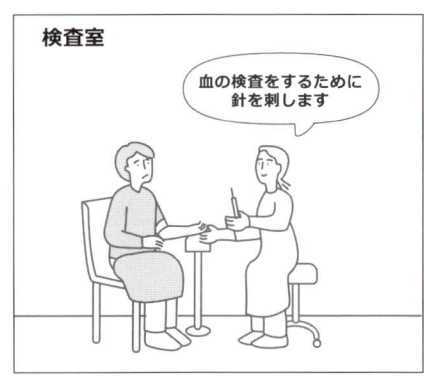
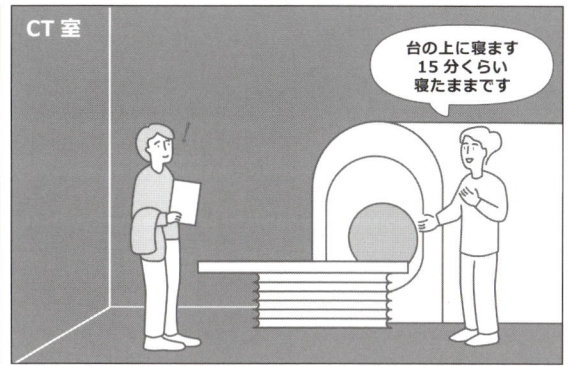
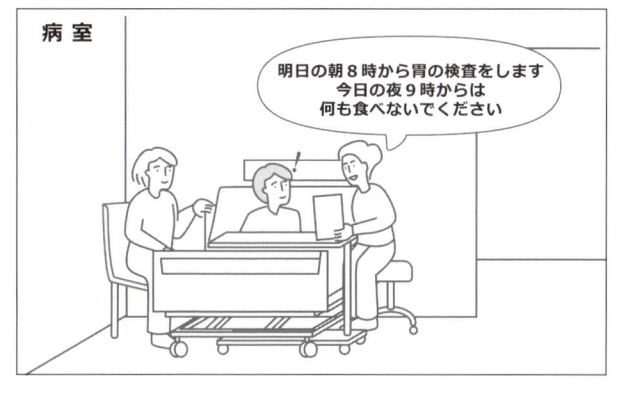

4）分かりやすい言葉を使って

　「長く続けず，短く区切る」，「専門用語は身近な言葉に言い換える」，「なるべく肯定型で表現する，二重否定は特に避ける」ことを心がける．

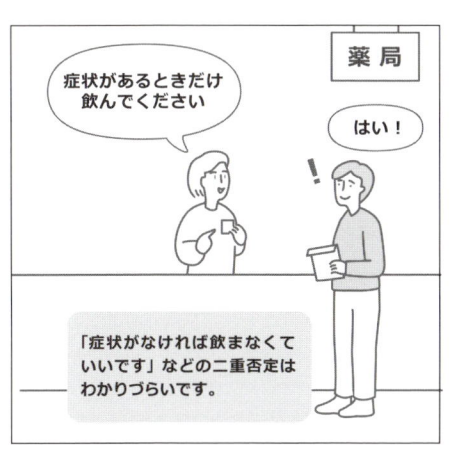
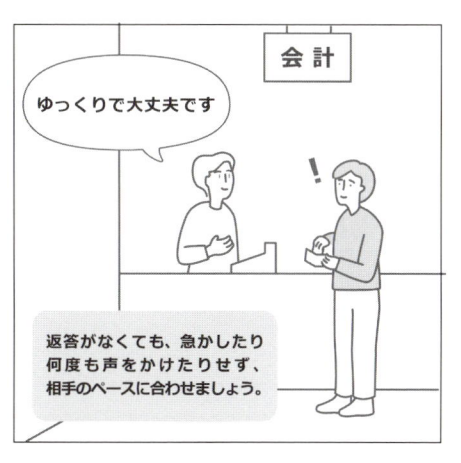

 **40代の娘に重度の知的障害があります．子宮頸がん検診を受けさせるべきでしょうか？**

 娘さんががん検診の対象であり，安全に受けられそうであれば，一般には受診することが推奨されます．しかし，心身の状態により，検診を受けることで怪我をする可能性がある，体調不良の際に受診を拒むようなトラウマになる可能性が高い，など，個別の状況について医師とよく相談してください．

■ 知的障害者のがん検診への対応

　健康な人が受ける検診は，がん検診を受けることで得られる利益と不利益を比較し，利益が上回ると判断できる場合にのみ行うべきものである．施策として行われている5種のがん検診は，一般には利益が上回ることが証明されたものであるが，障害のある人ががん検診を受けることで利益が上回るかどうかはその人の障害や状況によって異なる．例えば，子宮頸がんの検査中に制止できないぐらい動いてしまう可能性が高く，けがをしそうというような場合には，不利益の方が上回るともいえる．胃がんのバリウム検査で，排出が確認できないような場合にも，不利益が利益を上回る．一方で，鎮静下の内視鏡検査であれば危険なく実施できる場合もある．がん検診を担当する医師に，その人の障害の状況，苦手なことなどを伝え，不利益を最小限にして検診を受ける方法を相談する．子宮頸がん検診の場合，性交渉の経験があるかどうかにより，HPV（ヒトパピローマウイルス）への感染の確率も異なるのでその点も踏まえて相談するとよい．

　また，不快感を伴う可能性のある検診を，本人が理解し，納得したうえで受診することも必要である．ご本人が判断することが難しい場合には，一番その人のことを分かっている人がともに考えることになるが，誰でもがんになることがあること，がん検診を受けることで早く見つけられること，早く見つければ遅くなってから見つかるよりも治る可能性が高いことなどを，本人に分かる形で伝える．

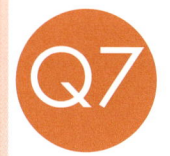 同僚が日本に住む外国人です．体調が悪く，クリニックに行ったらがんの疑いが強いといわれ，大きな病院に行くように言われたがどうしたらよいかと聞かれました．日本語が十分に話せませんが，検査や治療を受けるにはどうしたらいいですか？

 今かかっている医療機関で発行してもらった診療情報提供書（紹介状）と健康保険証をもって来院してください．通訳が必要であれば，医療通訳の方と一緒に来てください．

■ 外国人がん患者への対応

　日本に在留する外国人は340万人を超えており，増加傾向にある．2023年末の統計では，在留者の国籍は，中国，ベトナム，韓国，フィリピン，ブラジルの順に多くなっている[1]．また，経済産業省では，医療を受ける目的で来日する医療インバウンドの増加を促進する施策を行っており，今後増加することが予測される[2]．日本語を母語としない患者とのコミュニケーションでは認識の離齬が生じないよう，配慮が必要となる．日本に1年以上滞在している長期滞在者，特別永住者に対する調査でも，「特に困ったことはなかった」と回答した者は約半数（56.8％）に留まり，「病院で症状を正確に伝えられなかった」（15.6％）という困りごとが最も多かった[3]．

　通訳は，言葉を置き換えるだけでなく，その言葉がもつ文化的背景を含めて翻訳する必要がある．しかし，「言葉の問題は生じていなかった」人（47.2％）を除くと，約半数の人は「日本語のできる家族・親族・友人知人を連れて行った」（27.2％）と回答し，次いで「多言語翻訳機・アプリを利用した」（10.6％）と回答しており，自分で通訳を手配した人は2.2％に留まる．また，「言葉の問題は生じていたが，特に対策はしなかった」と回答した人も6.3％に上る（**図Ⅲ-12-3**）．そして，病院で診療・治療を受けて言葉の問題が生じたときに通訳を依頼しなかった理由として最も多いのは，「どうやって通訳を利用すればよいか分からなかったから」（46.0％）で，「費用が高額だったから」（23.3％），「自分の住む地域に通訳がいなかったから」（22.1％），「利用したい時間帯に通訳を利用できなかったか

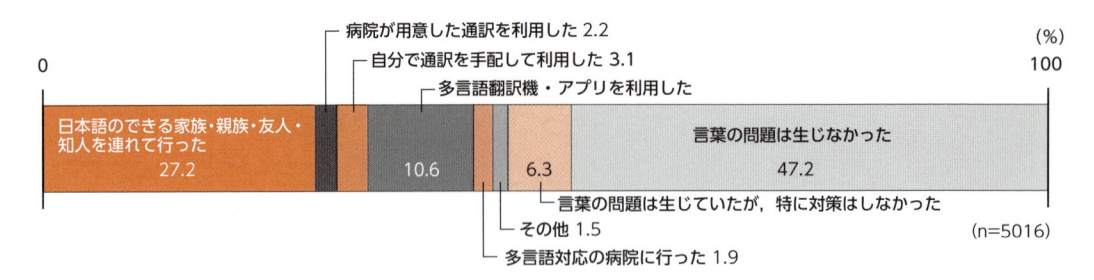

図Ⅲ-12-3 過去1年間の病院での言葉の問題への対応状況（単一回答）[3]
出入国在留管理庁「令和4年度在留外国人に対する基礎調査」
https://www.moj.go.jp/isa/support/coexistence/04_00017.html

ら」（12.9%）より多くなっている．都道府県によっては，外国人住民への多言語相談窓口を設けているところもある．地域によって資源は異なるが，在留外国人向けの支援を提供する福祉機関や行政と連携しながら，地域の患者に対応していくことが求められる．

専門的な教育を受けた医療通訳者であっても，さまざまな課題が生じうることが報告されており[3~5]，家族や知人が通訳を務める場合にはなおさらである．また，最近ではAI技術による翻訳アプリ，「ポケトーク」や「グーグル翻訳」なども広く活用されるようになった．コミュニケーションを補助してくれる便利な道具だが，言葉としては翻訳されていたとしても，意図する文脈が十分に反映されていない可能性もある．

厚生労働省の研究班が作成した「外国人患者の受け入れのためのガイドライン」では，「やさしい日本語」を用いて説明することを推奨している．**表Ⅲ-12-1**に示すような10のポイントを意識しながら話すように心がける．ただ，「やさしい日本語」により，すべての外国人が説明をよりよく理解できるとは限らない．患者一人ひとりの状況に合わせた対応が必要である．

また，このガイドラインでは，トラブルを避けるために，日本の医療制度を紹介することの重要性も指摘されている．①日本の公的医療保険の仕組み，②日本の医療機関がフリーアクセスであること（医療機関や医師の選択の自由が認められていること），③処方箋が必要な医療用医薬品と一般用医薬品の区分が異なること，④医療費の支払い方法を確実に伝える．また，宗教上・習慣上の要望があるかを確認し，自院で対応できないことがあればあらかじめ伝えておくことが重要であると指摘されている．

表Ⅲ-12-1 「やさしい日本語」のコツ

「やさしい日本語」10 のコツ	コツを使った表現例
①話し出す前に整理する 　最初に全体像を示す	「薬は全部で 3 種類です」,「すべて咳を静かにします」,「これは…」
②一文を短くし, 語尾を明瞭にして文を区切る (「です」,「ます」で終える)	「血圧を測らせていただくので, こちらの椅子に腰かけていただけますか」⇒「血圧を測ります. この椅子に座ります」
③尊敬語・謙譲語は避けて, 丁寧語を用いる	「ご記入ください」⇒「書いてください」,「書きます」
④単語の頭に「お」をつけない(可能な範囲で)	「お薬」,「お会計」⇒「薬」,「会計」
⑤漢語よりも和語を使う	「飲酒の習慣がある」⇒「いつも酒を飲む」
⑥外来語を多用しない	「イレウス」⇒「腸が動いていません」
⑦言葉を言い換えて選択肢を増やす	「測定します」⇒「測ります, 調べます」
⑧ゼスチャーや実物提示	「腋の下」は指差しで説明,「綿棒」は実物を見せる
⑨オノマトペは使わない	「ガンガン」,「チクチク」⇒なるべく使わない
⑩相手の日本語の力が高い場合は「やさしい日本語」をやめる	状況に合わせた対応をする

厚生労働省「医療機関のための「やさしい日本語」研修ガイド」p.120
https://www.mhlw.go.jp/content/10800000/000795505.pdf

　外国人の相談者への対応は, 言語や習慣の違いがあり, それによって想定する状況が通常のがん相談の知識, スキルだけでは対応できないと感じるかもしれないが, がん相談の原則は同じである. 目の前の相談者のニーズを把握し, ともに困りごとを解決するために, 院内外の協力を得ながら, 対応していく.

COLUMN

地方にあるがん診療連携拠点病院の相談員より

当院がある市の人口は約5%が在留外国人の方たちです．市内の大企業やその下請けの工場に勤務されているブラジルの出身の方が大多数で，言語はポルトガル語です．日本で勤務されている方たちですので，簡単な日本語であればやりとりできます．また，受診の際にはその企業の日本人社員の方が同行される場合もありますが，本当に伝わっているのか，患者さんの訴えやニーズをきちんと理解できているのか，確認にも非常に時間がかかり，気も遣います．できることとしては，「短い文章で」，「分かりやすい言葉を使う」，「語尾まではっきり話す」ことを心掛け，目を見て話すなどの非言語コミュニケーションを大事にしています．

県が設置した多言語相談の窓口は，患者さんの電話相談を通訳してくれる機能も担っています．医療機関だけでは対応しきれない課題ですが，行政にもニーズを伝えていくことが大事だと感じています．

■引用・参考文献■

1) 出入国在留管理庁「令和5年6月末における在留外国人数について」
　　https://www.moj.go.jp/isa/publications/press/13_00036.html
2) 経済産業省「渡航受診者の受入支援（インバウンド）」
　　https://www.meti.go.jp/policy/mono_info_service/healthcare/kokusaitenkai/inbound.html
3) 出入国在留管理庁「令和4年度 在留外国人に対する基礎調査」
　　https://www.moj.go.jp/isa/support/coexistence/04_00017.html
4) 長嶺めぐみ，森 淑江，瀧澤清美（2020）『日本国際看護学会誌』3「医療通訳の実態と質向上に向けた課題—群馬県における派遣型医療通訳の実施報告書を事例として—」pp.32-42. 日本国際看護学会
5) 西村明夫，FREW G. A（2016）『移民政策研究』8「日本における医療通訳システムの進展と課題」pp.193-203. 移民政策学会

■参考資料■

・厚生労働科学研究費補助金「がん罹患前より障害があるがん患者に対する医療機関における適切な医療・支援の実装に資する研究」班．医療従事者のためのサポートガイド．
　https://plaza.umin.ac.jp/~CanRes/match/match-achievement/

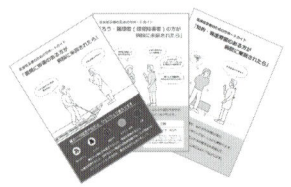

医療従事者のための
サポートガイド表紙

・厚生労働省委託事業「希少言語に対応した遠隔通訳サービス」のご案内
　https://www.mhlw.go.jp/stf/seisakunitsuite/bunya/kenkou_iryou/iryou/newpage_00015.html
・外国人患者の受入れのための医療機関向けマニュアル（第4.0版）
　https://www.mhlw.go.jp/stf/seisakunitsuite/bunya/0000173230_00003.html

がん相談支援センターの整備

第1章　がん相談支援センターの体制づくり

学習のポイント
- がん相談支援センターで提供する情報やサービスの質を保ち，向上するために必要な体制づくりの知識を得る
- 医療情報の信頼性を判断する基準や着眼点を理解する

1 ｜ がん相談支援センターの立ち位置の決定と相談員の配置

1 がん相談支援センターの基本的な体制作り

　がん相談支援センターでは，がん診療連携拠点病院等の整備に関する指針（以下，整備指針）に沿って業務や人員配置等が規定されている．しかし，整備指針は最低限満たすべき要件である．質の保たれたがん相談支援センターであるためには，がん相談支援センターが自施設や地域の状況を把握し，どのような相談支援を行うかを自律的に定め，その質の維持，向上を続けることが必要である．

　国際がん情報サービスグループ（ICISG）[1] では，がん相談支援センターの質を

●道具箱 (The CLS Toolbox)

- 運営計画の作成：
  Planning for a CIS
- 相談支援の開始と管理：
  Starting and Managing a CIS
- 運営マニュアルの作成：
  Creating your Operating Guidelines
- 方針と手順の作成：
  Creating Your Policies and Procedures
- スタッフ配置と教育：
  Staffing and Training
- 施設と設備：
  Facilities and Equipment
- 運営に必要な資源：
  Resources Needed to Operate a CIS
- 広報：
  Promoting Your CIS
- サービスの強化・拡充：
  Enhancing Your CIS
- サンプルとテンプレート：
  Samples and Templates

※1：国際がん情報サービスグループ (International Cancer Information Service Group：ICISG)
国際がん情報サービスグループ (ICISG) とは，世界中のがんの不安やがんによる影響を受ける人々に，良質ながん情報や支援情報を提供することを使命とする国際的なグループであり，がん情報サービスに関するさまざまな国々の連携協力の推進や良質ながん情報サービスの普及のためのマネジメント，評価，トレーニング方法などの情報共有，新しいサービス開発の支援を行っている．

担保するために取り組むべき基本的事項を「道具箱（The CIS Toolbox）」として提供している．その中には，以下の内容が含まれている（2024 年 8 月時点）．

2 組織としての運営計画作成

整備指針では，がん相談支援センターの立ち上げや運営のために中長期的な計画を定める必要性などは特に明記されていない．しかし，がん相談支援センターが何を使命とし，院内や地域でどのような役割を担い，それらをどのように実現していくかを定めておくことは，組織を成立・存続していく上で欠かせない．これらが明確であることにより，組織全体が同じ目的意識を持って進むことができ，逆に言えばこれが欠けていると，組織として十分に機能し，成果を上げることが難しくなる．

「道具箱（The CIS Toolbox）」では，運営計画の作成について以下のように述べられている．ここでいう運営計画は，がん対策推進基本計画や整備指針で求められているがん相談支援センターの役割，各都道府県において採用されている

●道具箱（The CLS Toolbox）

> **運営計画を作成する**
>
> まず，がんに関して，自施設や地域で，どのようなニーズがあるのかを把握することが必要である．施設・地域の課題や資源をよく知ることで，自施設のがん相談支援センターの使命と役割が明らかになる．使命や役割が明らかになれば，相談の対象（患者・家族・その他）や方法（対面・電話・その他）も定まる．何を目指しているのか，なぜそれをするのか，それを実現するための体制と活動を明文化することが重要である．
>
> 運営計画は，3〜5 年程度の中長期計画となっていることが望ましい．以下のような点を明文化する．
> - ミッションステートメント（行動指針）：何を目指すのか，将来のビジョン，大事にする理念・価値観
> - 目的と目標：達成しようとする主要な目標とその評価指標
> - 提供する相談支援の限界と範囲
> - 目的・目標に到達するための行動計画
> - 年間目標：その年に達成すべき目標と，全体計画の中での位置づけ
> - がん相談支援センターの活動に影響を与える要素，社会的動向
> - 活動内容の総合評価方法：計画全体が成功したか否かを判断する指標

国際がん情報サービスグループ（ICISG）「道具箱（The CIS Toolboxes）」
https://icisg.org/cancer-information-service-cis/start-a-cis/planning-for-a-cis/

第Ⅳ部

第 1 章　がん相談支援センターの体制づくり

PDCA実施状況チェックリストやロジックモデルの項目を参照しつつ，施設における使命と役割に基づき立案していくこととなるだろう．

3 人員配置

整備指針では，人員配置については以下のように記載されている．

> **【地域がん診療連携拠点病院】**
> 　国立がん研究センターによるがん相談支援センター相談員基礎研修(1)〜(3)を修了した専従及び専任の相談支援に携わる者をそれぞれ1人ずつ配置すること．なお，当該相談支援に携わる者のうち1名は，社会福祉士であることが望ましい．
>
> **【都道府県がん診療連携拠点病院】**
> 　がん相談支援センターに国立がん研究センターによるがん相談支援センター相談員基礎研修(1)〜(3)を修了した専従の相談支援に携わる者を2人以上配置することが望ましい．また，相談支援に携わる者のうち，少なくとも1人は国立がん研究センターによる相談員指導者研修を修了していること．

厚生労働省　「がん診療連携拠点病院等の整備に関する指針」2022（令和4）年8月1日発
https://www.mhlw.go.jp/content/000972176.pdf

　がん相談支援センターで対応する業務は増大しており，内容も多岐にわたる．整備指針を満たすための人員を必要最低限しか配置していない施設も少なくないが，相談件数の推移や相談内容の傾向，がん対策などの施策上の動向を把握し，増大するニーズに対応できるだけの適正な人数や職種が配置できているのかを検討することも必要である．特に，常時対応する相談員の職種が単一職種で構成されていると，相談窓口としての得手不得手の偏りが生じやすくなる．複数の職種が配置され，協働できる環境が整っていることが望ましい．

　また，がん相談支援センターでは，業務に付随して事務作業が発生することも多いため，事務員が配置されていることが望ましい．相談員が相談業務や相談対応の質保証（相談対応の評価，カンファレンス，勉強会，県単位で開催される研修など）に専念できる環境を作ることは重要であり，事務員が配置されているといないとでは大きな差が生じる．がん相談支援センター専属の事務員の配置が難しい場合，がん診療センターなど関係部署の事務員に兼務してもらう体制を整備することでも一定の効果は期待できる．

　「道具箱（The CIS Toolbox）」では，人員配置について以下のように述べられている．がん相談支援センターの業務は個々の相談対応だけではない．スタッフ

教育や情報整備，相談対応の質保証のための時間も業務として位置づけることが必要である．

スタッフを配置し，教育する

- コアスタッフとして，管理者，相談員，情報整備を行う専門スタッフが必要である．
- 電話相談を主に行う場合，相談員の集中力や心身の状態を考慮し，相談対応を行うのは1日4～5時間程度にとどめることが望ましい．相談対応以外の時間は，相談者への資料送付，研修受講，記録，質保証活動，他のスタッフへの指導，情報の収集・整備など，直接の相談対応業務から離れた仕事を行うとよい．
- 各スタッフの役割を明文化し，共有する必要がある．これにより適切なスタッフの配置が可能となる．
  スタッフへの教育として，初期教育，継続教育，専門教育が必要である．
- 初期教育の目的は，がん相談の理念や目的を理解し，新人スタッフがコミュニケーションスキルを習得し，がんの基礎知識や活用できる情報源について学び，基本的な相談対応ができるようになることである．
- 継続教育の目的は，スタッフが最新の科学的・医学的情報，社会資源などの情報を得られるようにすることである．

国際がん情報サービスグループ（ICISG）「道具箱（The CIS Toolboxes)」
https://icisg.org/cancer-information-service-cis/start-a-cis/staffing-and-training/

---

2 | 運営マニュアルの作成・更新

がん相談支援センターの運営マニュアルを作成しておくことは，以下の観点から重要である．

- 相談員同士の共通理解を図り，相談対応の質の均てん化を図る．
- 相談員にとっての判断や行動の拠り所となり，相談員を守ることにつながる．
- 異動や退職が生じた場合でも，これまで築いた経験・スキル・価値観・ネットワークなどを継承し，質の低下を防ぐ．

はじめは雛形を参考に作成しても構わないが，自施設の状況を踏まえ，自分たちの言葉で表現し，改良を重ねることが，マニュアル作成の秘訣である．がん対策推進基本計画や整備指針の見直しの時期だけではなく，活用されるマニュアルとするために少なくとも年1回は更新していくことが求められる．また，手にとれるところにマニュアルを置き，すぐに確認できるようにすることも重要である．さらに，マニュアルは相談員がどのような価値観や方針のもとで業務を行っ

ているかを対外的に示す根拠ともなることから，病院内の正式な文書として位置づけられていることが望ましい．

「道具箱（The CIS Toolbox）」でも，がん相談支援センターの体制整備につなげるためにマニュアル作成の必要性が述べられている．

運営マニュアルを作成する

運営マニュアルには下記の要素が記載される必要がある．

- がん相談支援センターの**目標・目的**を要約した独自のミッションステートメント（行動指針）．
- **サービスの内容**：誰が，いつ，どこで，誰に対して何を提供するのか．
- スタッフの採用と配置：どのような**資格と能力**を備えた**相談員や責任者を配置**するか．
- **スタッフの教育**：どのような教育プログラムを提供するか．
- スーパービジョン：より良い実践に向けての**助言・指導が受けられる機会**をどのように設けるか．
- 職務内容の評価：相談員それぞれの目標に沿った，職務内容と能力の評価をどのように実施するか．
- **質の保証**と評価：がん相談支援センターのサービスを目的，目標に照らしてどのように継続的に評価し，改善していくか．

国際がん情報サービスグループ（ICISG）「道具箱（The CIS Toolboxes）」
https://icisg.org/cancer-information-service-cis/start-a-cis/staffing-and-training/

またこれ以外にも次のような内容の追加を検討し，実践的なマニュアルの作成を目指したい．

- 相談内容ごとの院内対応フロー（妊孕性温存, がんゲノム医療, 臨床試験など）．
- 院内連携先一覧．
- 対応に苦慮する相談に関する統一した対応例（攻撃的な相談，長時間にわたる相談，自由診療に関する相談など）．
- 個人情報保護や相談記録の取り扱いに関する方針．

3 ｜ 環境の整備

1 がん相談支援センターの設置場所

　院内のどこにがん相談支援センターを設置するかは，地域性や病院の方針に依存せざるを得ない場合も多い．しかし，整備指針で「治療開始までを目処に一度はがん相談支援センターを訪問する体制の整備」が加わったことにより，患者の動線上にいかにがん相談支援センターを設置するかという検討を行う施設も増えている．最近の傾向としては，入退院支援センターや緩和ケアセンターなど患者サポートの機能を持つ部門を集約し，面談室や相談ブースを共用する施設も増えている．病院建て替えや新棟建設などで検討の機会がある場合には，整備指針や他施設の例を参考に，患者や家族が利用しやすくなるような形を提案していけるとよい．

　また，入口は看板などをつけ視認性を高め，ドアがある場合は開放するなど気軽に立ち寄れる空間づくり，部屋に入ってきた人に声をかけるなど，相談員や事務員の雰囲気も重要である．がん患者・家族が信頼できる情報を得られる場所として機能することも重要である．がんの冊子や書籍を配置したり，また最近の動向として，患者自身が検索できるパソコンを数台準備している施設もある．

2 相談形態に応じて必要となる基本的環境の整備

1）面談室

　オープンスペースで話しても問題ない場合もあるが，多くの対面相談では，病状，家族，生活環境など個人情報を聴いていくことになる．相談者の思いの表出がなされる場でもあるので，プライバシーを確保できる面談室が整備されていることが望ましい．また，殺風景な面談室でなく，相談者が安心できる，心地よいと感じられる空間になっているかといった視点も交えて，面談室内の環境を整えたい．

2）電話

　電話相談については，代表電話から内線でがん相談支援センターに回す施設と，相談用の直通電話を設けている施設がある．いずれの場合も長時間待たされずにつながるかが重要な要素であり，電話がつながらないという患者や家族の声

を頻繁に聞くようであれば，電話回線の追加（直通電話の導入）や，1件あたりの相談時間が長時間になりすぎていないかを見直すなど，改善を図る必要がある．

3）オンライン環境（オンライン会議システム，安定した通信環境）

整備指針では，「必要に応じてオンラインでの相談を受け付ける」，「患者サロン等の場を設けること（中略）なお，オンライン環境でも開催できることが望ましい」と，情報通信技術（ICT）を活用していくことが推奨されている．地域性によりオンライン使用のニーズが少ない地域も考えられるが，遠隔にいる人たちが容易に集まることができ，情報の共有が図れるという利点は大きく，ニーズのあるタイミングですぐに活用できるよう積極的に取り入れたい．

3 相談対応の質を保つために必要となる環境の整備

1）がん情報サービス，診療ガイドライン

がん相談支援センターは「正確な情報に基づく支援が必要」という患者の声を受けて誕生した経緯があり，正確ながん情報を調べられる媒体を相談対応時使えるようにしておくことは不可欠である．がん情報サービスは，診療ガイドラインをもとに分かりやすく記載した信頼できる情報源であり，がん情報サービスなどの Web サイトを相談者と一緒に確認できる環境（パソコン・タブレットなど）を整備することが望ましい．また，対応頻度が一定数あるがん種の診療ガイドライン（特に，患者向け診療ガイドラインの解説）や，症状対応，支持療法，骨転移などがん種横断的に起こり得る病態に対するガイドラインは書籍版を購入し，がん相談支援センターに常備しておくなどの環境整備が求められる．

2）録音機器

相談対応の質保証のため，実際の相談を録音でき，音声データを取り出せる録音機器の整備が求められる．対面相談では IC レコーダーなどの利用，電話相談では通話録音装置の利用や，電話録音用マイク（骨伝導式など）と IC レコーダーを組み合わせての使用などが考えられる．近年では，医療サービス全体としての質向上やクレーム対応の観点から，病院全体として通話内容を録音する施設も増えている．

録音に関して，相談者の同意をどのように取得するかが課題という施設も少なくない．相談員自らアナウンスをし，相談者に同意を得ることも可能だが，相談員の直接のアナウンスは相談に支障が出る可能性も高い．以下の解決策を参考

に，施設の状況に合わせて工夫してほしい．

- 自動応答機器を購入する．
- 代表番号から転送されてくる場合は，交換手に事前にアナウンスしてもらえるよう協力を依頼する．
- 業務改善などの目的で録音する旨を，病院のホームページや院内掲示であらかじめ広く示し，同意を得ておく．
  - ▶録音データはサービスの質向上のため部門内でのみ利用する．
  - ▶録音データは部門内で定めたルールに基づき管理し，破棄する．
  - ▶録音の実施や録音データの利用目的に同意しがたいものがある場合，相談者は録音データの削除を相談員に求めることができるなど．

3）障害者，外国人への対応

　整備指針では「コミュニケーションに配慮が必要な者，日本語を母国語としていない者などへの配慮を適切に実施できる体制を確保する」という内容も加わった．両者への対応は，がん相談支援センターのみで体制を整えるというよりは，病院全体として，視聴覚等障害者，知的・精神障害者，日本語を母国語としていない患者に対する診療上の説明や意思疎通をどのように行うかを考える必要がある．病院全体としての方針や活用するサービスが定まれば，がん相談支援センターでもそれに準じて対応していく．例えば，聴覚情報支援センター・市区町村などから手話通訳者や要約筆記者の派遣，院内の国際対応部門や医療通訳士による支援，翻訳機（ポケトーク，MELON，メディフォン）の活用などが考えられる（第Ⅲ部 12 章 p.260 参照）．

4 診療ガイドラインとその活用

1）診療ガイドラインとは何か

　担当医からの説明を十分に理解できなかった，担当医から提示された治療方針で良いのか心配になったという相談者は多い．そのような場面で，拠り所となるのが診療ガイドラインである．診療ガイドラインは，現時点で推奨される最善の治療法をまとめた文書であり，医療者と患者の治療やリハビリなどに関する協働意思決定を支援することを目的としたツールである．その作成過程では，科学的根拠に基づく知見を集積して評価し，益と害のバランスを勘案して，最適と考え

られる治療が提示されている.

　相談対応の中で診療ガイドラインを活用することは，相談者，相談員の双方にとって有益である．相談者にとっては，疑問の解消，既に有している情報への意味づけと認識の再構成，担当医へ質問する手助け，担当医や受診先に対する信頼の回復などの効果が期待される．相談員にとっては，中立的で信頼できる情報の提供が可能となったり，提供する情報の根拠が示せることで相談者からの信頼を得やすくなるといった効果が期待される.

　患者・家族が日々接する情報の中には，「最新治療」などの表現で報道されることの多い，未だ科学的根拠の集積が十分ではない研究段階の治療や，商業目的とも捉えられる治療・商品に関する情報が溢れている．そのような中で，現時点での最善の医療に関する情報がまとめられていることの意義は大きい．診療ガイドラインの内容を記憶する必要はないが，担当医の説明を解釈・補足するなどの目的で，必要時に適切に活用できるよう，どのような診療ガイドラインが発行されているのか，利用の際の注意点や限界について知っておくことは重要である.

2) エビデンスの強さ，推奨の強さ

　論文などのエビデンスを系統的に収集し，専門家などによる評価を経て，推奨度が決定される．近年では，世界標準の診療ガイドライン作成手法に準拠し，「エビデンスの確実性（強さ）」と「推奨の強さ」を区別して表示する形式の診療ガイドラインが増えている.

　推奨の強さは，エビデンスの強さ以外の要素（望ましい効果と望ましくない効果のバランス，患者の価値観・好み，コストなど）も総合的に検討した上で決定されるため，エビデンスの強さと推奨の強さが比例するとは限らない．また，診療ガイドラインによりエビデンスの強さ，推奨の強さの分類の仕方が異なる場合があるため，各診療ガイドラインの冒頭にある注意書きを読むことが必要である.

3) 診療ガイドラインについての注意点

　診療ガイドラインは，臨床現場において医療者と患者・家族が治療方針を考える時の指針になるものだが，ガイドライン通りの治療を必ずしなければならないわけではない.

　また，分子標的薬や免疫チェックポイント阻害薬の登場により，薬物療法の標準治療の更新が著しい．医療は進歩するものであり，診療ガイドラインに記された標準治療も変化する．そのため，書籍の診療ガイドラインは最新でない可能性

があることを意識して活用することが必要である．出版されている最新の診療ガイドラインの内容から変更や修正が生じた場合，Web サイトで情報公開・更新をしている学会や団体もある．書籍版だけでなく，Web サイトを定期的に確認することも大切である．

　また，繰り返しになるが，診療ガイドラインによりエビデンスの強さ，推奨の強さの分類の仕方が異なるため，各診療ガイドラインの冒頭にある注意書きを読む必要がある．

4）診療ガイドラインに慣れ親しむために

　診療ガイドラインは Web サイトで参照できるものもあり，近年は院内の売店などで購入できる施設もある．相談者が診療ガイドラインの情報を既に把握している場合もあるため，がん専門相談員は，以下のようなことから始めて診療ガイドラインに慣れ親しんでおきたい．

4 ｜ 医療情報の収集・整備

1 収集しておくべき医療情報

　信頼できる情報を発信する情報源としてがん相談支援センターが機能するためには，あらかじめ医療情報を収集し，その情報の質を評価し，適切な情報を活用できるようにしておく必要がある．

- まずは診療ガイドラインを開く．
- 診療ガイドラインの冒頭にある注意書きを読む．
- もくじを見て，どんなことが書かれているか確認する．
- 患者向け診療ガイドラインがあるがん種から取り組む．
- 患者向け診療ガイドラインは，解説部分まで読んでみる．
- 医師向け診療ガイドラインは，推奨部分にどのような記載があるかを知るところから始める（解説部分に書かれている内容が理解できない状況は起こりうるものとして考える）．
- 相談者と一緒に診療ガイドライン（特に患者向け診療ガイドライン）を閲覧し情報を探してみる．

【医療情報の例】

- 各種がんの基礎知識（部位や特徴，症状，統計，発生要因，予防・検診など）．
- 検査・診断．
- 病期ごとの治療選択・標準治療．
- 治療に伴う副作用・後遺症と対処法．
- 緩和ケア．
- 研究段階の治療（臨床試験・治験，先進医療など）．
- 自施設で対応可能ながん種や治療方法などの診療機能，連携する医療機関．
- 一部の医療機関で提供されている高度な医療（がんゲノム医療や希少がん・小児がんなど）に関する情報．

【医療に関する情報源の例】

- がん情報サービス：国立がん研究センターが運営するがんに特化した情報を掲載するWebサイトや冊子．
- 各がん種の診療ガイドライン（医師向け・患者向け）：各学会が発行している現時点で推奨される最善の治療法をまとめた書籍．
- 厚生労働省が示している先進医療・患者申出療養一覧．
- 各都道府県で作成している「地域のがん情報」の冊子やWebサイト．

2 信頼できる医療情報とは

　信頼できる医療情報とはどのような情報を指すのだろうか．医療においては，患者データに基づかない専門家個人の意見は最も信頼性が低いとされており，ヒトを対象とした研究により導き出された結果の積み重ねが重視されている．研究内容により最適な研究方法は異なるが，複数ある中でもより質の高い研究方法はどれかという順位づけも行われている．一般に「ランダム化比較試験（RCT）」[※2]という方法は質が高いとされる．また，質の高い研究から導き出された結果を網羅的に収集し分析する「系統的レビュー（systematic review）」により得られた結果は，さらに信頼性が高まる．その系統的レビューが行われた上で作成されている医療情報の代表例が診療ガイドラインであり，信頼のできる情報源と判断できる．

※2：ランダム化比較試験（randomized controlled trial：RCT）
研究の対象者を2つ以上のグループに無作為に分けて，治療法などの効果を検証すること．結果や効果を公平に比較でき，信頼性が高い試験とされる．

　しかし，相談支援の場においてはさまざまな情報が行き来する．診療ガイドラインから情報を探したとしても，求めている情報が見つからないこともある．そのような場合に，何らかの情報源（インターネット・SNS・テレビ・書籍など）から得た情報を活用することもあるだろう．信頼性の高い情報が得られる可能性もあるが，それと同時に信頼性の低い情報，商業目的の情報に翻弄される危険性もあり，注意が必要である．

　相談員は，目の前にある情報について，どの程度信頼できる情報なのかを判断する基準や着眼点を知り，ヘルスリテラシーを高めていくことが求められる．そうすることで相談者に対して，信頼できる情報の探し方を伝え，適切な情報に基づく判断や意思決定につなげることが可能となる．次項にて紹介する視点を参考に，実際に情報や情報源を評価してみるとよい．

■3 信頼できる医療情報の見極め方

　国立がん研究センターで提供する情報支援について学ぶ研修では，信頼できる情報を見極める力を高めるため，5つの視点を用いて情報の評価を行う演習を設けている（**表Ⅳ-1-1**）．

　1〜5の個別の視点から信頼できるかどうかについて総合的に評価する．その上で，その情報をどのように活用するかを判断し，活用する際の留意点についても考える．例えば，医学系の専門学会であったとしても，外科系に偏っていたり，薬物療法の最新情報の更新が追い付いていない場合もあり得る．そのような場合を想定して，出典名を添えて情報を提供するとともに，最新情報は担当医に確認するよう付け加える必要がある．また，科学的根拠として不十分な情報だが，相談者にとっては唯一無二の有用な情報もあり，その場合には「一般的には」と申し添えて情報提供をする．相談員が提供した情報を，相談者がどのように受け取るか想像しながら，出典や免責事項，注釈を添える必要があることを認識しておきたい．また，総合評価した情報は相談の場面ですぐに活用できるよう一覧にし，PCにブックマーク（お気に入り登録）するなどして利便性を高めることができる．

表IV-1-1 医療情報評価のためのチェックリスト

	項目	評価 ○△×	医療者目線で評価し, 理由を記載
1	**運営主体は？誰が発信しているか？** ・運営団体は公的機関か, 信頼できそうか ・医療 / 健康に関する専門資格を有する者か ・その者は信頼できそうか（がん治療の専門職か, 社会的地位だけで判断しないこと）		
2	**情報の元は何？情報は公正？** ・科学的根拠のある臨床試験結果に基づくか ・比較試験＞症例報告＞専門家個人の意見 ・動物実験？　分母（対象者数）は？ ・効果と副作用などの記述に偏りはないか ・誇張した表現はないか		
3	**他の情報と比べてどうか？** ・他の情報（源）や標準治療と比べてどうか ・他の情報と比べた長所・短所の記載があるか		
4	**対象および目的は何か？** ・誰を対象にしているか ・サイトの目的は何か（営利？非営利？） ・提供している医療情報は, 広告やスポンサー表示と区別されているか		
5	**いつ掲載（更新）された情報か？** ・掲載日, 最終更新日の記載があるか ・情報は古くないか		
6	**総合評価** ・総合的に信頼できる情報か ・どのような点に留意し情報を見る必要があるか ・がんと診断されたばかりの患者, 家族だったらどのように評価するかなど		

4 医療情報の収集手段

　信頼できる医療情報を，どのような手段で収集するか，手段別の特徴を交えて概説する．

① インターネット

　インターネットで情報を見る際は，どこが発信する Web サイトか，どのような情報源に基づいているか，その情報はいつの時点のものであるかなどを確認することが欠かせない．また，商業ベース中心のサイトではないか，デメリットについての情報も提示されているかなどを確認することも必要である．

② テレビ・新聞

　旬の話題や関心を引きやすいものが多い．話題性のあるものには目を通しておく．治療に関する情報の場合，研究段階の情報か，実際の診療で用いられている情報かが不明瞭であったり，明確に報道されていても相談者の中で認識が曖昧になっている場合もある．相談員は，それらの点に着目して，意識的に情報を収集しておくことが必要である．テレビや新聞は，限られた時間や紙面内で情報発信がなされるため，詳細情報が省かれていたり，分かりやすく伝えるために一部表現が誇張される可能性があるなど，注意すべき点も多い．

③ 書籍・冊子

　高齢者やネットに不慣れな方でなくとも，紙媒体や書籍で重要な情報を収集したい・読みたいということがある．書籍は，発行元，発行年，対象読者などを把握し，相談が多い内容，マスメディアでとり上げられた情報に関連した書籍などは動向を把握するために積極的に目を通す．

　患者・家族向けに書かれた冊子類は，分かりやすい表現を用いたものが多く，相談対応するうえでも参考になる．国立がん研究センターや医療機関から発行されたもの以外にも，学会・製薬会社などから有用な冊子類が発行されている．

④ 学会や職能団体

　医学系学会，職能団体なども情報源となる．各機関の設立趣旨や主な事業内容を把握し，Web サイトや発行している書籍・冊子類を確認・整理しておく．また，直接問い合わせて情報を得たり，学術集会などに参加して最新の情報や動向について知ることもできる．

⑤ ソーシャルメディア（SNS，ブログなど）

　ソーシャルメディアは多くの患者や家族が利用している．患者や家族がどのような情報に触れているのか，その動向を把握しておくことは重要であり，相談員も意識的にソーシャルメディアから情報収集をしておくとよい．できるだけ信頼できる情報源のソーシャルメディアをフォローし，個人の体験談や口コミには注意する必要があることを認識しておく．

⑥ その他（人的ネットワーク）

　情報源には人的なネットワークも含まれる．インターネットや紙媒体の情報源を探しても，情報が見つからないこともある．そのような場合に備えて，あらかじめ，院内の各診療科医師や他分野の専門家から気軽に意見・助言を得ることができるネットワークを構築しておくことが望ましい．自施設では対応実績が十分になく，詳しい情報が集約しきれないがん種や治療などもある．自施設でのネットワーク構築に加えて，拠点病院の相談員間や都道府県を超えた人的ネットワークの構築は欠かせない．

5 ｜ 療養情報の収集・整備

1 事前に収集しておくべき療養情報

　医療情報だけでなく，療養生活に必要な情報も事前に収集しておく必要がある．症状への対処方法などの場合は科学的根拠に基づく情報を，また，社会保障制度や地域の社会資源などの場合は事実としての情報をまず収集することが基本となる．

　一方，療養生活に関する相談の特徴として，例えば「日々の生活の工夫が知りたい」，「障害年金の申請が受理されるような書類の書き方のコツが知りたい」など，個別性のある情報が求められることも多い．患者さんの体験談や相談員の経験が有用な情報となる場合もあると認識し，情報を蓄積していくとよい．

【療養情報の例】
- 療養場所の情報
- 仕事や社会生活に関する支援
- アピアランスケア
- 社会資源の情報
- 患者会，サポートグループに関する情報
- 最期のときの過ごし方

これらの例のうち多くは第Ⅲ部で関連する情報を紹介しているので，参照いただきたい．ここでは，患者会に関する情報について，次項で補足する．

2 患者会に関する情報の判断

患者会に関する情報の判断が難しいという声は多いが，例えば，東京都では以下のような規約を設けて Web サイトへの掲載可否を決定している．

このような例も参考にしながら，がん相談支援センター内や都道府県内で話し合い，判断基準・ルールを決めることが求められる．また，相談員としての協働経験や患者会を利用した患者・家族からのフィードバックなども重要な情報として考慮する必要がある．

（がん患者団体・がん患者支援団体情報の掲載要件）

第3条　以下の要件をすべて満たす場合，情報の掲載を行う．

(1) 本部や支部が東京都内にあり，都内（地域・場所）で活動していること．

(2) 代表者，活動の目的及び運営方法が会則（定款，規約等含む．）で定められていること．その中で団体の設立目的，入退会の方法，会費の有無等について規定され，明文化されていること．また，入退会等に関して，がん患者及びその家族等の意思が十分に尊重されていること．

(3) 活動が1年以上継続しており，今後も活動を継続する見込みであること．

(4) 政治的もしくは宗教的活動，法令に違反する活動または公序良俗に反する活動をしていないこと．また，そのことを会則等で明文化していることが望ましい．

(5) 科学的根拠に基づかない特定の治療法を推奨，斡旋しないこと．また，そのことを会則等で明文化していることが望ましい．

(6) 商品の販売や団体の活動において，医薬品や健康食品，サプリメント及び健康に関する物品の購入や商品の販売等，営利を目的としないこと．また，そのことを会則等で明文化していることが望ましい．

（サイトへの情報の掲載）

第6条　サイト掲載後であっても以下のことが生じた場合，掲載情報をサイトより削除する．

○ 第3条及び第4条に定める要件を満たさないことが判明した場合
○ 公序良俗に反する場合
○ 法令 に反する場合
○ 犯罪的行為を誘発する場合
○ 第三者に損害または不利益を与える場合
○ 第三者を誹謗中傷している場合
○ 記載された内容が虚偽と判明した場合

東京保健医療局「東京都がんポータルサイト掲載要領」
https://www.hokeniryo.metro.tokyo.lg.jp/iryo/iryo_hoken/gan_portal/
soudan/kanjya-shien/dantai_keisaikibou.files/portal_youryo.pdf より抜粋

6 組織の協力体制の整備

1 院内の協力者を増やす

　がん相談支援センターには，幅広い対象から多様な相談が寄せられる．専門的な知識を要する相談も含まれるため，がん相談支援センターだけで，全ての相談に対応できるわけではない．整備指針に「必要に応じて速やかに院内の診療従事者が対応できるよう，病院長もしくはそれに準じる者が統括するなど，がん相談支援センターと院内の診療従事者が協働する体制を整備すること」との記載があることからも分かるとおり，円滑に相談業務を運営していくためには，院内のさまざまな職種によるバックアップ体制や地域の情報を集める仕組みなど，組織としてがん相談支援センターを支える仕組みの整備が不可欠である．例えば，相談員が困ったときに助言を求められる担当者を各診療科・部門内で定めるよう病院長から依頼を出してもらうなど，組織的な取り組みが必要である．

　また，自施設で診療実績の多いがん種に関わる情報や，力を入れている治療，新たに取り組む予定の治療（研究段階の医療を含む）について，院内の情報が入ってくる仕組みを構築することも重要である．各診療科や多職種チームのカンファレンスへの参加などの相談員レベルでできる取り組みのほか，自施設で実施する臨床試験情報がタイムリーに入ってくる仕組み，プレスリリースや医師のテレビ出演などで対応が増える可能性のある情報を事前に得られる仕組みなどを組織的に整備していくことが必要である．

2 病院管理者を巻き込む

　病院全体を動かして初めて，患者・家族のニーズに対応し得る相談支援体制を維持することができるため，管理者（がん相談支援センター長や病院長など）に働きかけ，巻き込んでいくような行動を起こすことも相談員には求められる．

　都道府県がん診療連携拠点病院連絡協議会の情報提供・相談支援部会で2023年に行われた調査によると，病院からのバックアップを得られていると感じている相談員が意識的に取り組んでいることは，「整備指針をもとに取り組みの必要性を説明する」が最も多く，「他施設の例を参考に取り組みの必要性を説明する」，「県協議会などで，求められている取り組みを共有してもらう」なども一定数行われている．また，少数ながらも「都道府県のがん対策推進計画等の中で達成目

標を設定してもらう」など，行政との連携のもとで戦略的に体制整備につなげている例もある．

3 病院組織全体へのフィードバック

　整備指針では，病院を挙げて全人的な相談支援を行うことが記載された．病院全体，がん診療従事者全体としての相談支援力の向上，患者・家族などが持つ課題を把握し解決へとつなげていく力の向上が求められている．

　がん相談支援センターは，がん患者と医療者のコミュニケーションを促進し，信頼関係の強化を図り，治療や療養が円滑にできるように働きかける役割，機能を持つ．がん医療が円滑に行われるようにするために存在する，病院を支える組織でもある．例えば，患者や家族は，医療者に言えない不満を，がん相談支援センターで訴えることも多い．こうした不満の声を，カンファレンスなどで定期的に報告することにより担当部署や組織全体の改善に結びつけていくような体制作りも，病院全体の相談支援力向上の観点から重要である．

　また，相談者からのフィードバックの良い面を，積極的に院内スタッフに還元することも，次のような点で意義がある．

　がん相談支援センターの活動は，相談を必要とする人が，相談窓口にたどり着くことができて初めて成り立つ．がん相談支援センターとの関わりが増えることで，院内スタッフは，がん相談支援センターの特徴や役割を理解し，相談員との間で顔が見える関係ができる．その結果，相談のニーズのある患者や家族を見つけ出し，相談へと促してくれることが期待できる．

> **【相談者からのフィードバックを還元する意義】**
> ・日頃の活動や対応を振り返る機会となる．
> ・院内スタッフのやりがいを高めることにもつながる．
> ・急性期病院の中では見えにくい生活者としての相談者の力が伝わることで，院内の医療者の患者像を広げることに役立つ．

参考資料

・厚生労働省　2022（令和4）年8月1日発「がん診療連携拠点病院等の整備に関する指針」
　https://www.mhlw.go.jp/content/000972176.pdf
・国際がん情報サービスグループ（ICISG）「道具箱（The CISToolboxes）」
　https://icisg.org/toolbox/
・国立がん研究センター「第21回情報提供・相談支援部会　事前アンケート報告書」
　https://ganjoho.jp/med_pro/liaison_council/bukai/shiryo21/pdf/jigo.pdf

第IV部

第1章　がん相談支援センターの体制づくり

第2章 がん相談の質の管理

学習のポイント
- がん相談支援センターの質に影響を及ぼす要素を知り、質を維持・向上するための活動を行うことができる
- 「がん相談対応評価表」の評価項目・使い方を理解し、自施設で評価表を導入・活用する際の課題と解決策を理解する

1 がん相談支援センターの質の管理

1 継続的に質を管理する重要性

　がん相談支援センターの体制作りをした後は、継続的にPDCAサイクルを回すことが大切である。整備指針でも触れられているPDCAサイクルは、質の管理における基本的な考え方である。ある目標を達成するために計画を立て、実施し、結果を確認し、計画と実施との差異を是正するという、4つのステップを繰り返していく。

> ① （計画）plan：実績や将来の予測などをもとにして業務計画を作成する。
> ② （実行）do：計画に沿って業務を行う。
> ③ （評価）check：業務の実施が計画に沿っているかどうかを確認する。
> ④ （対策）act：計画に沿っていない部分があれば対応をする。

　質を管理するということは、PDCAサイクルのような質を維持し、向上していくための継続的なプロセスである。がん相談支援センターでは、個々の相談対応を行うだけでなく、さまざまな取り組みにおいて、計画を立て、実行し、その後の評価と改善を行うことまでが一連のプロセスとなるように組み立てられている必要がある。

2 サービスにおける質の管理に含まれる要素

　「物」の質に比べて，「サービス」の質を客観的に評価することは難しい．産業界で行われてきたサービスの質を保つための研究のうち，**表Ⅳ-2-1** に示す Parasuraman らによる「サービスの質評価 10 の基準」[1] に示されている要素は，がん相談支援センターの質を考えるときにも参考になる．

表Ⅳ-2-1　サービスの質評価 10 の基準

評価項目	例[注]
1．信頼性 (Reliability)	サービスを正確に提供できる能力があるか
2．アクセス (Access)	サービスに辿り着けるか，長時間待たされないか
3．安全性 (Securyty)	相談者の安心・安全が脅かされずにすむか，相談者の同意のないところで相談内容が担当医などに伝わることがないか
4．信用性 (Credibility)	相談員は誠実か，信頼できるか
5．顧客理解 (Understanding the customer)	相談員は相談者のニーズを把握できているか
6．反応性 (Responsiveness)	相談員は進んで相談者を支援し，相談者の具体的問題に対処しているか
7．能力 (Competence)	相談員はサービスの遂行に必要な技能と知識を有しているか
8．丁寧さ (Courtesy)	相談員は礼節を持って対応できているか
9．有形要素 (Tangibles)	施設，設備，スタッフ（相談員の他，事務員なども含む）の雰囲気はどうか
10．コミュニケーション (Communication)	相談員は十分なコミュニケーションの下で相談支援を行っているか，利用後の意見収集（フィードバック調査）はなされているか

注：がん相談支援センターの状況に照らし合わせて考えた場合の例示

　整備指針において，「治療開始前までに一度はがん相談支援センターを訪問する体制」や「相談者からフィードバックを得る体制」整備の必要性が書き込まれた．サービスの質評価 10 の基準に当てはめて考えると「アクセス」や「コミュニケーション」などは，整備指針の効力によって今後の進展が期待できる．

一方，「安全性」に関連する患者・家族などの声として，「相談内容が院内に広く伝わってしまうのでは」，「担当医の気分を害するのでは」という不安を聞くことが非常に多い．しかし，整備指針ではがん相談支援センターの相談員が有する守秘義務について明記されていない．整備指針に書かれていないからこそ，がん相談支援センターとして，相談者のプライバシーをどのように保護し，記録をどのように取り扱うのかを院内外に向けて明示することが必要になる．

サービスの質評価 10 の基準の要素の多くは，相談支援のプロセスそのものである．そのプロセスがどのように担保されるのか，相談支援センター内の事例検討やがん相談対応評価表を用いた改善の取り組み（QA：quality assurance）などが関係してくるだろう．また，組織として相談員個々人に継続的な学習の機会と時間をどれだけ確保しているかは極めて重要である．国立がん研究センターが提供する相談員基礎研修（1）（2）や都道府県単位での研修，職能団体が行う研修などを組み合わせながら，相談員の研修受講を計画的に進めることが必要になる（第Ⅱ部第 2 章 p.54）．さらに相談員が対応に困ったときに相談できる先やスーパーバイザーをおいたり，適切な休憩時間やリラックスできる空間を確保することも質の確保のために欠かせない要素である．

2 ｜ 相談員が相談し合える体制の確保

がん相談支援センターの相談員間で，定期的にカンファレンスや学習の機会を設け，事例検討を行ったり，がん相談対応評価表を用いて相談対応の評価を行うことは相談員にとって有用な学習の機会となる．1 人の相談員が持つ知識やスキルは限られており，それにより対応できる情報提供や支援の範囲も限られる．複数名でカンファレンスや学習の機会を持つことは，個人の持つ知識やスキルの幅を広げることになる．また，対応が十分できなかった場合に，個人の問題にせず，学習の機会を作ったり，情報の整備を進めるなど組織の課題として対策を考えることが大切である．こういったカンファレンスや学習の場を繰り返しもつことで，どのスタッフが対応しても同じように対応できるといった基準づくりにつながる．解決困難だと思われていた課題についても，知恵を出し合うことで，新たな対応方法を発見できることもある．

患者と家族の間で意向が異なったり，医療者として推奨できない治療を患者が強く希望している時など，相談員自身が倫理的ジレンマを抱える相談も多い．その際は，相談員が 1 人で抱え込まずタイムリーに倫理的問題について議論できる場を設

けることが大切である．また，整備指針では，「臨床倫理的，社会的な問題を解決するための，具体的な事例に則した，患者支援の充実や多職種間の連携強化を目的とした院内全体の多職種によるカンファレンスを月１回以上実施すること」との記載がある．相談員には守秘義務があるため，院内多職種との情報共有については相談者の同意を得ていることが原則必要となるが，より専門的な見地から（例えば精神科医など）の助言がほしい場合には，このような機会を活用するのも一つの方法である．また，都道府県や地域ブロック単位で，事例検討などの機会を設けることは，利用者に対して提供する資料やサービス，またそれらの評価基準の解釈の際に生じる差異を最小限にする助けになる．相談の対応の方向性や対応時の解釈が統一され，対応の質を一定水準以上に保つことにもつながる．なお，事例検討の際には，事例対象者の同意を得る，個人が特定されない表記や内容にするなどの倫理的配慮に努める．

3 ｜ 相談対応の質保証のための「がん相談対応評価表」

1 プロセス評価の必要性

相談支援では，質の向上にあたり相談のプロセスの改善に向けた評価が欠かせない．質を評価する主な方法としてアウトカム評価やプロセス評価がある．アウトカム評価の代表例である利用者満足度調査は比較的使用される評価指標の一つであるが，結果の評価であり相談のプロセスを具体的に振り返ることは難しい．一方，プロセス評価は相談のプロセスに着目し評価するため，相談対応の良かった点や次の相談につながる改善点を見出すことができる．以下で紹介するプロセス評価のツール「がん相談対応評価表」を相談対応の質を評価するものとして利用したい．

2 「がん相談対応評価表」の目的

厚生労働科学研究費補助金がん臨床研究事業「相談支援センターの機能の評価と地域における活用に関する研究」では，相談員が最低限満たすべき対応を一つの指標にまとめた「がん相談対応評価表（以下，評価表）（表Ⅳ-2-2）」を作成した．電話相談だけでなく，対面相談の評価にも活用でき，日々の相談対応の質の向上に役立つツールとなっている．施設によっては，独自の評価表を作成している場

- 自分のコミュニケーションの癖・強み・改善点など気づきが得られる.
- 他の選択肢や他の相談員の対応を知ることで,対象者理解が広がり,深められる.
- 相談員の役割や10の原則について行動レベルで考えることができる.
- 相談支援のプロセスについて理解が深まる.
- 自分が知らなかった内容を調べたり,知識を整理するきっかけになる.
- 組織の対応方針の見直しにつながる.
  - ▶相談対応に必要な情報をセンター内で整理する機会となる.
  - ▶相談対応時に守るべきルールをセンター内で定める機会となる.
- 相談員間で目指すべき方向を共有できる.
- 相談対応の質の底上げができ,均質化を図ることができる.

合もあるが,評価指標として信頼性・妥当性の検証が行われている研究班作成の「がん相談対応評価表」の活用をお勧めしたい.

評価表の活用の仕方や扱う事例の種類によって効果は異なるが,評価表を使用する効果は概ね以下のとおりである.

3 評価表の構成と評価方法

評価の前準備として,評価する事例の選定,録音音声からの逐語録作成があり,音声・逐語録・評価表の3つを用いて評価を行う.評価表は「Ⅰ.相談員の対応」,「Ⅱ.相談者の反応」,「Ⅲ.相談の総合評価」の3部構成で成り立っている.

「Ⅰ.相談員の対応」は評価表の中核をなす部分であり,「1) がん相談支援センターの方針を遵守しているか」計8項目,「2) 相談者の発言をアセスメントし,ニーズを捉え,ニーズに沿った適切な情報支援を行っているか」計12項目の全20項目で構成される.

「Ⅱ.相談者の反応」は,補助的な指標として使用することを想定しており,相談対応の良否の目安の一つと位置づけられている.

「Ⅲ.相談の総合評価」では,事例から得られた学び,組織として取り組むべき課題,課題解決に向けた計画を記載する.最終的に組織としての改善につなげていくことが重要である.

評価表には評点をつける欄があり,一定の基準に基づいて点数をつける形となっている.ただ,点数の高低を重視するのではなく,良い点や改善点を挙げ議論を深めるための「きっかけ」として点数を捉えることが重要である.

　評価表のコメント部分には，どこがどのように良かったのか，どのように改善するとより良いかを逐語録の番号を挙げ具体的に記載する．また，代替案を挙げる際には，抽象的な内容ではなく，具体的な言い回しやフレーズを挙げてみると次の相談対応に生かしやすく，参加者全員の学びになる．

　評価項目と評価のポイントを**表IV-2-2**に示す．

表IV-2-2 がん相談対応評価表

I. 相談員の対応
1）がん相談支援センター（以下，センター）の方針を遵守しているか 「1＝方針を守っている」，「0＝方針を守っていない」，「／（スラッシュ）＝非該当・不明」のいずれかで評価
1. センター内で承認された情報を正確に提供している 　科学的根拠のある情報（診療ガイドライン，がん情報サービス，PDQ[®注]など）や，センター内で保有している情報（患者会，地域の社会資源など） 　**ポイント** ・「信頼できる情報」とは何か，収集した情報が最新かつ正確かなど，センター内で検討，更新し，相談員間で共有していることが重要である
2. （ある程度まとまった）情報を伝えるときに，免責事項および出典を伝えている 　免責事項の例：提供する情報は医学一般的な情報であり，主治医に代わる個別の医学的判断はできないこと，医学的判断が必要な場合には必ず主治医に確認すること． 　出典の例：「○○年発行，○○学会編集，○○ガイドラインによると…」など 　**ポイント** ・情報を伝える際，免責事項や出典（情報源）を伝える，伝えないことの意味や影響を考える一方で，話の流れを妨げない工夫も必要である 　また，相談者の情報を処理する力をアセスメントし出典の伝え方を工夫することも必要である
3. 医師が行うような診断や，特定の治療を勧めるようなことをしていない 　**ポイント** ・相談員の役割と範囲，セカンドオピニオンとの違いについて理解する
4. 主治医と患者・家族，医療機関との関係を妨げるような発言や行動をしていない 　**ポイント** ・医療者との関係，家族間の関係の改善，強化が相談員の役割である 　共感と同調を混同しないことも大切である
5. 相談員の個人的な立場，好み，信条，意見を伝えていない 　**ポイント** ・誘導したり押しつけたりせず，中立的な立場を保つことが必要である
6. 相談者の個人情報を不適切に扱ったり，不必要に聞いたりしていない 　**ポイント** ・病院名や病名，年齢などを質問した後，得られた回答に応じた対応が展開できているか，聞きっぱなしによる不信感を生んでいないかを考える

注：神戸医療産業都市推進機構「がん情報サイト：PDQ®日本語版 Cancer Information Japan」
https://cancerinfo.tri-kobe.org/

第IV部

表IV-2-2 がん相談対応評価表（つづき）

7. 相談員の個人情報を伝えていない
ポイント
・継続して相談できるように氏名や職種などを伝える施設が多いのが現状であるが，電話相談の場合などはシフトの関係で継続した対応が困難であり，相談員を保護する目的などにより氏名を伝えないという方針もあり得る
・相談員の役割や立場に照らし合わせ，個人的な体験や私的な情報は伝えない
8. 次回の電話を促すような言葉かけを行っている
ポイント
・原則，いつでも再度相談できる場であることを保証し言葉かけをする
【特記事項】センター内の相談環境（例：周囲の雑音など）に関する改善点や，相談者の周辺環境など
ポイント
・例えば「シュレッダーの音がうるさかった」といった内容は，シュレッダーの設置場所の検討に繋げることができる
2）相談者の発言をアセスメントし，ニーズを捉え，ニーズに沿った適切な情報支援を行っているか 「3＝できている（改善する箇所がない）」，「2＝概ねできているが改善できる個所がある」，「1＝あまりできていない」，「0＝できていない」の4段階で評価し，非該当・不明の場合には「／（スラッシュ）」を記載
9. 相談者が話しやすいと思えるような話し方をしているか 声のトーン，高さ，速さ，適切な相槌，適切な語尾，適切な言葉遣い，など
ポイント
・話しやすさ，親しみやすさ，礼節のある対応かを考える
・声のトーンや話す速さ，相槌の量，種類，タイミングがもたらす影響を考える
10. 相談者の訴えを十分に聴き入っているか 相談者が十分に話し終わっていない段階で相談員が話し始めていないか，相談者の発言に相談員の声がかぶっていないか，相談者の発言内容に構わず相談員が話し続けていないか，など
ポイント
・まずは相談者が感情や状況説明を十分に表出できるよう傾聴することが大事である
11. 相談者の体験やそれからくる感情を受けとめながら聴いているか 「…と思われたのですね」など体験や感情に焦点を当て相談者が表現したそのままの言葉で返したり，別の言葉で言い換えたりして理解していることを伝えているか，相談者の体験や感情の表出に対し「でも」，「けれども」などの否定的な言葉を使って返していないか
ポイント
・体験や感情を示す言葉を受け流してしまっていないか，心理的サポートにつなげるためのスキルを駆使しているかどうかを考える
・「受けとめられる」，「聴いてもらう」というプロセスを通して相談者自身が状況や気持ちを整理することができ，主体的な意思決定を可能にする

がん相談対応評価表（つづき）

12. 相談者を適確に把握するための知識を十分に活用した対応ができているか

がんに関する医学的知識，がん患者・家族の心理・社会的状況，医療者や家族などとの関係で生じやすい現象などの知識を備え，それらを意識して活用し相談者を把握しようとしているか また，相談員の役割や限界，自身の力量を自覚しつつ最善の対応をしようとしているか

ポイント

・実際に対応している相談員の思考過程は尋ねてみないと分からないため，対応状況から推察する

・例えば，即応できない質問に対し，調べる時間をとらず頭の中の情報のみを提供していないか，情報提供が困難な理由や調べるための待機時間などを適切に説明しているかどうかを考える

13. 相談者の状況を，直接相談者に確認しながら把握しているか（例：治療内容，療養環境，患者自身の意見，医療者との関係，家族関係など）

5W1H（いつ，どこで，誰が，何を，なぜ，どのように）を用いたオープンクエスチョンを使い，相談者が自ら語るように促して支援に必要な情報収集ができているか

ポイント

・オープンクエスチョンでは，相談の背景，相談者自身の意見や考えを聴くことができる

・「はい」，「いいえ」による答えを求めるクローズドクエスチョンは，事実の確認に有効である

14. 相談員が把握した相談者の状況や，感情を要約し，相談者に直接確認しているか

例えば，「今までのお話から，○○○ということなんですね」などポイントを整理し，相談の背景や質問の内容などを要約して確認する

ポイント

・相談者の語りの中から，相談員が把握した状況，感情，心配ごと，質問内容などを要約して直接確認したり，共有する必要性と効果を考える

15. 相談者の主訴（表面的な質問，単発的な質問など）とニーズ（相談者がこの相談の中で本当に聞きたいこと，相談者が困っている真の原因など）を挙げてください

ここでは，主訴を「相談者が語った質問，疑問，心配ごと」，ニーズを「語られなかった本当の困りごと，相談に至った真の原因」と定義する

相談のプロセスで相談者と相談員とがニーズを明確化，共有化できた場合には，ニーズが主訴として表現されると考える

ポイント

・主訴とニーズを厳密に区別しようとする必要はない

・相談者の問題や課題を適切にアセスメントし，過不足なく捉えているかどうかが大切である

16. 相談員が把握した相談者の主訴とニーズを，相談者に直接確認しているか

※ No.15 で列挙した主訴とニーズの数だけ評価する

評価基準

・相談者が使った言葉や言い換えを用いて確認している＝3

・同じ言葉では確認していないが，話題はお互いで共有され話はかみ合っている＝2

・同じ言葉で確認しているが，話題がお互いで共有されていない＝1

・相談者が主訴やニーズを訴えているのにスルーしてしまっている＝0

表Ⅳ-2-2 がん相談対応評価表（つづき）

---

17. 主訴とニーズに対し適切に対応しているか

※ No.15 で列挙した主訴とニーズの数だけ評価する

ポイント

- より良い相談対応の実現に向け，具体的な代替案などを記述する
- 質問，疑問をはぐらかすことなく，過不足なく対応しているかについてもここで考察する

---

18. 相談者が理解できる言葉で情報提供を行っているか

相談者がどの程度の専門用語を理解できるかを判断し，言葉を選び情報提供を行っているか

ポイント

- 相談者の情報を理解する力などのヘルスリテラシーをアセスメントした上で，相談者に合わせたわかりやすい用語を用いて情報提供しているかを考える

---

19. 主治医と患者・家族との関係を把握し，主治医との関係が良好になるような支援をしているか

医師の言動や考え方の客観的な解釈，多忙な医師とのより良いつきあい方，他の家族と医師とのより良いつきあい方などの提案，など

評価基準

- 主治医との関係を確認して，関係を良好にするよう働きかけている＝3
- 主治医との関係を確認はしているが，関係を良好にするための働きかけが不十分＝2
- 主治医との関係を確認していない＝1
- 明らかに主治医との関係に問題があるにもかかわらず改善するよう働きかけていない＝0

ポイント

- 相談支援をする上で，主治医と患者，家族の関係性を把握する必要性を考える
  例えば，質問しやすい関係か，質問する時間や機会をつくることができそうか，主治医や受診中の医療機関を信頼しているかなど
- 主治医との関係性が促進される働きかけの重要性，意味を考える

---

20. 相談者自身が自力で行動したり判断したりするための情報支援を行っているか

相談者が電話を切った後に何か行動できるような情報を伝える
例えば，医師に質問したほうが良い場合には，具体的に（いつ，どこで，誰と，何を，どのように）質問するかを伝える，など

ポイント

- 相談者の真のニーズを充足し，自ら意思決定し，具体的，現実的に行動できるような情報支援であったかを考える

Ⅱ. 相談者の反応

「2＝よい反応があった」，「1＝特に反応はなかった」，「0＝悪い反応があった」の3段階で評価し，「1」以上で相談場所としての意義があったと判断する

---

1. 相談者の体験や感情，相談したい内容が相談員に十分に伝わったという反応があったか

ポイント

- 警戒心がなくなった，話がどんどん湧き出てきた，話が尽きた，感情表現が多数見られたなど
- 十分に伝わっていない例として，同じ質問を何度も繰り返している，相談者と相談員との会話がかみ合っていない，相談員の発言の途中で話し始めている，などがある

---

2. 相談者が今おかれている状況を理解したという反応があったか

ポイント

- 「今の私は○○という状況なんですね，だから○○という治療を受けているんですね」など

<table>
<tr><td colspan="2">表IV-2-2 がん相談対応評価表（つづき）</td></tr>
</table>

3. 提供された情報に納得したという反応があったか

ポイント

・メモを取る，何度も聞き返す，確認する，など

4. 今後行うべき具体的な行動が述べられたか

ポイント

・「主治医にこう聞くんですね，患者さんにこんなことをしてあげることができるんですね」など

5. 声のトーンに変化があったか

ポイント

・明るくなった，張りが出てきた，など

6. この電話相談を利用してよかったという反応があったか

ポイント

・表面的な感謝の言葉や，相談を早く終わらせようとするときのお礼の言葉などは除く

7. 今後も相談しようという反応があったか

ポイント

・再度電話するときの方法を尋ねる，次回の相談時に指名するために相談員の名前を尋ねる，など

Ⅲ. 相談の総合評価

本事例から得られた学び，本相談事例から見出された組織として取り組むべき課題や課題解決に向けた計画を記載

・例えば，一般的な情報を聞かれているのに情報提供ができていなかった場合，以下のような内容を記載し，会議などで検討していってもよい

▶承認情報内の情報源を活用できていたかを確認する

▶承認情報内に活用できる情報源がない場合，追加し得る情報源がないかを確認する

▶その分野の専門職種を講師に招き勉強会を企画する

4 評価表を活用した相談対応モニタリング

1）相談対応モニタリングとは

　国立がん研究センターがん対策研究所では，評価表と相談の録音データを用いて，提供した相談対応を振り返り，相談対応の質の維持向上につなげていく取り組みを「相談対応モニタリング」と呼んでいる．モニタリングとは一般的に観察し続けることを意味しており，1 年に 1，2 回行うことによって，一定の相談の質が維持されているかを確認する．また，改善を要する事項については，改善の取り組みが進んでいるかを継続的に評価することが望ましい．1 人で相談対応モニタリングを行う場合もあれば複数人で行う場合もあり，自施設のがん相談支援部門の複数人で相談対応モニタリングを行う場合のことを「部門内モニタリング」と呼ぶこともある．

第IV部

第 2 章　がん相談の質の管理

2) 実際の相談を複数人で評価する際の留意点

　実際の相談事例を用いる際は，事例提供者の未熟さが露呈することもあり，事例提供による心理的負担が生じる．特に，相談対応の気になった点は目がいきやすく，否定や批判に終始するディスカッションになりやすい．事例提供者が自分を責めたり，自信を喪失することなく，前向きでサポーティブなディスカッションを心がけたい．そのためには，事例の相談対応の良かった点を言語化すること，より良い相談対応にするための具体的な代替案を皆で共有することが重要である．事例提供者の強みを発見し，伸ばしていくことも，相談対応の質の向上には欠かせない．さらに日ごろから意見を交換できるような建設的で温かいがん相談支援センターの雰囲気づくりも大事である．相談対応モニタリングをする際の留意点を，以下に記載する．

① ディスカッションする際の留意点
- 相談対応の評点をつけることではなく，参加者全員が気づきを得て，相談対応の質の向上につなげることが目的と認識する．
- 「どの点数をつけたか」は議論の契機とし，相談対応の良かった点，より良い相談対応にするための代替案をあげる．
- 参加者は中立かつ支持的な立場をとり，改善点を伝える際は具体的かつ現実的な代替案を出し合う．
- 参加者は相談対応のすべてが終った後で，客観的な評価ができる立場であることを認識する（事例の相談者は，緊張や聞き取りづらさがあったり，メモを取ったりしながら必死に相談対応している）．
- 相談者の保護も行う（差別・偏見につながるような発言は慎む，プライバシー・匿名性を担保する）．
- 音声データや逐語録は，評価終了後に適切に処理する．

② ディスカッションする際のルール（例）
- 事例提供者の意向や特に学びたい点を優先する．
- 事例提供者の良かった対応，参考になった対応を積極的に言語化する．
- 行動変容には時間を要するため，参加者は気になった箇所すべてではなく，優先順位をつけながら伝える．
- ディスカッションの最後では，事例提供者への労いと感謝の意を伝え合う．
- 課題の残る相談であった場合は，個人への批判ではなく，組織としての改善

　点を見出す.
- 対応が難しい相談が選択された場合は, 事例提供者の精神的サポートも行う.

5 施設で相談対応モニタリングを行う際の課題と解決策

　評価表を用いた相談対応モニタリングを施設で取り入れていく際の課題と解決策を以下に挙げた. 是非, 自施設で評価表を取り入れる際のヒントにしてほしい.

1) 録音環境

　「録音環境がない」という課題には, 録音機材の購入と録音に関する相談者への同意取得の2点がある.

2) 時間的負担

　ディスカッションを行う際の時間的負担には, 逐語録を作成する時間の確保とディスカッションをする時間の確保の2点がある.

① 逐語録を作成する時間の確保

- 逐語録のフォーマットを作り, 活用する.
- 10分前後の事例を選択する.
- 長時間の相談の場合は, 録音を聴く範囲と逐語録を作成する範囲を絞る.
- 録音の再生速度を落として, 一気に作成する.
- 逐語録の精度を落として作成する.
- 模擬相談の場合は Microsoft Teams や Zoom を利用して録音し, 自動文字起こし機能を使う.
- 逐語録を作らず, 相談の録音データだけでディスカッションしてもよい.

② ディスカッションをする時間の確保

- ディスカッションする目的・意義を認識する.
- 各相談員が年1回は事例を提供することを事前に決定し, 年間計画を立案する.
- 事前に, 司会などの役割分担とディスカッションの時間を設定して, 年間計画を立案する.
- 事前に決めたディスカッションの時間を守る.
- 業務時間内に行う.

3）事例提供者の心理的負担に対する配慮

　実際の相談事例を用いる際に，事例提供者の心理的負担が生じる．その場合は，前述したディスカッションのルールの遵守と，ディスカッションの際の雰囲気作りを参加者全員が心がける．特に，このディスカッションは信頼関係のもとに成り立つことも多く，日頃からの関係性も非常に重要となる．また，評価表使用の目的をメンバー間で共有することも大切である．評価表を使用することや良し悪しの判断が目的ではなく，組織としてがん相談対応の質の向上に繋げることが目的であることをメンバー間で再認識する．

　また，それでもハードルが高いという場合に，一度模擬相談を作成し，ディスカッションを行ってみてもよい．以下に，模擬相談事例の設定や模擬相談事例作成時の留意点を記載する．

① 模擬相談事例の設定

- 10分前後のシンプルな相談にする．
- 相談者役は，がん種・病期・症状・検査・治療の経過・患者との関係性・医療者や家族との関係性・性格などをあらかじめ決めておく．
- 医学的な質問を一つ以上行う．
- PCの環境や相談場所など，普段の相談の環境で行う．
- （研修などで扱う場合は）どのような議論をしてほしいかを設定する．

② 模擬相談事例作成時の留意点

- 無理のない設定で，相談者になりきる．
- 大まかなテーマは決めても，セリフは決めない．
- 完璧な相談を目指さない．
- 職場の上下関係にも留意する．

4 ｜ 相談者からのフィードバックを得る体制の整備

　評価表を用いたプロセス評価とともに，利用者の視点でサービスの質を評価するアウトカム評価も行う必要がある．整備指針では，「がん相談支援センターの業務内容について，相談者からフィードバックを得る体制を整備すること．また，フィードバックの内容を自施設の相談支援の質の向上のために活用するとともに，都道府県協議会で報告し，他施設とも情報共有すること」が求められてお

り，すでに以下のような取り組みが施設単位や都道府県単位で行われている．

- 自施設の Web サイトにアンケートフォームを作成し，相談前後にアンケートへの協力を依頼する，対面相談の場合はアンケートフォームの二次元バーコードを渡す．
- 病院として実施している満足度調査に，がん相談支援センターの評価項目を追加する．
- 都道府県協議会の相談支援部会でアンケート項目を検討し，県内共通の項目で相談者からフィードバックを得て，施設間比較ができるようにする．

　どのような内容の項目を収集すべきか悩むという施設や県もあるかもしれない．参考までに，2017 年に研究班で実施した利用者調査の調査項目の一部を以下に記載する．独自項目の追加など，施設や県の状況に合わせて，より望ましい形を検討してほしい．

【利用者調査項目の例】
- がん相談支援センターは相談しやすい雰囲気でしたか．
- あなたの問題は，相談員に理解してもらえたと感じますか．
- あなたが必要な情報は得られましたか．
- あなたの相談したかった問題は，解決へ近づいたと感じますか．

▌引用・参考文献▌

1) Parasuraman A, Zeithaml V, Berry L.L（1985）『Journal of Marketing』49「A Conceptual Model of Service Quality and its Implications for Future Research」pp.41-50. Springer Nature

▌参考資料▌

- 厚生労働省（令和4年8月1日発）「がん診療連携拠点病院等の整備に関する指針」
  https://www.mhlw.go.jp/content/000972176.pdf
- 国立がん研究センターがん情報サービス「がん相談対応評価表についてのご案内」
  https://ganjoho.jp/med_pro/consultation/training_tdfk/QA/qalist.html
- 関由起子 他（2010）「がん情報サービスの質の維持・向上のための取り組みに関する検討―相談員教育カリキュラム，電話相談運営手引き，質評価表の検討―，患者・家族・国民の視点に立った適切ながん情報提供サービスのあり方に関する研究」平成 19-21 年度 総合研究報告書（H19-3次対がん―一般―035）研究代表者 高山智子，平成 22 年（2010年）5月

第Ⅳ部

第2章　がん相談の質の管理

学習のポイント
- 病院および地域でがん患者・家族を支える必要性を理解する
- がん患者・家族を支えるための取り組みについて考え，院内および地域（各都道府県）で活動することができる

1 病院および地域でがん患者・家族を支える体制

第4期がん対策推進基本計画では誰一人取り残さないというキーワードが掲げられ，がん診療連携拠点病院など（以下，拠点病院）で治療を受ける患者だけでなく，拠点病院以外で治療を受ける患者，自宅で治療を受ける患者など，地域全体でがん患者・家族を支える体制が求められている．拠点病院に通院しているしていないにかかわらず，地域にいるがん患者や家族を誰一人取り残さずに支えていくために，がん相談支援センターの周知や広報活動，患者サロンの開催やピアサポーターの養成・活用，災害時に地域のがん相談支援体制を支える仕組みづくりなどが必要となってくる．この章では，病院および地域で求められている体制整備の内容のいくつかを事例を交えて紹介する．なお，紹介する体制整備の事例は正解を示しているわけではなく，あくまでも一例である．

2 がん相談支援センターの周知・広報活動

1 周知・広報活動の目的

「がん」と診断された患者・家族は大きな衝撃を受け，動揺する．これまでの生活が大きく変わってしまうように感じ，精神的に孤立してしまうこともある．また，がんや治療に関連する悩みや疑問を誰かに聞いてもらいたい，医療者に相談したいといった思いが出てくることもある．がん相談支援センターは，このような患者・家族を支えるため，がんの治療や療養生活に関わる相談を院内外から広く受ける場である．しかし，何らかの相談ニーズがあっても，必ずしも全ての患者や家族が，がん相談支援センターに電話をしたり，訪れたりするわけではな

い．がん相談支援センターを知らない，がん相談支援センターで何を相談できるか分からない，がん相談支援センターを知っていても医療者に相談内容が伝わってしまうのではと心配するなどの理由で，相談ができない・相談を控える患者や家族もいるかもしれない．ニーズのある人が確実に支援につながることができるように，がん相談支援センターの案内を幅広い対象に向けて伝えていくことが必要である．

2 取り組みが求められている周知・広報活動

　がん相談支援センターの周知・広報活動が，がん診療連携拠点病院等の整備に関する指針で求められてきた．当初の整備指針では，院内の見やすい場所への掲示や主治医を通した周知が求められていた．しかし，「がん相談支援センターの周知は，がん相談支援センターという一部署内の役割としてではなく，拠点病院全体の役割として明記される必要がある」，「個々の医療機関の取り組みに任せるだけでなく，行政との連携・協力による周知の取り組みが不可欠である」との声があがった．2022年に発出された現在の整備指針では，病院全体で整えるべき体制，地域全体で取り組むべき事項として，以下の内容が明記されている．

---

④がん相談支援センターについて周知するため，以下の体制を整備すること．
ア．外来初診時から治療開始までを目処に，がん患者及びその家族が必ず一度はがん相談支援センターを訪問（必ずしも具体的な相談を伴わない，場所等の確認を含む）することができる体制を整備することが望ましい．
イ．治療に備えた事前の面談や準備のフローに組み込む等，診療の経過の中で患者が必要とするときに確実に利用できるよう繰り返し案内を行うこと．
ウ．院内の見やすい場所にがん相談支援センターについて分かりやすく掲示すること．
エ．地域の住民や医療・在宅・介護福祉等の関係機関に対し，がん相談支援センターに関する広報を行うこと．また，自施設に通院していない者からの相談にも対応すること．
オ．がん相談支援センターを初めて訪れた者の数を把握し，認知度の継続的な改善に努めること．

厚生労働省「がん診療連携拠点病院等の整備に関する指針」2022（令和4年）8月1日発
https://www.mhlw.go.jp/content/000972176.pdf

第IV部

第3章　病院および地域でがん患者・家族を支える体制づくり

3 がん相談支援センター周知・広報の内容と範囲

1）周知・広報の内容

　がん相談支援センターの存在を広く知ってもらうために，がん相談支援センターでどのような相談ができるか，どのような支援を受けられるかをまず明示する必要がある．また，無料で匿名の相談も可能といったがん相談支援センターの特徴も伝えられるとよいだろう．がん相談支援センター周知の主な内容を，**表IV-3-1**に示す．

表IV-3-1 がん相談支援センター周知の主な内容

がん相談支援センターでできる相談例	・不安や心配 　例）がんと言われて，これからどうしていけばいいか分からない ・がんや治療のこと（症状や副作用など） 　例）病気のことを説明されたが，難しくてよく分からない ・生活のこと（療養場所など） 　例）自宅で過ごしたい ・お金のこと 　例）治療にかかる費用が心配である ・仕事のこと 　例）治療しながら仕事を続けられるか心配である ・性のこと 　例）将来子どもを産めるのだろうか ・家族からの相談 　例）患者へどのように接したらいいか分からない
がん相談支援センターで受けられる支援の例	・心配や不安などの相談者の気持ちを聴く ・病気に対する理解を助ける（主治医に代わって医学的な判断はしない） ・悩みや困りごとに対する解決の糸口を一緒に探す ・相談者それぞれに合った情報を提供する
がん相談支援センターの特徴	・運営曜日，時間 ・がん相談を無料で提供していること ・当該施設に通院している者以外からのがん相談にも応じていること（家族や市民からの相談も受けることができる） ・匿名でのがん相談にも応じていること ・守秘義務を遵守していること（相談で知りえた情報を，相談者の同意なく担当医を含む第三者に伝えることはない）

2）周知・広報の範囲

　がんの治療や療養に伴う何らかの相談ニーズが生じた時に，がん相談支援センターで相談ができることを思い起こしてもらうためには，がんになる前から，がん相談支援センターの存在と活動内容を知らせる媒体に接していることが必要で

ある．2018年の整備指針から地域での取り組みが求められるようになり，リレーフォーライフなどの各種イベントへの参加，市民会館や図書館などでの出張がん相談といった活動が拠点病院単位，都道府県単位で行われている．

また，がん相談支援センターの周知・広報は，院内の医療者からの紹介が特に重要となる．がん相談支援センターがあることを認識していても，がんの診断直後でがん相談支援センターを思い出す余裕がなかったり，医師の了解なく勝手に相談してよいのかといった懸念から，相談しないという患者・家族も多い．日頃，診療場面で接している主治医や看護師などからがん相談支援センターの利用を促してもらえることが重要になる．病院管理者をはじめとする院内の医療者，ピアサポーターなどとともに活用できる資材を準備し，周知・広報の方法，仕組みづくりに知恵を寄せ合えるとよい．

4 NCCが提供している主な広報資材

1）がん相談支援センターのロゴ

　がん相談支援センターや相談員の広報・PRに活用していただくことを目的として，拠点病院のがん相談支援センターを示すロゴマークを作成している（**図Ⅳ-3-1**）．ロゴマークは，がん相談支援センターの広報・PRを目的とした資材（病院パンフレットや院内掲示，がん相談支援センターのちらし，相談員個人の名刺など）に利用することができる．利用にあたってのルールなどの詳細は，がん情報サービス「がん相談支援センター関連ロゴ・バッジのご案内」で確認できる．

- がん相談支援センター関連ロゴ・バッジのご案内
  https://ganjoho.jp/med_pro/consultation/support/pr/logo.html

 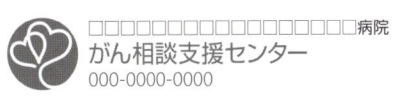 

図Ⅳ-3-1 がん相談支援センター共通ロゴマーク

2）がん相談支援センター紹介カード

拠点病院のがん相談支援センターを紹介するカードで，裏面の空白には病院名や電話番号などを記入することができる（**図Ⅳ-3-2**）．拠点病院に案内している，がん情報サービス刊行物発注システムで購入することができる.

（表）　　　　　　　　　　　　　　（裏）

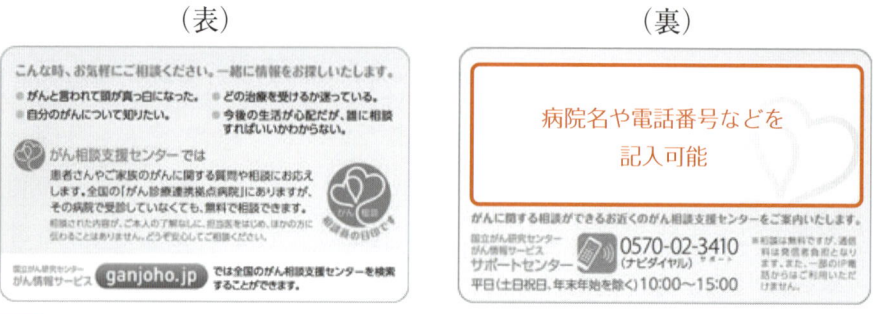

図Ⅳ-3-2 がん相談支援センター紹介カード

3）がん情報サービスとがん相談支援センターの広報ポスターおよび
　デジタル サイネージ データ

拠点病院のがん情報サービスとがん相談支援センターの広報・PR 用として，A2 サイズのポスター（**図Ⅳ-3-3**）とデジタルサイネージが利用できる．改変せずに使用する場合は，著作物の利用申し込み手続きは不要である．詳細は，がん情報サービス「がん情報サービスとがん相談支援センターの広報ポスター・デジタルサイネージ データのご案内」で確認できる.

・がん情報サービスとがん相談支援センターの広報ポスター・
　デジタル サイネージ データのご案内
　https://ganjoho.jp/med_pro/consultation/support/pr/digital_signage.html

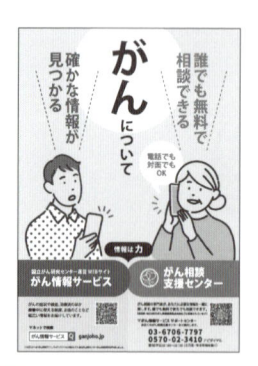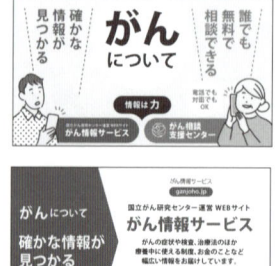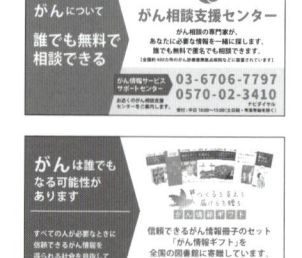

図Ⅳ-3-3 がん相談支援センターの広報ポスター

4）がんと診断されて間もない人への情報提供資材（冊子）

　がんと診断されて間もない患者が必要な情報を得ることができる冊子「がんと診断されたあなたに知ってほしいこと」（**図Ⅳ-3-4**）を，がん情報サービス編集委員会と都道府県がん診療連携拠点病院連絡協議会 情報提供・相談支援部会で作成した．この冊子は医師（医療者）が患者に伝えたいけれど十分に伝えられない情報（標準治療，セカンドオピニオン，妊孕性，就労支援など）やがん相談支援センターの紹介が含まれた冊子で，がんの診断直後から初回治療開始までに医師（医療者）から手渡されることを想定している．また，冊子を紹介するための動画も利用できる．冊子や動画の利用についての詳細は，がん情報サービス「がんと診断されて間もない人への情報提供資材（冊子）作成経緯と活用方法のご案内」で確認できる．

・国立がん研究センター「がんと診断されたあなたに知ってほしいこと」
https://ganjoho.jp/public/qa_links/brochure/pdf/003.pdf

・がんと診断されて間もない人への情報提供資材（冊子）作成経緯と活用方法のご案内
https://ganjoho.jp/med_pro/consultation/support/pr/booklet.html

・がん情報サービス刊行物発注システムのご案内
https://ganjoho.jp/med_pro/consultation/support/book/info_brochure.html

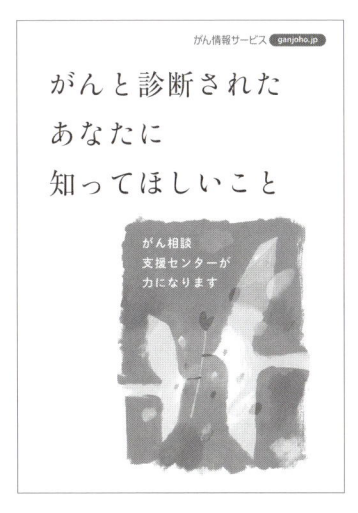

図Ⅳ-3-4　「がんと診断されたあなたに知ってほしいこと」表紙

事例 1

京都大学医学部附属病院での周知・広報活動

1）院内患者への取り組み

　整備指針で周知・広報の取り組みが強化されたことを受け，まず外来でがん薬物療法を受ける患者と放射線治療を受ける患者への広報に取り組んだ．

　具体的には，外来化学療法部と連携をとっており，外来化学療法オリエンテーション時に看護師ががん相談支援センターへ案内し，相談員によるがん相談支援センターの紹介を行っている．治療状況や副作用などを記入する自己管理ノートにもがん相談支援センターの案内を掲載している．また，放射線治療を受ける患者に対して看護師がオリエンテーションを行う際にも，がん相談支援センターのリーフレットを用いて紹介を行っている．

　これらの体制は診療科の責任者が参加する外来・入院・診療支援部合同会議の場で検討・決定し，組織的に取り組むことができるようになった．その結果，外来でがん薬物療法を受ける患者と放射線治療を受ける患者にはほぼ全員に周知できている．しかし，手術を受ける患者には診療する外来フロアが離れていることもあり，医療者より案内することができておらず，診断された全例への取り組みはまだできていないのが現状である．

　その他の周知・広報活動として，がん相談支援センターのリーフレットを入院案内の資料に同封したり，院内各所に配架したりしている．リーフレットの配架は特に力を入れている取り組みで，配架場所についても適宜検討しながら進めている．どれくらい患者や家族に配布できたかを年別・月別で集計したところ，乳腺外科や婦人科などの女性が多い診療科や採血室などの待ち時間が多い部署で持ち帰られることが多いことが分かった．一

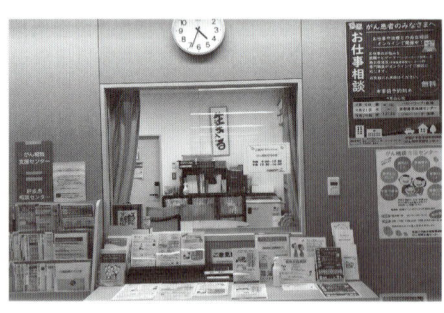

院内のがん支援センターのリーフレット配架の様子

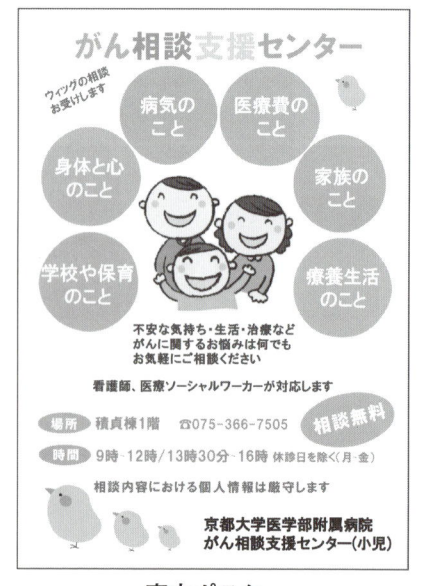

案内ポスター

方，泌尿器科など男性が多い診療科は配布数が少ない傾向にあった．配布数が少ない部署への対応策は今後の課題である．

その他，通院時に患者が利用するバスの車内広告，病院広報誌の掲載，院内会計窓口周辺の電光掲示板への提示など，周知・広報の方法について相談員でアイデアを出し合い積極的に取り組んでいる．

2）院内医療者への取り組み

院内の医療者への周知も力を入れている．2023年3月に院内の看護師全員に対してがん相談支援センターの認知度調査を行った．

がん相談支援センターについて，「存在を知っている」は85%，「場所を知っている」は50%，「役割を知っている」は38%であった．結果を通して，「何を相談できるか分からない」，「おおよその場所は知っていても患者に説明できるほどではない」といった看護師が多いことが分かった．

そのような状況を受けて，各病棟へ出張しがん相談支援センターを紹介したり，医療者向けのがん相談支援センターのツアーも行うようになった．医師には，外来・入院・診療支援部合同会議の場での周知を行い，各診療科で相談員が直接相談できる医師を決めて，連携体制の拡充に努めている．今後，看護師以外の職種にも調査を行い，取り組みの成果を確認しつつ，認知度を上げていきたい．

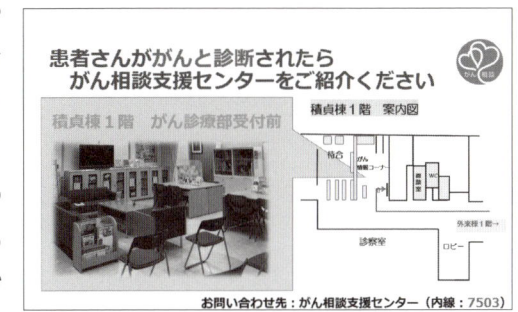

院内スタッフ向けの案内

3）地域での取り組み

地域での周知・広報は今後の課題だが，京都府がん総合相談支援センターが実施している各地域の保健所出張相談やイベント出張相談で，当センターの情報も周知いただいている．

3 | ピアサポーターの養成や患者サロンの開催

1 取り組みが求められる患者サロン・ピアサポート

第2期がん対策推進基本計画の策定以降、がんを経験した者同士の相互の支援（ピアサポート）機能が重視されている。また、整備指針でも、がん相談支援センターがピアサポートの場を設置し、その活動を支援することが期待されてきた。表Ⅳ-3-2に、がん相談支援センターで求められている患者サロン・ピアサポート関連の業務を示す。拠点病院のがん相談支援センターで取り組むべき患者サロンやピアサポーターの活動が徐々に明確化され、各都道府県や各拠点病院単位で患者サロンの開催、ピアサポーターとの連携・協働が進んできた。

表Ⅳ-3-2 がん相談支援センターで求められている患者サロン・ピアサポート関連の業務

発出年	がん相談支援センターで求められている患者サロン・ピアサポート関連の業務
2008（平成20）年3月 [整備指針]	相談支援に関し十分な経験を有するがん患者団体との連携協力体制の構築に積極的に取り組むこと
2014（平成26）年1月／2018（平成30）年1月 [整備指針]	＜相談支援センターの業務＞ 医療関係者と患者会等が共同で運営するサポートグループ活動や患者サロンの定期開催等の患者活動に対する支援
2022（令和4）年8月 [整備指針]	がん患者及びその家族がんの悩みや体験等を語り合うための患者サロン等の場を設けること。その際には、一定の研修を受けたピア・サポーターを活用する、もしくは十分な経験を持つ患者団体等と連携して実施するよう努めること。なお、オンライン環境でも開催できることが望ましい
2022（令和4）年9月 [がん診療連携拠点病院等の整備に関する指針に関するQ＆A]	＜がん相談支援センターの業務＞の④その他 医療関係者と患者会等が共同で連携するサポートグループ活動や患者サロンの定期開催等の患者活動に対する支援

（整備指針およびQ＆Aより）

2 ピアサポーターとは、患者サロンとは

ピアサポーターとは、自身もしくは家族としてがんを体験し、同じような病気を思う患者・家族に対してサポートを行う人である[1]。特定の資格や職種を表すものではなく、何か問題を扱ったり、解決法を提供したりするような相談支援の役割とは異なる[2]。ピアサポーターの役割は、実体験に基づいた治療や療養の情

報を伝えることや，患者・家族の気持ちのサポートや孤独感の解消につなげることである[1]．ピアサポーターは誰もが最初からうまくできるわけではなく，ピアサポートに関する基本的な知識，守秘義務や医療の内容に踏み込まないといった病院で活動する上でのルールを知り，話しすぎないといった体験の伝え方についてのトレーニングを積むことが大切になる．ピアサポーターは都道府県が中心となって養成しているところが多く，最近では研修会を受けて養成されたピアサポーターが院内の患者サロンの運営などで活躍することが多くなってきている．

　患者サロンは「患者やその家族などの同じ立場の人ががんのことを気軽に本音で語り合う交流の場」で，ピアサポーターが力を発揮する場である．病院内で医療者が話題提供するサロン，市民会館で行う茶話会のような交流を中心としたサロン，サポートグループのようにトレーニングされたファシリテーターが運営するサロンなど，地域や病院の実情に合わせてさまざまな形態の患者サロンがある．中でも，院内で開催される患者サロンは，診察の合間などに気軽に立ち寄ることができる，病院という場での開催に安心感が生まれるといった利点がある[3]．しかし，すべての患者にとって，ピアサポートや患者サロンが有用であるとは限らない．実際に参加してみると，期待していた雰囲気と違ったということもあるかもしれない．患者・家族そして医療者がピアサポートや患者サロンの意義・価値を十分に理解しつつ，患者や家族がんと向き合い生きていくための手段の一つという認識が必要である．

3 がん相談支援センターの役割

　患者サロンのもつ本来の機能から考えると，患者サロンの運営は原則的にピアサポーターが主体となることが望ましい．しかし，患者サロンの運営をはじめた当初は，がん相談支援センターの相談員など医療者が積極的に運営に関わり，時にその専門性を生かしながら，支えていくことが必要な場合もある．そして，ピアサポーターによる患者サロンの運営が軌道に乗り始めたら，少しずつ後方に引いていくことを心がける．患者サロンの設立や運営の主体は本来ピアサポーターであり，がん相談支援センターの相談員はそれを陰で支える黒子である．黒子として，患者サロンが和やかな場となっているか，問題が生じていないかなどを気にかけながら，ピアサポーターをエンパワーメントできるように働きかける役割をもつ．

　患者サロンの設立や運営は，がん相談支援センターの相談員だけが担うもので

はない．ピアサポーターやピアサポーターを養成・活用する立場にいる行政，医療者，患者会など，それぞれの立場で患者サロンを支えていくことが必要となる．患者サロンのあり方は一つの正解があるわけではない．ピアサポーター・行政・医療者が連携・協働して創造的に取り組む活動であり，相談員の立ち位置や役割も地域や病院，社会情勢などの実情に合わせたあり方が求められている．

事例2

滋賀県でのピアサポーターの養成と活用の実際（滋賀県立総合病院）

1）県内ピアサポーター養成の現状

　滋賀県は，県内の複数の患者団体が参加するがん患者連絡協議会に，ピアサポーターの養成と活用を委託している．現在 51 名のピアサポーターがおり，がん診療連携拠点病院等での患者サロンの運営を始めとして，県のがん診療連絡協議会や各部会，相談支援部会に患者委員として参加，各拠点病院で行われているセミナーや研修会での講演，小中高校で実施されるがん教育に医師や相談員とともに講演といった形で活躍している．しかし，がんという疾患の特徴から希望する方が少なかったり，継続できなくなる方もいたり，ピアサポーターのなり手が多くない現状がある．

　ピアサポーター養成におけるがん相談支援センターの関わりとしては，相談員がピアサポーター養成講座の講師として参加したり，ピアサポーターに興味がある方や適任と思われる方を推薦したり，ピアサポーターのフォローアップ研修で「がん相談支援センターについて」，「抗がん薬の副作用について」，「緩和ケアについて」ついての講義を行うなどをしている．

2）県内の患者サロンの現状

　患者サロンは県内 13 カ所で行われ，拠点病院を始めとする病院で 12 カ所，市立図書館で 1 カ所行われている．また，病院で開催されているサロンのうち，再発・転移・進行がん患者と家族を対象にしたもの，AYA 世代のがん患者を対象にしたものをそれぞれ開催している．各サロン 3〜4 名の世話人がいる．

　初めてのピアサポーターが安心して，またピアサポーターがサロンを掛け持ちして参加できるように，県内で統一したマニュアル「患者サロンのルール」，「サロンでのピアサポーターの心得」を作成している（**表IV-3-3**）．「サロンでのピアサポーターの心得」には，傾聴が基本となることや守秘義務など，患者

サロンの進め方や参加するための細かなルールが明記されている.

院内であっても患者サロンの場に相談員が参加することはなく，同じ体験をした者同士の交流の場を大切にしている．患者サロンでの参加者の様子やアンケート結果は相談支援部会の患者委員から会議の場で報告してもらっている．もしピアサポーター同士での解決が難しく，より専門的な支援が必要な参加者がいた場合はがん相談支援センターにつなぐようにお願いしている.

表Ⅳ-3-3 サロンでのピアサポーターの心得

1. ピアサポーター養成講座修了生として，常にピアサポーターとしての自覚を持ち，言葉の選び方，話の持って行き方，周りへの配慮に十分注意しましょう.
2. サロン開始 30 分前に集合し，落ち着いた状態で参加者を迎えましょう.
   サロンを欠席や遅刻する場合は，必ず事前に，責任者に連絡しましょう.
3. サロンでは傾聴が基本です.
   ご自身の思いは，サロン後の反省会で話しましょう.
   サロンで心を痛めることがあった時は，反省会でクールダウンしましょう.
4. サロンは「気付きの場」です.
   「何とかしてあげよう」「何とかしてあげたい」等思いがちですが，あくまでピアカウンセリングの場です.
   ピアとしてともに考えましょう.
5. 治療法など医療的なことは，がん相談支援センターにつなぎ，解決しましょう.
   ピアサポーターは医師ではありません．医療的なアドバイスは避けましょう.
   参加者に間違った情報を持ち帰ってもらわないようにしましょう.
6. 守秘義務を徹底しましょう.
   がん患者サロンは参加者が安心して何でも話せる場として位置付けています.
   がん患者サロンで知った個人を特定できるような情報を他の方に話したりブログ，Facebook，LINE，Instagram 等 SNS への投稿は一切しないでください.
7. サロンの参加者と連絡先の交換や後追いはしないでください.
   責任の取れない行動は慎みましょう.

滋賀県がん患者団体連絡協議会
2022.11.26 改正

3）ピアサポーターの役割と今後

がん相談の場面で「同じ体験をした方がどうしているかを知りたい」というニーズは高く，ピサアポーターにつながることで相談者のニーズが解消されることはよくある．相談員は日頃からピアサポーターと顔の見える関係を作り，いつでもピアサポーターと協力し合える関係を築くことが必要と実感している.

また，相談者から「患者サロンに参加して良かった」や「患者サロンに参加してみんな不安を抱えていることを知れて少し安心した」と声を聞くことが多く，がん相談場面でピアサーポーターが担う役割は大きい．しかし，ニーズの

あるすべての患者や家族が患者サロンにたどり着くわけではない．患者サロンの参加に障壁を感じている相談者も一定数いる．

　今後は，相談者と同じ病気や経験をしたピアサポーターが個別につながれたり相談したりできるようなシステムができないか，がん患者団体連絡協議会と協働していきたいと考えている．

事例3

院内の患者サロン開催の実際（四国がんセンター）

1）院内の患者サロン設立までの経緯

　患者・家族総合支援センターでは，患者・家族会の要望を受けて，2011年3月に患者サロン"ひまわりサロン"を立ち上げた．当初は，患者・家族会，病院ボランティア団体，医療者が関わり，試行錯誤した結果，今はピアサポーターが中心となって"ひまわりサロン"を開催している．

　"ひまわりサロン"参加者アンケートから「同じがんの方と集まりたい」との希望が聞かれ，まずは乳がん・胃がんなどの参加率の高いがんの集まりから開始し，のちに共通した立場の方が集まる"憩いのサロン"ができた．また，"ふれあいサロン"や"暖だんカフェ"も，「がんのつらさや痛みから一瞬でも解放されるサロンを開催してほしい」，「医療者と自由に語り合える場がほしい」といった患者・家族の声から，今のサロンの形になった．"憩いのサロン"以外は，参加の対象を限定せず，出入り自由で診察の合間にふらっと訪れることができるという予約不要の体制を重視している（**表Ⅳ-3-4**）．

2）院内の患者サロンの意義と参加者の確保

　"ひまわりサロン"は気軽に立ち寄れる，気持ちを話す場があることを大切にしているため，事前申込制は取っていない．定期開催することを大切にし，参加者がいなくても，参加者がひとりであっても，ピアサポーターが常駐し開催する．

　患者サロンには院内サロンや町なかサロン（がん患者団体が地域で開催）があるが，院内サロンは診察の後にふらっと立ち寄ることができる，病院で開催するために安心安全が保たれるなどの利点がある．しかし，コロナの影

表Ⅳ-3-4 四国がんセンターの患者サロン

	ひまわりサロン	憩いのサロン	ふれあいサロン	がん哲学外来 坂の上の雲 暖だんカフェ
目的	患者や家族が互いの療養体験や色々な気持ちを語り合う場	特定のがんやAYA世代，働く世代などの共通した立場の方を対象とし，学習を中心とした知識習得と語り合いの場	体験活動を通して日常を取り戻すきっかけとなったり，参加者が交流できる場	患者や家族が医療者やボランティアと自由に語り合い，交流する場
内容	参加者全員が自己紹介の後，ピアサポーターが話を傾聴しながら，語り合い	各専門家によるミニレクチャーの後に質疑応答・語り合いや情報交換	特技をもつボランティアが講師となり，歌・ヨガ・フラワーセラピー・ケア帽子作りなどを体験	参加者全員で，お茶を飲みながら語り合い．臨床仏教師も参加し，説法を交えたお話もあり
実施主体	ピアサポーター	患者・家族総合支援室	患者・家族総合支援室	患者・家族総合支援室
協力	患者・家族総合支援室，がん相談支援センター	院内医療者	ボランティア	院内医療者，臨床仏教師，病院ボランティア
対象	患者および家族（当院を受診していなくても可）	共通した立場の方（回により異なる）（当院を受診していなくても可）	患者および家族（当院を受診していなくても可）	患者および家族（当院を受診していなくても可）
頻度	月1回	2カ月に1回程度	月2〜3回程度（少しずつ再開）	月1回程度（2024年6月よりティーサービスを中止し再開）
患者・家族総合支援室の関わり	場所の提供，院内放送，患者への声がけ，誘導，ピアサポーターへの助言・フォロー	企画から開催まで，講義の講師探し・依頼	ボランティアと企画を調整，当日の運営サポート，など	ファシリテーターの選出と依頼（相談員もファシリテーターとして参加）

響により参加者数が少なくなっている．

　周知方法として，「患者・家族総合支援センター　暖だん」のWebサイトや病院のfacebook・Instagramでの案内，院内放送，チラシの作成や配布，

院内の医療者や職員からのアナウンス，タイミングがあえば地方誌に案内を掲載（無料）している．また，対象が限られる"憩いのサロン"の場合には，入院リストから対象者を抽出し個別訪問するなどの工夫も行っている．

患者サロンでの参加者の相互作用をより高めるためにもう少し参加者を増やしたいと考えており，今後は患者・家族総合支援室が主催となってハイブリット型の開催に挑戦してみたい．

3）患者サロンの企画・運営の役割分担と協働

患者サロンの企画・運営にあたり重要になるのは，患者サロンを支えるスタッフの役割分担である．例えば，医療ソーシャルワーカーがピアサポーターとの直接的なやり取りを担い，患者・家族総合支援室の事務員がチラシの作成・掲示やひまわりサロン以外の進行（注意事項のアナウンス），院内放送，アンケートの回収・集計などを担当している．特に，事務員の協力は，患者サロンを継続できる大きな要因である．また，院内の医療者との協働も必要で，患者・家族の多様で複雑なニーズの拾い上げには院内の多部署で働く医療者の視点が欠かせない．それ以外にも，"憩いのサロン"ではミニレクチャー，"がん哲学外来 坂の上の雲 暖だんカフェ"では交流メンバーの一人として参加をお願いしている．以前は，暖だんカフェの発足者である病院長が参加し，参加者との交流を図ったこともあった．

患者や家族が医療者と交流する機会は少なく，雑談を通して医療者との距離が一気に縮まり，医療への理解が深まることがある．また，院内の医療者もそういった雑談から思いがけずに患者・家族のニーズにふれ，患者や家族の理解を深めることができる．患者サロンに参画するメリットを強調し，院内の医療者の協力を得ることが大切である．

4 ┃ 整備指針で求められているその他の取り組みの例

　ここでは，整備指針で求められているその他の取り組みの例として，フィードバックを得る体制の整備，AYA 世代支援チームの設置・活動を紹介する．

事例 4

フィードバックを得る体制の整備（広島県，広島大学病院の場合）

➡フィードバックを得る体制の詳細は第Ⅳ部第2章 p.296 参照

1）広島県の情報提供・相談支援部会でのフィードバックを得る体制の取り組み

　広島県の情報提供・相談支援部会（以下，県部会）の下に PDCA 分科会を設置し，毎年共通の課題を定めて，県部会所属の全病院で PDCA サイクルに取り組んでいる．年度はじめの第 1 回部会で各病院の年度計画を発表し，第 2 回部会（中間評価）及び第 3 回部会（最終評価）のグループワークにて意見交換や相互評価を実施している．

　2022 年 8 月の整備指針改定により「相談者からフィードバックを得る体制を整備すること」が必須要件化され，これから取り組みを始める施設が多かったため，2023 年度は「相談者からフィードバックを得る体制整備」を共通の課題とし，利用者アンケートの実施に取り組むことにした．まず初めに県部会で①県内共通のアンケート項目，②各病院で質問項目の追加の可否，③アンケートの収集方法（web フォーム／紙媒体）・収集期間 について検討し，各病院の方法でアンケート収集を開始した．各病院のアンケート回答数やアンケート結果に基づく改善内容については，年に 1 回，県部会で共有したうえで広島県がん診療連携協議会に報告することとした．2024 年度は，持続可能な方法でフィードバックを得ることを課題として，各病院で PDCA に取り組んでいる．

2）広島大学病院でのフィードバックを得る体制

　広島大学病院では，共通項目に加えて「がん相談支援センターを利用したご感想をお聞かせください（自由記載）」という質問を追加することにした（**表Ⅳ-3-5**）．アンケート期間は通年とし，収集方法は，集計しやすい Web フォームを採用した．対面相談の際のアンケート回答には，相談室に設置した iPad を利用いただく他，相談者のスマートフォンなどからいつでも回答できるよう，二次元バーコードを掲載したチラシを配布した．電話相談の場合は，病院

のがん相談支援センターの Web ページに掲載したアンケートフォームを案内した.

アンケート開始から 1 年間で約 200 件の回答が得られ,月 1 回のミーティングにてアンケート結果を確認し,改善策を検討している.アンケート結果から,がん相談支援センターに入りづらいという意見があり,入口に看板を設置する対応を取った.また,主治医や主治医以外の病院スタッフからの勧めがあると利用しやすいということが分かったため,医師やその他の医療従事者からがん相談支援センターを案内していただけるように取り組みを進めている.

アンケート開始当初は否定的な意見が出てくることを懸念していたが,好意的な意見が多く寄せられ,相談員のモチベーションや自信にもつながっている.今後の課題としては,相談対応後のアンケート依頼忘れが多いため,初回面談の相談者に,まずはアンケートの説明をすることを進めている.

表Ⅳ-3-5 広島大学病院の利用者アンケート

1. がん相談支援センターを利用された方はどなたですか?(複数回答可)
   患者さんご本人／ご家族／その他

2. 患者さんは,がんと診断されていますか?
   はい／いいえ／わからない

3. がん相談支援センターを利用したことがありますか?
   初めて／2 回目以上

4. がん相談支援センターを知ったきっかけは何ですか(複数回答可)
   過去にも利用したことがある／主治医からの勧め／主治医以外の病院スタッフからの勧め／家族からの勧め／患者会・友人からの勧め／掲示板やパンフレットを見て／ホームページを見て／通りすがりに相談支援センターがあったから／その他

5. 今回の相談内容に当てはまるものは何ですか?(複数回答可)
   病気や治療に関すること／療養生活に関すること／治療の副作用に関すること／介護保険に関すること／妊孕性に関すること／仕事に関すること／コミュニケーションに関すること／セカンドオピニオンに関すること／在宅医療や緩和ケア病棟に関すること／医療費など経済的な問題に関すること／不安や心の悩みなど／外見のケア(脱毛や爪,補正下着など)／教育に関すること／緩和ケアに関すること／介護や育児に関すること

6. がん相談支援センターを利用してどの程度役に立ったと思いますか?
   とても役に立った／役に立った／あまり役に立たなかった／役に立たなかった

7. がん相談支援センターを利用したご感想をお聞かせください(自由記載)

8. がん相談支援センターを必要時「利用したい」,「他の方にも紹介したい」と思いますか?
   はい／いいえ／わからない

事例5

AYA世代支援チームの設置と活動（市立豊中病院の場合）

➡AYA世代に関連した内容は第Ⅲ部第5章p.166〜172，第9章p.219参照

1）AYA世代支援チームの設置から活動開始まで

　第3期がん対策推進基本計画や整備指針でAYA世代のがんや生殖機能の温存について記載がされたことを契機に，AYA世代をテーマとする研修が数多く開催されるようになった．研修を受講した血液内科の医師はAYAチームの必要性を認識し，AYA世代の情報を集約し支援を展開する中心的な役割を果たす部署として，がん相談支援センターが適していると判断した．

　がん相談支援センターのMSWやがん看護専門看護師に声がかかり，一緒にAYA関連の研修に参加するなかで妊孕性温存の取り組みを整備する必要があるという課題が明らかになった．そのため2020年に妊孕性温存啓発ワーキング（血液内科医，消化器外科医，がん看護専門看護師，がん相談MSW）を立ち上げ，まずは「がん治療開始時の妊孕性温存に関する情報提供のフロー」を作成し，その運用を始めた．

　一方，院内の医療者からは「高齢の患者が多い当院のような総合病院には対象者がいない．活動しても意味がないのでは．」という声があがり，当院のAYA世代がん患者の現状を調査した．その結果，当院にも予想以上にAYA世代がん患者が存在することが分かったためデータを可視化し，病院幹部含め院内スタッフにAYAチームの必要性をアピールし，対象者を把握するシステムの確立と妊孕性温存の取り組みを進めていった．2021年にはAYA委員会が立ち上がり，正式にAYAチームが承認された．先駆的な取り組みを行っている施設のAYAチームを見学し，その内容を参考にしながら当院のAYAチームの活動内容とアセスメント内容を決定していった．

　現在AYAチームには，医師（血液内科，婦人科，乳腺外科，泌尿器科），相談員，外来や病棟の認定看護師（乳がん看護，緩和ケア，がん性疼痛看護）など8〜9名のコアメンバーが在籍している．

2）AYA世代支援チームの活動

　初診のAYA世代がん患者が来院したら，診療開始のタイミングで，外来の事務員や看護師からがん相談支援センターに連絡が入る仕組みになっている．連絡が来たら，AYAチームのメンバーがすぐに患者のもとにいき，アセスメントシートに基づいて治療や社会生活，妊孕性温存の説明を受けたかど

うかなどを確認し，がん相談支援センターの紹介をおこなう．

　AYA世代がん患者は特に妊孕性温存で時期を逃さないよう支援する必要があるため，漏れなく対象者を見つけ対応することを心掛けている．1カ月に1回医事課からレセプトデータ，また，2週間に1回病理医から病理検査リストを入手し，AYA世代がん患者リストを作成する仕組みも作った．その他，AYAチームでは毎月1回チームカンファレンスを行って，介入の内容や介入結果などを情報共有している．

3）AYA世代支援チームでのがん相談支援センターや相談員の役割

　AYA世代がん患者の多様で移り変わるニーズに継続して対応するために，担当医や担当看護師以外にも，からだ・こころ・くらしの観点で全人的に捉える相談員の視点は非常に重要と感じている．また，診察の場では時間的・場所的に相談が難しいため，がん相談支援センターでいつでも気軽に相談できることは非常に重要であると考える．

　当院のがん相談支援センターでは，妊孕性温存を希望するかどうかの意思決定を支援している．その際，必要に応じて主治医だけでなく生殖医療専門医（産婦人科医と泌尿器科医）から説明を受けられるようにサポートしたり，妊孕性温存治療実施施設に関する情報を提供するなどしながら，患者の揺れ動く気持ちに寄り添っている．現在，妊孕性温存を受けた方々のその後を把握しきれておらず，長期的なフォローアップが今後の課題である．

5 大規模災害時のがん患者受け入れ状況に関する情報共有の仕組み

　大規模災害が発生した直後は傷病者の受け入れ対応が中心となるが，発災から数日〜数週間経過した後にはがん患者が長期にわたって治療を受けられない，入院できないといった状況が生じる場合がある．これらの問題を防ぐために，国立がん研究センターでは，大規模災害時に病院やがん相談支援センターの稼働状況やがん患者の受け入れ状況について，情報収集及び公開する仕組みを整えている．被災地また周辺地域の拠点病院のがん相談支援センターにこれらの状況をWebフォームを利用し報告してもらい，国立がん研究センターまたは九州がんセンターがその情報を集約し，がん相談支援センターのメーリングリスト（拠点CISC）での共有や国立がん研究センターがん情報サービスなどで公開する．これらの情報を用いて，被災地や周辺地域の相談員が，患者や家族への相談対応，患者の転院や受診調整ができることを目的としている[4]．詳細は，がん情報サービス「災害時関連情報」に掲載している．現行の整備指針で，感染症のまん延や災害などの状況でもがん医療を提供する体制の確保について明記されており，都道府県やがん医療圏，医療機関でのBCP（事業継続計画）策定時の取り組みに含めてほしい．

引用・参考文献

1) 厚生労働省（2023）「令和5年度 厚生労働省委託事業 がん総合相談に携わる者に対する研修事業：ピア・サポーター養成テキスト 2023年度版」p.11
https://www.peer-spt.org/wp/wp-content/uploads/2024/04/text2023peerSpt_all.pdf
2) 厚生労働省（2021）「令和3年度 厚生労働省委託事業 がん総合相談に携わる者に対する研修事業：自治体/がん診療連携拠点病院向け　ピア・サポートを推進するための手引き」p.7-8
https://www.peer-spt.org/wp/wp-content/uploads/2022/04/promPeerSptR3_all.pdf
3) 糸井志津乃 ほか（2020）「病院で活動しているがんピアサポーターが大事にしていること」『日本公衆衛生雑誌』67. p.442-451. 日本公衆衛生学会
https://www.jstage.jst.go.jp/article/jph/67/7/67_19-010/_pdf
4) 国立がん研究センター「がん情報サービス：災害時関連情報」
https://ganjoho.jp/med_pro/consultation/emergency.html

巻末資料Ａ：改正がん対策基本法の概要

1. **目的規定の改正（第1条）**
   目的規定に「がん対策において，がん患者（がん患者であった者を含む.）がその状況に応じて必要な支援を総合的に受けられるようにすることが課題となっていること」を追加

2. **基本理念の追加（第2条）**
   ① がん患者が尊厳を保持しつつ安心して暮らすことのできる社会の構築を目指し，がん患者が，その置かれている状況に応じ，適切ながん医療のみならず，福祉的支援，教育的支援その他の必要な支援を受けることができるようにするとともに，がん患者に関する国民の理解が深められ，がん患者が円滑な社会生活を営むことができる社会環境の整備が図られること
   ② それぞれのがんの特性に配慮したものとなるようにすること
   ③ 保健，福祉，雇用，教育その他の関連施策との有機的な連携に配慮しつつ，総合的に実施されること
   ④ 国，地方公共団体，医療保険者，医師，事業主，学校，がん対策に係る活動を行う民間の団体その他の関係者の相互の密接な連携の下に実施されること
   ⑤ がん患者の個人情報の保護について適正な配慮がなされるようにすること

3. **医療保険者の責務・国民の責務の改正（第5条，第6条）**
   ① 医療保険者は，がん検診の結果に基づく必要な対応に関する普及啓発等の施策に協力するよう努力
   ② 国民は，がんの原因となるおそれのある感染症に関する正しい知識を持ち，がん患者に関する理解を深めるよう努力

4. **事業主の責務の新設（第8条）**
   がん患者の雇用の継続等に配慮するとともに，がん対策に協力するよう努力

5. **がん対策基本計画等の見直し期間の改正（第10条，第12条）**
   がん対策推進基本計画・都道府県がん対策推進計画の見直し期間を「少なくとも6年ごと」（現行は5年）に改正

6. **基本的施策の拡充**
   (1) がんの原因となるおそれのある感染症並びに性別，年齢等に係る特定のがん及びその予防等に関する啓発等（第13条）
   (2) がんの早期発見の推進（第14条）
   ① がん検診によってがんに罹患している疑いがあり，又は罹患していると判定された者が必要かつ適切な診療を受けることを促進するため，必要な環境の整備その他の必要な施策を明記
   ② がん検診の実態の把握のために必要な措置を講ずるよう努力
   (3) 緩和ケアのうち医療として提供されるものに携わる専門性を有する医療従事者の育成（第15条）
   (4) がん患者の療養生活の質の維持向上に係る規定の改正（第17条）
   ① がん患者の状況に応じて緩和ケアが診断時から適切に提供されるようにすること
   ② がん患者の状況に応じた良質なリハビリテーションの提供が確保されるようにすること
   ③ がん患者の家族の生活の質の維持向上のために必要な施策を明記
   (5) がん登録等の取組の推進（第18条）
   (6) 研究の推進等に係る規定の改正（第19条）
   ① がんの治療に伴う副作用，合併症及び後遺症の予防及び軽減に関する方法の開発その他のがん患者の療養生活の質の維持向上に資する事項を追加
   ② 罹患している者の少ないがん及び治癒が特に困難であるがんに係る研究の促進についての必要な配慮を追加
   ③ がん医療に係る有効な治療方法の開発に係る臨床研究等が円滑に行われる環境の整備に必要な施策を明記
   (7) がん患者の雇用の継続等（第20条）
   (8) がん患者における学習と治療との両立（第21条）
   (9) 民間団体の活動に対する支援（第22条）
   (10) がんに関する教育の推進（第23条）

厚生労働省「改正がん対策基本法の概要」
https://www.mhlw.go.jp/file/05-Shingikai-10904750-Kenkoukyoku-Gantaisakukenkouzoushinka/0000146884.pdf

巻末資料Ｂ：都道府県がん診療連携拠点病院の指定要件

都道府県拠点病院は，当該都道府県におけるがん対策を推進するために，がん医療の質の向上及びがん医療の均てん化・集約化，がん診療の連携協力体制の構築等に関し中心的な役割を担うこととし，Ⅱの地域拠点病院の指定要件に加え，次の要件を満たすこと．

1　都道府県における診療機能強化に向けた要件
  (1) 当該都道府県においてがん医療に携わる専門的な知識及び技能を有する医師・薬剤師・看護師等を対象とした研修を実施すること．
  (2) 当該都道府県の拠点病院等及び地域におけるがん医療を担う者に対し，情報提供，症例相談及び診療支援を行うこと．
  (3) 都道府県協議会の事務局として，主体的に協議会運営を行うこと．

2　都道府県における相談支援機能強化に向けた要件
  (1) 相談支援業務として，都道府県内の医療機関で実施されるがんに関する臨床試験について情報提供に努めること．
  (2) がん相談支援センターに国立がん研究センターによるがん相談支援センター相談員基礎研修（1）～（3）を修了した専従の相談支援に携わる者を2人以上配置することが望ましい（＊）．また，相談支援に携わる者のうち，少なくとも1人は国立がん研究センターによる相談員指導者研修を修了していること．
  (3) 外来初診時から治療開始までを目途に，がん患者及びその家族が必ず一度はがん相談支援センターを訪問（必ずしも具体的な相談を伴わない，場所等の確認も含む）することができる体制を整備すること．また，緩和ケアセンターとの連携を図り，がん患者とその家族に対して，緩和ケアに関する高次の相談支援を提供する体制を確保すること．
  (4) 当該都道府県の拠点病院等の相談支援に携わる者に対する継続的かつ系統的な研修を行うこと．

厚生労働省 第82回がん対策推進協議会 参考資料11（2022（令和4）年8月発出）
「がん診療連携拠点病院等の整備に関する指針」
https://www.mhlw.go.jp/content/10901000/000991066.pdf
「望ましい（＊）」と定める要件については，次期の指定要件の改定において，必須要件とすることを念頭に置いたもの．

3　都道府県の全ての拠点病院等は，協働して都道府県協議会を設置し，都道府県拠点病院は中心的な役割を担うとともに，他の拠点病院等は都道府県協議会の運営に主体的に参画すること．また，拠点病院等の他，地域におけるがん医療を担う者，行政，患者団体等の関係団体にも積極的な関与を求めること．

〈都道府県協議会の主な役割〉

(1) 国のがん対策基本法及びがん対策推進基本計画，都道府県のがん対策推進計画等における患者本位のがん医療を実現する等の観点から，当該都道府県における対策を強力に推進する役割を担うこと．

(2) 都道府県全体のがん医療等の質の向上のため，次に掲げる事項を行い，都道府県内のどこに住んでいても適切な診断や治療にスムーズにアクセスできる体制を確保すること．

　① 地域の実状に応じて，以下のアからケを参考に医療機関間の連携が必要な医療等について，都道府県内の各拠点病院等及び他のがん診療を担う医療機関における役割分担を整理・明確化し，その内容を関係者間で共有するとともに広く周知すること．

　ア　一部の限定的な医療機関でのみ実施される薬物療法

　イ　集約化することにより予後の改善が見込まれる手術療法

　ウ　強度変調放射線療法や密封小線源療法，専用治療病室を要する核医学治療等の放射線治療，高度で特殊な画像下治療（IVR）

　エ　緩和ケアセンター，緩和ケア病棟，ホスピス，神経ブロック，緊急緩和放射線治療等の緩和医療

　オ　分野別に希少がん・難治がんの対応を行う体制

　カ　小児がんの長期フォローアップを行う体制

　キ　AYA世代のがんの支援体制

　ク　がん・生殖医療（別途実施されている「小児・AYA世代のがん患者等の妊孕性温存療法研究促進事業」におけるがん・生殖医療ネットワークと協働して実施．）

　ケ　がんゲノム医療

　② 地域がん診療病院とがん診療連携拠点病院とのグループ指定の組み合わせを調整・決定すること．

　③ 都道府県内の拠点病院等の院内がん登録のデータやがん診療，緩和ケア，相談支援等の実績等を共有，分析，評価，公表等を行うこと．その上で，各都道府県とも連携し，Quality Indicatorを積極的に利用するなど，都道府県全体のがん医療の質を向上させるための具体的な計画を立案・実行すること．併せて，院内がん登録実務者の支援を含めて都道府県内のがん関連情報収集や利活用等の推進に取り組むこと．

　④ 地域における相談支援や緩和ケアの提供体制・連携体制について協議を行い，拠点病院等の間で情報共有や役割分担を含む連携体制を整備すること．

　⑤ 当該都道府県における特定機能病院である拠点病院等と連携し，地域におけるがん診療に従事する診療従事者の育成及び適正配置に向けた調整を行うこと．

　⑥ Ⅱの4の（3）に基づき当該都道府県における拠点病院等が実施するがん医療に携わる医師等を対象とした緩和ケアに関する研修やその他各種研修に関する計画を作成すること．

　⑦ 当該都道府県内の医療機関における診療，緩和ケア外来，がん相談支援センター，セカンドオピニオン，患者サロン，患者支援団体，在宅医療等へのアクセスについて情報を集約し医療機関間で共有するとともに，冊子やホームページ等でわかりやすく広報すること．

　⑧ 国協議会との体系的な連携体制を構築すること．

　⑨ 国立がん研究センターによる研修に関する情報や国協議会での協議事項が確実に都道府県内で共有・実践される体制を整備すること．

　⑩ 感染症のまん延や災害等の状況においても必要ながん医療を提供する体制を確保するため，当該都道府県や各がん医療圏におけるBCPについて議論を行うこと．

　⑪ 地域における医療情報の共有の取組について，がんの分野からも検討し，体制整備に取り組むこと．

厚生労働省 第82回がん対策推進協議会 参考資料11（2022（令和4）年8月発出）
「がん診療連携拠点病院等の整備に関する指針」 https://www.mhlw.go.jp/content/10901000/000991066.pdf
「望ましい（＊）」と定める要件については，次期の指定要件の改定において，必須要件とすることを念頭に置いたもの．

巻末資料D：地域がん診療連携拠点病院の指定要件（がん相談支援センターの体制部分）

相談支援を行う機能を有する部門（以下「がん相談支援センター」という．なお，病院固有の名称との併記を認めた上で，必ず「がん相談支援センター」と表記すること．）を設置し，①から⑧の体制を確保した上で，がん患者や家族等が持つ医療や療養等の課題に関して，病院を挙げて全人的な相談支援を行うこと．必要に応じてオンラインでの相談を受け付けるなど，情報通信技術等も活用すること．また，コミュニケーションに配慮が必要な者や，日本語を母国語としていない者等への配慮を適切に実施できる体制を確保すること．

① 国立がん研究センターによるがん相談支援センター相談員基礎研修（1）〜（3）を修了した専従及び専任の相談支援に携わる者をそれぞれ1人ずつ配置すること．なお，当該相談支援に携わる者のうち1名は，社会福祉士であることが望ましい．

② 相談支援に携わる者は，対応の質の向上のために，がん相談支援センター相談員研修等により定期的な知識の更新に努めること．

③ 院内及び地域の診療従事者の協力を得て，院内外のがん患者及びその家族並びに地域の住民及び医療機関等からの相談等に対応する体制を整備すること．また，相談支援に関し十分な経験を有するがん患者団体との連携協力体制の構築に積極的に取り組むこと．

④ がん相談支援センターについて周知するため，以下の体制を整備すること．

　ア　外来初診時から治療開始までを目処に，がん患者及びその家族が必ず一度はがん相談支援センターを訪問（必ずしも具体的な相談を伴わない，場所等の確認も含む）することができる体制を整備することが望ましい（＊）．

　イ　治療に備えた事前の面談や準備のフローに組み込む等，診療の経過の中で患者が必要とするときに確実に利用できるよう繰り返し案内を行うこと．

　ウ　院内の見やすい場所にがん相談支援センターについて分かりやすく掲示すること．

　エ　地域の住民や医療・在宅・介護福祉等の関係機関に対し，がん相談支援センターに関する広報を行うこと．また，自施設に通院していない者からの相談にも対応すること．

　オ　がん相談支援センターを初めて訪れた者の数を把握し，認知度の継続的な改善に努めること．

⑤ がん相談支援センターの業務内容について，相談者からフィードバックを得る体制を整備すること．また，フィードバックの内容を自施設の相談支援の質の向上のために活用するとともに，都道府県協議会で報告し，他施設とも情報共有すること．

⑥ 患者からの相談に対し，必要に応じて速やかに院内の診療従事者が対応できるよう，病院長もしくはそれに準じる者が統括するなど，がん相談支援センターと院内の診療従事者が協働する体制を整備すること．

⑦ がん相談支援センターの相談支援に携わる者は，Ⅳの2の（4）に規定する当該都道府県にある都道府県拠点病院が実施する相談支援に携わる者を対象とした研修を受講すること．

⑧ がん患者及びその家族が心の悩みや体験等を語り合うための患者サロン等の場を設けること．その際には，一定の研修を受けたピア・サポーターを活用する，もしくは十分な経験を持つ患者団体等と連携して実施するよう努めること．なお，オンライン環境でも開催できることが望ましい．

厚生労働省 第82回がん対策推進協議会 参考資料11（2022（令和4）年8月発出）
「がん診療連携拠点病院等の整備に関する指針」
https://www.mhlw.go.jp/content/10901000/000991066.pdf
「望ましい（＊）」と定める要件については，次期の指定要件の改定において，必須要件とすることを念頭に置いたもの．

巻末資料E：今後のがん対策の推進について「がん対策推進アクションプラン2005」

1．基本認識

○がんは日本人にとって第一位の死亡原因，国民の健康にとって重大な脅威であり，あらゆる可能な施策を総合的に活用し，最も効果的で効率的な対策の実施が求められている．

○同時に国民・患者は，がん医療の進歩に期待しつつも，実際に享受できる医療サービスには満足していない現状があり，この現状の改善や不安の解消を強く求めている．

○このような状況を踏まえ，厚生労働省は次のような考え方に立脚した「がん対策推進アクションプラン2005」を掲げ，緊急にがん対策の飛躍的な向上を目指すものとする．

アクション1

がん対策全体を国民・患者の視点から総点検し，がん対策の効果をより一層高め，国民・患者のニーズに応じた対策の重点的推進を図るための「がん対策基本戦略」として再構築する．

アクション2

国民・患者のがん医療に対する不安や不満の解消を推進するとともに，現場のがん医療水準の向上と均てん化を図るため，がん対策に係る「がん情報提供ネットワーク」の構築を推進する．

アクション3

国民・患者の意識やニーズ，がん医療の実態を適切に反映した情報提供ネットワークを共有するための「検討の枠組み」を創設し，国民・患者本位のがん対策を推進する．

2．具体策

アクション1．「がん対策基本戦略」の策定と推進

がん対策の効果をより一層高め，国民・患者のニーズに応じた対策の重点的推進を図るための「戦略アプローチ」と「戦略指標」から成る基本戦略を策定し，必要ながん対策を重点的に推進する．

（1）国民・患者の視点やニーズから，がん対策を4つの「戦略アプローチ」に再構築し，今後，必要ながん対策を重点的に推進する．

（2）がん5年生存率20%改善を含めた全体的な戦略目標の達成に至るための具体的な"道標"（みちしるべ）として，がん種別・対策別にブレークダウンした「戦略指標」を今後策定する．

アクション2．「がん情報提供ネットワーク」構築の推進

国民・患者や医療従事者に対するがん診療情報提供の体制整備の支援と，がん対策に関連する情報基盤の中核を担う組織の設置により，「がん情報提供ネットワーク」の構築を推進する．

（1）がん患者や地域医療機関からの相談対応を担う「相談支援センター（仮称）」の設置を要件とする「地域がん診療拠点病院（仮称）」等の整備を推進する．

（2）さまざまながん対策に関連する情報の効果的・効率的な収集，分析，発信等に不可欠な情報ネットワークの中核的組織として，国立がんセンターに「がん対策情報センター（仮称）」を設置する．

アクション3．外部有識者による検討の枠組み創設

国民・患者の視点も踏まえた，がん情報ネットワーク等に関する提言やその情報に基づくがん対策の現状評価等を行う外部有識者による「がん対策情報センター運営評議会（仮称）」をがん対策情報センター（仮称）に設置する．

平成 17 年 8 月 25 日
がん対策推進本部

索引

た行

執筆者一覧 （五十音順）

小郷　祐子　国立研究開発法人国立がん研究センターがん対策研究所がん情報提供部

櫻井　雅代　国立研究開発法人国立がん研究センターがん対策研究所がん情報提供部

志賀久美子　国立研究開発法人国立がん研究センターがん対策研究所がん情報提供部

髙橋　朋子　国立研究開発法人国立がん研究センターがん対策研究所がん情報提供部

宮本　紗代　国立研究開発法人国立がん研究センターがん対策研究所がん情報提供部

八巻知香子　国立研究開発法人国立がん研究センターがん対策研究所がん情報提供部

編集協力者一覧 （五十音順／所属は協力当時）

池田ゆきみ 国立がん研究センター中央病院

井沢　知子 京都大学医学部附属病院

出雲路祥子 京都大学医学部附属病院

井上　実穂 四国がんセンター

今岡　佐織 島根大学医学部附属病院

岩崎　基 国立がん研究センター

大野　直子 順天堂大学大学院医学研究科／国際教養学部

岡村　理 滋賀県立総合病院

織田　浩子 広島大学病院

菊池由生子 東京都立墨東病院

河野　隆志 国立がん研究センター

腰田　典也 公立那賀病院

酒井　美帆 長崎医療センター

酒見　惇子 神戸大学医学部附属病院

澤瀬　早苗 国立がん研究センター中央病院

塩見　美幸 愛媛大学医学部附属病院

島　沙也華 大阪国際がんセンター

城谷　法子 埼玉県立がんセンター

鈴木　彩 国立成育医療研究センター

鈴木　理恵 山形大学医学部附属病院

関根知嘉子 大阪医療センター

髙橋　佳子 国立がん研究センター中央病院

立川　義倫 九州がんセンター

藤間　勝子　国立がん研究センター中央病院

中山　照雄　国立国際医療研究センター病院

中山　富雄　国立がん研究センター

濱沢　智美　大阪ろうさい病院

平沢　　晃　岡山大学学術研究院医歯薬学域 臨床遺伝子医療学分野

平田　　真　国立がん研究センター

福島　美幸　四国がんセンター

藤田　裕子　姫路赤十字病院

藤松　義人　鳥取県立中央病院

堀口　美穂　三重大学医学部附属病院

前田　英武　高知大学医学部附属病院

槇原　貴子　島根大学医学部附属病院

宮本　美和　市立豊中病院

山田麻記子　東京科学大学病院

吉田　優子　日本大学医学部附属板橋病院

若尾　文彦　国立がん研究センター

渡辺　　恵　群馬大学医学部附属病院

環境再生保全機構 石綿健康被害救済部 情報業務課

編集後記

　2006 年にがん相談支援センターが誕生し，二十年弱が経過しました．がん相談支援センターの役割・業務は「がん対策推進基本計画」や「がん診療連携拠点病院等の整備に関する指針」の改訂のたびに拡大し，がん患者さんとそのご家族，そして医療者からのがん相談支援センターへの期待の高まりを感じています．この期待の高まりは，がん患者さんとその家族に向き合い続けてきた，現場の皆様の努力の賜物です．とはいえ，必要な支援を確実に届けることは，相談員だけではできません．医療現場の人材不足が深刻な状況ですが，必要な知識やノウハウをしっかりと形にして，継承することが大切です．本書がその一助となり，相談員をはじめとする多くの医療者へのエールとなれましたら幸いです．

　最後になりましたが，本書の作成にあたって，現場で活躍されている多くの医療者・がん相談支援センターの相談員の皆様に，がん相談支援センターの体制づくりやコラムを作成するためのヒアリング，原稿の査読など，多大なるご協力をいただきました．相談員の皆様が創意工夫しながら関係各所に働きかける様子，そして相談員の皆様の熱い思いに触れて，私たち自身もあらためて「がん相談とはなにか」「相談員としてどうあるべきか」など相談支援の原点に立ち返り，その意義を深く考える大切な機会となりました．本書の作成にご協力いただいたすべての皆様に，この場を借りて，心より感謝申し上げます．

2024年12月

国立研究開発法人国立がん研究センター

がん対策研究所がん情報提供部　執筆者一同

【アンケートご協力のお願い】

「がん専門相談員のための学習の手引き〜実践に役立つエッセンス〜（第4版）」をご覧いただき，内容は分かりやすかったか・役に立ったかなど，率直なご意見をお願いします．構成や内容のことなど，どのようなことでも構いません．改訂の際の参考にさせていただきます．
https://forms.office.com/r/aijhHyy8QQ

がん専門相談員のための学習の手引き 第4版
実践に役立つエッセンス

2025年1月28日　第4版　第1刷発行

編・著	国立研究開発法人国立がん研究センターがん対策研究所
発行人	川畑　勝
編集人	小林香織
発行所	株式会社Gakken
	〒141-8416 東京都品川区西五反田 2-11-8
印刷所・製本所	TOPPANクロレ株式会社

●この本に関する各種お問い合わせ先
本の内容については，下記サイトのお問い合わせフォームよりお願いします.
　https://www.corp-gakken.co.jp/contact/
在庫については　Tel 03-6431-1234（営業）
不良品（落丁，乱丁）については　Tel 0570-000577
　学研業務センター　〒354-0045 埼玉県入間郡三芳町上富 279-1
上記以外のお問い合わせは　Tel 0570-056-710（学研グループ総合案内）

© National Cancer Center Institute for Cancer Control 2025 Printed in Japan

本書の無断転載，複製，複写（コピー），翻訳を禁じます.
本書に掲載する著作物の複製権・翻訳権・上映権・譲渡権・公衆送信権（送信可能化権を含む）は株式会社Gakken が管理します.
本書を代行業者等の第三者に依頼してスキャンやデジタル化することは，たとえ個人や家庭内の利用であっても，著作権法上，認められておりません.

本書に記載されている内容は，出版時の最新情報に基づくとともに，臨床例をもとに正確かつ普遍化すべく，著者，編者，監修者，編集委員ならびに出版社それぞれが最善の努力をしております.しかし，本書の記載内容によりトラブルや損害，不測の事故等が生じた場合，著者，編者，監修者，編集委員ならびに出版社は，その責を負いかねます.
また，本書に記載されている医薬品や機器等の使用にあたっては，常に最新の各々の添付文書（電子添文）や取り扱い説明書を参照のうえ，適応や使用方法等をご確認ください.

株式会社Gakken

JCOPY 〈出版者著作権管理機構　委託出版物〉
本書の無断複写は著作権法上での例外を除き禁じられています.複写される場合は，そのつど事前に，出版者著作権管理機構（Tel 03-5244-5088，FAX 03-5244-5089，e-mail: info@jcopy.or.jp）の許諾を得てください.

学研グループの書籍・雑誌についての新刊情報・詳細情報は，下記をご覧ください.
　学研出版サイト　https://hon.gakken.jp/

本書における参考・引用文中 URL の最終アクセス確認日は 2024 年 12 月 24 日になります.

装幀	花本浩一（株式会社 麒麟三隻館）
本文デザイン・イラスト	和泉裕二（株式会社 麒麟三隻館）